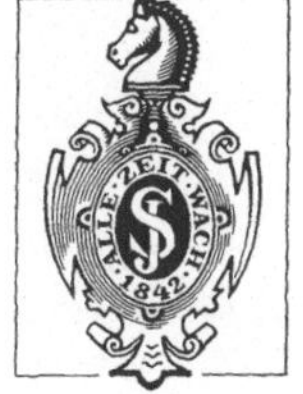

A. Rifkin   M. Osterheider (Hrsg.)

Schizophrenie —
aktuelle Trends und Behandlungsstrategien

Mit 32 Abbildungen

Springer-Verlag
Berlin Heidelberg New York
London Paris Tokyo
Hong Kong Barcelona
Budapest

Prof. ARTHUR RIFKIN
Department of Psychiatry,
LIK Affiliation
at Queens Hospital Center
82-68 164th Street,
Jamaica, New York 11432, USA

Dr. med. MICHAEL OSTERHEIDER
Universitäts-Nervenklinik
Füchsleinstraße 15
W-8700 Würzburg
Bundesrepublik Deutschland

Die Deutsche Bibliothek — CIP-Einheitsaufnahme
Schizophrenie : aktuelle Trends und Behandlungnsstrategien / A. Rifkin ;
M. Osterheider. — Berlin ; Heidelberg ; New York ; London ; Paris ; Tokyo ;
Hong Kong ; Barcelona ; Budapest : Springer, 1992
ISBN-13: 978-3-540-56014-2   e-ISBN-13: 978-3-642-77843-8
DOI: 10.1007/978-3-642-77843-8
NE: Rifkin, Arthur [Hrsg.]

Satz: Storch GmbH, Wiesentheid
25/3130-5 4 3 2 1 0 — Gedruckt auf säurefreiem Papier

Vorwort

Die Therapie schizophrener Psychosen hat in den letzten Jahren — vornehmlich seit Anfang der 50er Jahre die selektive antipsychotische Wirksamkeit des Chlorpromazins gefunden wurde — weitreichende Fortschritte und Verbesserungen für die Betroffenen mit sich gebracht. Unter anderem durch die Anwendung der Neuroleptika konnten wesentliche Forderungen der Psychiatrieenquete realisiert werden.

Es ist jedoch trotz all dieser Bemühungen und Entwicklungen in den letzten Jahren nicht zu übersehen, daß eine gewisse Stagnation eingetreten ist und große strategisch-therapeutische Durchbrüche gerade auch in der Entwicklung neuerer Neuroleptika nicht gelungen sind. Die Mißerfolgsquote bei der Behandlung schizophrener Störungen ist weiter hoch, Chronifizierungen sind häufig und die nicht unerheblichen Nebenwirkungen der Neuroleptika führen oft zu großen Problemen, welche nicht zuletzt auch die mit Recht eingeforderte soziale Eingliederung der Patienten behindern.

Die nachfolgend publizierten Beiträge wurden als Referat auf einem von der Firma Tropon 1991 in Baden-Baden gehaltenen Symposium vorgetragen und in revidierter Form hier abgedruckt. Aus dem breiten Spektrum der Beiträge ist zu ersehen, daß die eingangs dargelegten Betrachtungen keineswegs Anlaß zur Entmutigung der Forscher darstellen, sondern daß vielmehr versucht wird, durch grundlagenorientierte pharmakologische, biochemische, genetische und ergänzende klinisch-empirische und sozialpsychiatrische Untersuchungen und Vorgehensweisen unseren Kenntnisstand über die Schizophrenien, welche lange Zeit als „delphisches Orakel der Psychiatrie" (K. Knolle) betrachtet wurden, zu verbessern.

Das Baden-Badener Treffen diente ganz ausdrücklich dem Zweck, den gegenwärtigen Kenntnisstand sowie aktuelle Trends und gegenwärtige Behandlungsstrategien aufzuzeigen und kritisch zu würdigen. Die Veranstaltung läßt sowohl die Erfolge, aber auch die Schwierigkeiten und Probleme in diesem Bereich erkennen. Den Autoren — jeder von ihnen durch seine wissenschaftlichen Arbeiten sowie durch klinische Erfahrung engagiert im Bereich der Schizophrenieforschung

und -behandlung – sei an dieser Stelle nochmals herzlicher
Dank für ihre grundlegenden, klinisch orientierten und kritischen Reflexionen ausgesprochen. Vor allem die Präsenz von
Referenten aus dem In- und Ausland zeigt, daß die uns
beschäftigenden Probleme ubiquitär und nur im internationalen Forschungsverbund zu lösen sind.

Wir hoffen, Anregungen gegeben zu haben, die in die
Arbeit mit unseren Patienten einfließen und die somit auch
Ansporn sind für unser tägliches Handeln.

Würzburg, 1992   M. OSTERHEIDER

Inhaltsverzeichnis

Autorenverzeichnis

Prof. CHERYL BEAL ANDERSON, Pharm. D.
Clinical Pharmacy Programs, The University of Texas
Health Center at San Antonio, 7703 Floyd Curl Drive,
San Antonio, Texas 78284-6220, USA

Prof. Dr. med. WOLFGANG BÖKER
Direktor der psychiatrischen Universitätsklinik Bern,
Bolligenstrasse 111, CH-3072 Ostermundingen-Bern, Schweiz

Dr. BRIGITTE BONDY
Psychiatrische Klinik und Poliklinik, Nußbaumstraße 7,
W-8000 München 2, Bundesrepublik Deutschland

Prof. Dr. GERHARD BUCHKREMER
Universitätsklinik für Psychiatrie, Osianderstraße 22,
W-7400 Tübingen, Bundesrepublik Deutschland

Prof. LARRY ERESHEFSKY, Pharm. D., P.C.C.P.
Clinical Pharmacy Programs, The University of Texas
Health Center at San Antonio, 7703 Floyd Curl Drive,
San Antonio, Texas 78284-6220, USA

Dr. med. MARTHA ERTL-GEHRKE
Psychiatrische Klinik und Poliklinik, Nußbaumstraße 7,
W-8000 München 2, Bundesrepublik Deutschland

Univ.-Doz. Dr. med. W. W. FLEISCHHACKER
Psychiatrische Abteilung der Universität Innsbruck,
Anichstraße 35, A-6020 Innsbruck, Österreich

Prof. Dr. med. WOLFGANG GAEBEL
Psychiatrische Klinik, Heinrich Heine-Universität Düsseldorf,
Bergische Landstraße 2, W-4000 Düsseldorf 12,
Bundesrepublik Deutschland

Dr. med. MONIKA A. HAGEN
Psychiatrisches Landeskrankenhaus Wiesloch, PBZ II,
Heidelberger Straße 1a, W-6908 Wiesloch,
Bundesrepublik Deutschland

Dr. med. PETER HORNUNG
Psychiatrische Universitäts-Nervenklinik Münster,
Albert-Schweitzer-Straße 41, W-4400 Münster,
Bundesrepublik Deutschland

Dr. MARGARETE ISERMANN-GEHRKE
Erwachsenen-Ambulanz an der Nervenklinik Spandau,
W-1000 Berlin, Bundesrepublik Deutschland

Dr. WOLFGANG KAISER
Erwachsenen-Ambulanz an der Nervenklinik Spandau,
W-1000 Berlin, Bundesrepublik Deutschland

Dr. med. WERNER KISSLING
Psychiatrische Abteilung der Technischen Universität
München, Ismaninger Straße 22, W-8000 München 20,
Bundesrepublik Deutschland

Dr. PETER F. LIDDLE, MD
Department of Psychological Medicine, Hammersmith
Hospital, 150 Ducaneroad, London W12 OHS, Great Britain

Priv.-Doz. Dr. med. MICHAEL LINDEN
Forschungsgruppe Ambulante Therapie, Psychiatrische Klinik
und Poliklinik der Freien Universität Berlin, Eschenallee 3,
W-1000 Berlin 19, Bundesrepublik Deutschland

Prof. DEL MILLER, MD
Department of Psychiatry, Mental Health Clinical Research
Center, 2911 Pappajohn Pavillon, 200 Hawkins Drive,
Iowa City, Iowa 52242-1057, USA

Dr. med. MICHAEL OSTERHEIDER
Universitäts-Nervenklinik, Füchsleinstraße 15,
W-8700 Würzburg, Bundesrepublik Deutschland

Dr. GABRIELE POLZER
Universitätsklinik für Psychiatrie, Osianderstraße 22,
W-7400 Tübingen, Bundesrepublik Deutschland

Prof. ARTHUR RIFKIN, MD
Department of Psychiatry, LIJ Affiliation at Queens Hospital
Center, 82-68 164th Street, Jamaica, New York 11432, USA

Prof. Dr. med. ECKART STRAUBE
Universitätsklinik für Psychiatrie, Osianderstraße 22,
W-7400 Tübingen, Bundesrepublik Deutschland

Dr. HANS-ULRICH WILMS
Forschungsgruppe Ambulante Therapie, Psychiatrische Klinik
und Poliklinik der Freien Universität Berlin, Eschenallee 3,
W-1000 Berlin 19, Bundesrepublik Deutschland

Begrüßung

A. Rifkin

Unser heutiges Thema „Langzeittherapie der Schizophrenie" beleuchtet Höhen, zugleich aber auch Tiefen unseres Fachs. Die Möglichkeit, eine Erkrankung wie die Schizophrenie behandeln und ihr vorbeugen zu können, gehört ohne Zweifel zu den großen Errungenschaften des 20. Jahrhunderts. Dennoch muß es bedrücken, daß es auch 40 Jahre nach Einführung des ersten wirksamen Medikaments zur Behandlung der Schizophrenie immer noch notwendig ist, sich zusammenzufinden um zu diskutieren, welche Substanz zu verwenden und wie die Therapie durchzuführen sei.

Ich hätte erwartet, daß diese Fragen bereits vor vielen Jahren beantwortet worden wären, und ich verstehe nicht ganz, warum dies nicht der Fall ist. Es bedarf schließlich keiner neuen technischen Entwicklungen, sondern lediglich der Bewältigung organisatorischer Probleme, um die erforderlichen klinischen Studien durchzuführen. Nach 40 Jahren haben wir keine klaren Antworten anzubieten – eine merkwürdige, zugleich aber auch beschämende Situation.

Die Pharmakotherapie der Schizophrenie scheint mir eines der zentralen therapeutischen Probleme der Psychiatrie. Gelänge es uns nur, unsere Patienten von der Notwendigkeit ihrer Dauermedikation zu überzeugen, könnten wir vermutlich die Hälfte unserer psychiatrischen Kliniken schließen. Ein großes Versagen unseres Fachs besteht meiner Ansicht nach darin, unsere Patienten nicht ausreichend davon überzeugen zu können, Medikamente zu nehmen, die nur zu ihrem Besten sind. Eine unserer vordringlichsten Aufgaben ist es daher, hier einen erfolgreicheren Weg zu finden. In diesem Sinne heiße ich Sie herzlich willkommen und wünsche uns eine fruchtbare Diskussion.

Pharmakokinetische Grundlagen der Dosierung von Neuroleptika unter besonderer Berücksichtigung der Depotneuroleptika

Ch. Beal Anderson und L. Ereshefsky

Das Verständnis der Pharmakokinetik antipsychotisch wirksamer Substanzen einschließlich langwirksamer injizierbarer Depotpräparate ist unabdingbar für ihren sachgerechten klinischen Gebrauch. Die vorliegende Arbeit gibt einen Überblick über die Pharmakokinetik der Neuroleptika und die klinischen Implikationen, die für die Therapie schizophrener Patienten von Bedeutung sind. Daten unseres therapeutischen Drug-monitoring-Programms am San-Antonio-Staatskrankenhaus dienen zur Untermauerung von Dosierungsrichtlinien, die das Nutzen-Risiko-Verhältnis für therapiebedürftige psychotische Patienten verbessern können. Zum leichteren Verständnis der Pharmakokinetik von Neuroleptika sind in Tabelle 1 die Definitionen relevanter Fachbegriffe aufgeführt. Um die klinisch bedeutsamen Unterschiede zwischen oraler und Depotmedikation leichter zu erkennen, wird zunächst die Pharmakokinetik oral applizierter Neuroleptika diskutiert. Pharmakokinetische Aspekte mit direktem Einfluß auf die Wahl der richtigen Dosierung von Depotneuroleptika werden ausführlich dargestellt.

Pharmakokinetik oral applizierter Neuroleptika

Abbildung 1 zeigt eine stilisierte Zeitverlaufskurve der Plasmakonzentration (Cp) nach Gabe einer oralen Einzeldosis eines Neuroleptikums. Der mit „1" bezeichnete Teil der Kurve in Abb. 1 zeigt die Absorptionsphase des Pharmakons. Im allgemeinen ist die Absorption der geschwindigkeitsbestimmende Schritt für das Auftreten klinischer Wirkungen. Diese Phase wird bestimmt vom Zerfall und der Auflösung der Zubereitungsform in Magen und Dünndarm (bei Tabletten und Kapseln), dem Transport des Wirkstoffs durch die intestinale Mukosa und der ersten Leberpassage („first-pass") mit Übertritt in den systemischen Kreislauf. Die zu beobachtende ausgeprägte interindividuelle Variation der Plasmakonzentration beruht z.T. auf der von Patient zu Patient verschiedenen Absorption und Bioverfügbarkeit (Ereshefsky 1986). Die Absorptionsraten der meisten Neuroleptika sind für feste Dosierungsformen signifikant langsamer als für flüssige orale Konzentrate. Die Absorptionsgeschwindigkeit aller als Flüssigkonzentrat verabreichten Neuroleptika ist nur wenig langsamer als bei intramuskulärer Injektion. Bei intravenöser Gabe entfällt die Anflutphase der Absorption aus dem pharmakokinetischen Profil des Patienten vollständig. Wird bei der Neuroleptikagabe ein rascher Effekt angestrebt, bevorzugt man in der Regel Flüssigkon-

Tabelle 1. Definitionen der pharmakokinetischen Terminologie

Pharmakokinetik:
  Quantitative Untersuchung und Charakterisierung des Zeitverlaufs der Absorption,
  Verteilung, Metabolisierung und Ausscheidung von Pharmaka. Sie befaßt sich mit den
  Zusammenhängen dieser Prozesse, um die Intensität und den Zeitverlauf von
  therapeutischen und unerwünschten Wirkungen zu klären

Absorption:
  Geschwindigkeit, mit welcher das Pharmakon in die systemische Zirkulation gelangt.
  Bei intravenöser Gabe besteht keine erkennbare Absorptionsphase.
  Bei Depotneuroleptika bestimmt die langsame Absorptionsrate des Pharmakons
  die Zeit bis zum Erreichen des „steady state"

Bioverfügbarkeit:
  F = der in die systemische Zirkulation gelangende Anteil der applizierten Dosis

Relative Bioverfügbarkeit:

$$F = \frac{AUC_{oral}}{AUC_{i.m.}}$$

  Werden gleiche Dosen eines Pharmakons oral und intramuskulär verabreicht,
  dann definiert dieses Verhältnis die erforderliche Dosiskorrektur, um den gleichen
  Zeitverlauf des Plasmaspiegels zu erhalten

Verteilung (Distribution):
  Verhältnis, mit dem sich ein Pharmakon vom zentralen Kompartiment auf periphere
  Kompartimente, wie z.B. das Gewebe, verteilt. Bei lipophilen Pharmaka mit schneller
  Absorptionscharakteristik bestimmt die Verteilung und nicht die Elimination die Dauer
  der Wirkung

Ausscheidung (Elimination):
  Geschwindigkeit der Metabolisierung eines Pharmakons, häufig ausgedrückt durch die
  „Halbwertszeit". Bei Neuroleptika verläuft die Metabolisierung grundsätzlich hepatisch,
  obwohl in Lunge und Nieren auch eine extrahepatische Metabolisierung stattfindet

Scheinbares Verteilungsvolumen (Vd):
  Mathematische Größe, die es gestattet, die Plasmakonzentration (Cp) als Basis der
  Veränderungen der im Körper vorhandenen Pharmakonmenge heranzuziehen.
  Hohe scheinbare Verteilungsvolumina zeigen eine ausgeprägte Gewebeverteilung und
  Gewebebindung an. Pharmakonmenge im Körper = Vd × Cp

Clearance:
  Maß der Ausscheidungsgeschwindigkeit eines Pharmakons aus dem Körper

Cp_{max}:
  Maximale beobachtete Plasmakonzentration

T_{max}:
  Zeit von der Applikation der Dosis bis zum Eintritt von CP_{max}

„Steady-state":
  Gleichgewichtszustand, der dann erreicht ist, wenn die zugeführte Menge des
  Pharmakons exakt der ausgeschiedenen Menge entspricht. Dies erfordert das
  4- bis 5fache der geschwindigkeitsbestimmenden Halbwertszeit

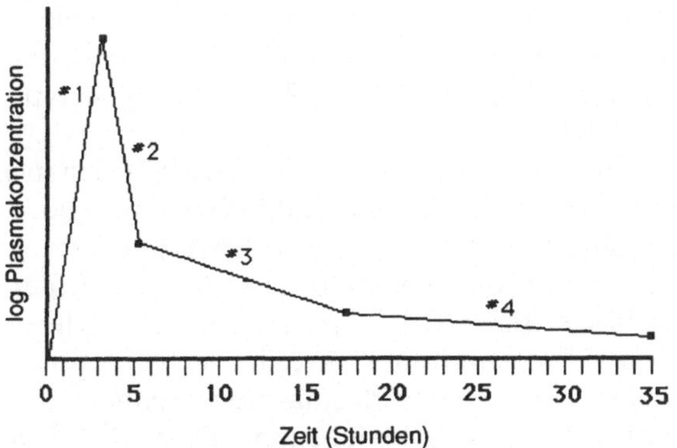

Abb. 1. Pharmakokinetische Parameter für orale Neuroleptika. Die Abbildung stellt die pharmakokinetischen Phasen für ein oral verabreichtes Neuroleptikum dar. Erläuterung der einzelnen Phasen s. Text

zentrate oder kurzwirksame injizierbare Zubereitungsformen. Um mit einer oralen Einzeldosis eines Neuroleptikums im Vergleich zu einer intramuskulären vergleichbare klinische Effekte zu erhalten, muß eine Korrektur entsprechend der Bioverfügbarkeit vorgenommen werden. Wichtige pharmakokinetische Parameter gebräuchlicher Neuroleptika sind in Tabelle 2 zusammengestellt.

Die *relative Bioverfügbarkeit* für oral bzw. intramuskulär applizierte Neuroleptika ist Tabelle 2 zu entnehmen. Dieser Begriff quantifiziert einen Vergleich der nach Applikation auf 2 verschiedenen Wegen in den Blutkreislauf gelangenden Substanzmengen. Diese relative Bioverfügbarkeit kann für die Ermittlung der äquivalenten oralen Dosierung eines zu applizierenden Neuroleptikums im Vergleich zur kurzwirksamen intramuskulären Anwendungsform von Nutzen sein. Beispiel: Werden 25 mg Chlorpromazin intramuskulär gegeben, dann muß die durchschnittliche orale Dosis 100 mg betragen, um die gleichen Plasmakonzentrationen zu erreichen, d.h. die relative

Tabelle 2. Pharmakokinetische Parameter von Neuroleptika

Substanz	F [%]	Protein-bindung (%)	Vd (l/kg)	Plasma t½ (h)	Aktive Metaboliten	Therapeutische Plasmakonzentration (ng/ml)
Chlorpromazin	10−33	90−95	7−20	8−35	7-Hydroxy chlorpromazin	100−300
Thioridazin	25−33	99		9−30	Mesoridazin Sulphoridazin	200−800
Perphenazin	25		10−35	8−21	unbekannt	
Fluphenazin	50	90−95		14−24	unbekannt	0,3−3,0
Thiothixen	50	90−95		34	unbekannt	1,0−5,0
Haloperidol	40−70	92	10−35	12−36	reduziertes Haloperidol	3,0−30
Flupentixol	30−70	≥90	12−14	22−36	unbekannt	0,5−10

Bioverfügbarkeit zwischen diesen beiden Wegen beträgt 25%. Höherpotente Neuroleptika besitzen eine höhere relative Bioverfügbarkeit und weisen für orale zu kurzwirksamen intramuskulären Zubereitungen typischerweise ein Verhältnis von 2:1 auf.

Die exponentielle Abnahme der Neuroleptikakonzentration läßt sich in 3 Phasen unterteilen. Die erste und am steilsten abfallende Phase, in Abb. 1 mit „2" markiert, wird als Verteilung (Distribution) bezeichnet. Die Verteilung kennzeichnet den Rücktransport der Substanz aus dem zentralen Kompartiment und dem Gehirn in sämtliche Körpergewebe. Aufgrund ihrer extremen Fettlöslichkeit und hohen Proteinbildung verteilen sich Neuroleptika rasch vom Blut in die Gewebe, wodurch der Plasmaspiegel schnell fällt. Dieser Verteilungseffekt ist klinisch insofern bedeutsam, als er die Wirkungsdauer einer neuroleptischen Einzeldosis begrenzt. Wenn beispielsweise zur Behandlung einer Agitiertheit eine Einzeldosis eines Neuroleptikums gegeben wird, so ist der sedierende Effekt kurz, typischerweise einige Stunden, obwohl die meisten Neuroleptika eine metabolische Halbwertszeit von 18–24h besitzen. Dieser ausgeprägte Verteilungseffekt auf die Neuroleptikakonzentrationen in Hirn und Blut erklärt die kurze Wirkungsdauer neuroleptischer Einzeldosen (Ereshefsky 1986).

Die nächste, mit „3" bezeichnete Phase in Abb. 1 repräsentiert die Ausscheidung (Elimination) des Neuroleptikums aus dem Körper, die i. allg. durch Metabolisierung erfolgt. Innerhalb dieser logarithmisch-linearen Abbauphase läßt sich die metabolische Halbwertszeit der Substanz bestimmen. Die Halbwertszeit oral verabreichter Neuroleptika liegt typischerweise bei 18–24h. Bei subchronischer Dosierung ist daher die tägliche Einmalgabe von Neuroleptika akzeptabel, weil die Schwankungen der Plasmakonzentration während eines 24stündigen Dosierungsintervalls nicht sehr groß sind. Die für die metabolische Halbwertszeit beschriebene Spannbreite ist relativ groß, hauptsächlich aufgrund der interindividuell sehr unterschiedlichen metabolischen Kapazität. Darüber hinaus tragen auch methodologische Probleme, wie z.B. die unterschiedliche Sensitivität und Spezifität der in den verschiedenen Studien verwendeten Meßmethoden, zu den beobachteten interindividuellen Unterschieden bei (Ereshefsky 1986).

Die letzte Phase des in Abb. 1 dargestellten pharmakokinetischen Profils ist mit „4" gekennzeichnet und entspricht dem Effekt eines „tiefen" Kompartiments, das durch die Gewebebindung der Neuroleptika zustandekommt. Dieses tiefe Kompartiment tritt nur beim Absetzen eines chronisch applizierten Neuroleptikums in Erscheinung und repräsentiert eine langsame Rückverteilung des Pharmakons aus dem Gewebe in das Plasma, die relativ lange andauern kann. Diese terminale Halbwertszeit kann 100h oder mehr betragen. Die durch dieses tiefe Kompartiment bedingte Phase erklärt die auch nach dem Absetzen noch anhaltenden oder bei Langzeit-Erhaltungstherapie auftretenden klinischen und unerwünschten Effekte von Neuroleptika (Ereshefsky 1986). Diese langsame Freisetzung aus dem Gewebe, obwohl relativ gering, ähnelt im Prinzip einem schwachen antipsychotischen Depoteffekt. Für die Mehrheit der Patienten liegen die durch diesen schwachen

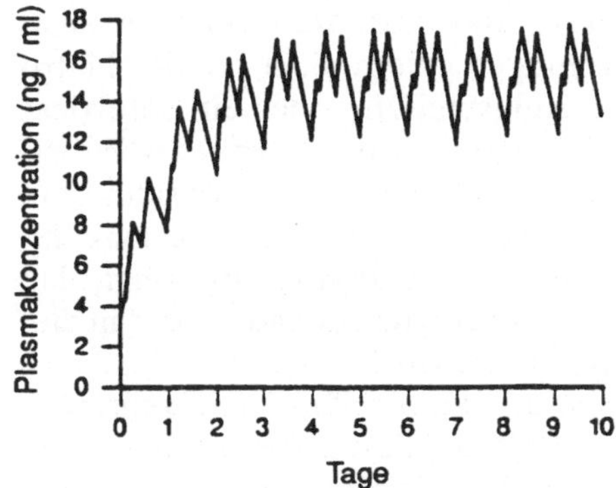

Abb. 2. Simulation eines mit Haloperidol oral 3mal 5 mg/Tag behandelten Patienten. Simulation eines typischen Patienten, bei dem eine orale Behandlung mit täglich 3mal 5 mg Haloperidol eingeleitet wurde (8.00, 12.00, 20.00 Uhr) mit Kumulation zum „steady state". Erreichen des „steady state" an Tag 4

Effekt aufrechterhaltenen Plasmakonzentrationen an oder unter der für eine klinische Erhaltungstherapie erforderlichen neuroleptischen Schwellendosis. Dies erklärt jedoch, warum Patienten nach Stabilisierung durch eine neuroleptische Therapie auf extrem niedrige Dosen eingestellt werden können.

Bei fortgesetzter oraler Neuroleptikagabe ist in den ersten 4–7 Behandlungstagen ein allmähliches Ansteigen der Plasmaspiegel zu verzeichnen, wie in Abb. 2 dargestellt. Dieser Anstieg der Plasmakonzentration im Verlauf der Zeit läßt sich durch Anwenden des Konzeptes des „steady state" erzielen und vorhersagen. Der „steady state" (s. Definition in Tabelle 1) tritt dann ein, wenn die in den Blutkreislauf abgegebene Menge eines Pharmakons ebenso groß ist wie die aus dem Körper eliminierte Menge. Es handelt sich also um einen Gleichgewichtszustand, bei dem die Invasions- und Evasionsfunktionen des Pharmakons ausbalanciert sind. Die für das Erreichen von Steady-state-Plasmakonzentrationen erforderliche Zeit beträgt ungefähr das 5fache der Halbwertszeit des Pharmakons. Bei den meisten oral applizierten Neuroleptika mit einer durchschnittlichen metabolischen Halbwertszeit von 18–24 h stellt sich der „steady state" nach 4–5 Tagen ein. Bei einer Substanz wie Flupentixol, deren metabolische Halbwertszeit bis zu 35 h betragen kann, können jedoch zum Erreichen des „steady state" 7–10 Tage erforderlich sein (Jørgensen 1980).

Alle die Metabolisierungsrate beeinflussenden Faktoren, wie z.B. Lebererkrankungen, Alter oder Arzneimittelinteraktionen, können die Halbwertszeit und die Zeit bis zum Eintritt des „steady state" verändern. Die Zeit bis zum „steady state" entspricht ungefähr dem Zeitverlauf derjenigen antipsychotischen Effekte, die anscheinend direkt von der zu diesem Zeitpunkt vorliegenden Plasmakonzentration abhängen, wie z.B. Sedierung und neurovegetative Toxizität. Aus diesem Grunde läßt sich die neuroleptische Dosierung zu Beginn der Therapie, wenn die Patienten eine Sedierung gebrauchen können, problemlos alle 5–7 Tage steigern. Auf diese Weise ist bei gegebener Dosierung vor einer weiteren Dosisanpassung ein maximaler neuroleptischer Plasmaspiegel zu erzielen. Wird die Dosierung schneller geändert, dann besteht die Gefahr, daß der Arzt das tatsächliche Ausmaß der eintretenden Plasmaspiegelkumulation und ihre Auswirkungen nicht richtig vorhersehen kann. Diese Überlegungen gelten nicht für psychiatrische Notfälle, bei denen eine sofortige Ruhigstellung oder ein sofortiges Absetzen der Medikation aufgrund von Nebenwirkungen erforderlich ist. Der Aufbau von Steady-state-Plasmakonzentrationen für Haloperidol ist in Abb. 2 dargestellt. Diese Simulation basiert auf tatsächlichen pharmakokinetischen Untersuchungen an jungen männlichen Patienten und zeigt, daß unter Zugrundelegung einer Halbwertszeit von 16h der „steady state" in dieser Patientengruppe in ungefähr 4 Tagen erreicht wird.

Abbildung 2 demonstriert auch die Variabilität der Plasmakonzentrationen bei dreimaliger täglicher Dosierung. Jede verabreichte Dosis bewirkt ungefähr 2−3h nach Einnahme der Tablette ein Plasmaspiegelmaximum, gefolgt von einem raschen Abfall der Plasmakonzentration infolge Verteilung und schließlich einer längeren terminalen Phase aufgrund metabolischer Prozesse. Für die Plasmaspiegelbestimmung im Rahmen eines therapeutischen „drug monitoring" sollte die Blutprobe des Patienten mindestens 8h nach der abendlichen Dosis und vor der morgendlichen Dosis abgenommen werden. Unter klinischen Bedingungen sollte, wenn der Patient morgens in die Klinik kommt, die Vormittagsdosis weggelassen werden und die Blutprobe beim Besuchstermin entnommen werden. Kommt der Patient spät nachmittals in die Klinik, dann kann er zwar seine morgendliche Neuroleptikadosis noch einnehmen, bis zur Blutentnahme jedoch keine weitere.

Diese pharmakokinetischen Phasen nach einer neuroleptischen Einzeldosis sind am Beispiel von Haloperidol in Abb. 3 dargestellt. Die intravenöse

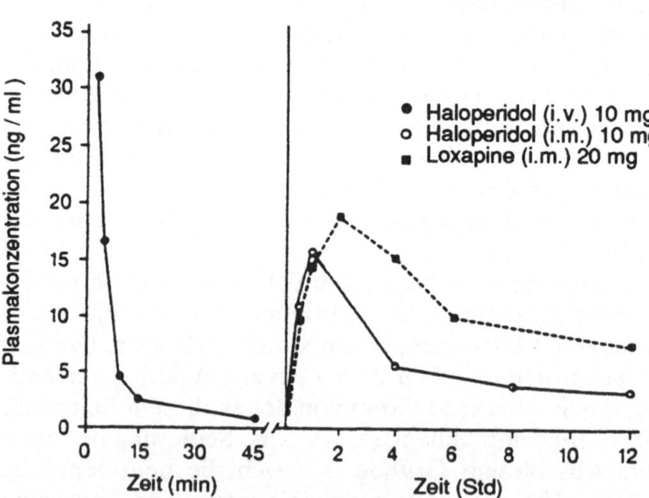

*Reproduced with permission from US Pharmacist.

Abb. 3. Plasmakonzentration von Haloperidol nach i.v.- bzw. i.m.-Injektion. Die *Kurve links* zeigt die rasche Verteilung nach intravenöser Gabe von Haloperidol. Die *Kurven rechts* zeigen die Veränderungen der Plasmakonzentrationen im Zeitverlauf nach intramuskulärer Injektion von Haloperidol bzw. Loxapin (Aus: US Pharmacist)

Applikation von Haloperidol führt unmittelbar zu einem extrem hohen Plasmaspiegel, gefolgt von einem dramatischen Konzentrationsabfall aufgrund der Gewebeverteilung. Diese Pharmakokinetik läßt in Situationen, wo eine sofortige Ruhigstellung angezeigt ist, für die intravenöse Applikation folgendes Dosierungsschema als geeignet erscheinen: Wiederholte i.v.-Injektion kleiner Neuroleptikadosen, um exzessive Plasmaspiegelspitzen zu vermeiden. Mehrere wiederholte Dosen sind notwendig, um dem Verteilungsphänomen nach intravenöser Injektion entgegenzuwirken und einen anhaltenden klinischen Effekt zu gewährleisten (Tesar 1985). Abbildung 3 zeigt auch den zeitlichen Verlauf der Plasmakonzentrationen für intramuskulär injizierte Einzeldosen der beiden Neuroleptika Haloperidol und Loxapin. Haloperidol wird schneller absorbiert als Loxapin und erreicht seinen maximalen Plasmaspiegel innerhalb 1 h. Der rasche Abfall der Plasmakonzentration im Verlauf der folgenden 2–3 h zeigt die Verteilung von Haloperidol an. Die protrahiert verlaufenden Plasmakonzentrationen 6–10 h nach der Injektion entsprechen der Eliminationsphase der Substanz. Im allgemeinen werden hochpotente Neuroleptika wie Flupentixol, Fluphenazin und Haloperidol nach intramuskulärer Injektion rascher absorbiert und zeigen eine stärker ausgeprägte Verteilungsphase. Dagegen erreicht Chlorpromazin, ein niedrigpotentes Neuroleptikum, 3–4 h nach intramuskulärer Applikation seine maximale Plasmakonzentration. Die in der Therapie (z.B. bei Notfällen verwendeten Injektionsintervalle werden daher z.T. von den oben diskutierten pharmakokinetischen Parametern diktiert. Höherpotente Neuroleptika können ohne Probleme häufiger, d.h. alle halbe bis eine Stunde verabreicht werden, da die jeweils nächste Injektion in die Nähe des maximalen Plasmaspiegels der vorherigen fällt. Dies erleichtert die Bestimmung des Nutzen-Risiko-Verhältnisses einschließlich der Erfassung von Nebenwirkungen vor der nächsten Injektion. Dagegen sollte Chlorpromazin bei notfallmäßigem Einsatz alle 3–4 h intramuskulär verabreicht werden. Dies ist besonders deswegen wichtig, weil Sedation und kardiovaskuläre Nebenwirkungen gut mit den Plasmakonzentrationen der Patienten zu korrelieren scheinen (Saklis 1972).

Wie Tabelle 2 zeigt, besteht bei den pharmakokinetischen Parametern von Neuroleptika eine hohe Variabilität. Diese Unterschiede spiegeln die großen interindividuellen Streuungen wider, die bei der neuroleptischen Therapie von Patienten zu beobachten sind. Bei standardisierter Dosierung des Neuroleptikums können die Plasmakonzentrationen im „steady state" interindividuell um mehr als das 20- bis 30fache schwanken. Diese Unterschiede beruhen sowohl auf intrinsischen als auch auf extrinsischen Einflüssen auf die Verfügbarkeit von Neuroleptika beim Menschen. In Tabelle 3 sind Variablen mit Einfluß auf die Pharmakokinetik von psychotropen Substanzen beim Menschen zusammengestellt. Eine dieser Variablen ist die Begleitmedikation. Eine Verminderung des neuroleptischen Plasmaspiegels kann bei Gabe von Antikonvulsiva, insbesondere Carbamazepin (Jann 1985 a; Kidron 1985), Phenobarbital (Linnoila 1980) und Phenytoin eintreten (Linnoila 1980) sowie durch alle Pharmaka oder Umstände, die eine Induk-

Tabelle 3. Variablen mit Einfluß auf die Pharmakokinetik von Neuroleptika

1. Alter
2. Genetische Faktoren
   Polymorphismus für Hydroxylierung
3. Rauchen
4. Erkrankungen
   Herzinsuffizienz, Lebererkrankungen
5. Enzyminduktoren
   Carbamazepin, Phenytoin, Ethambutol, Barbiturate
6. Clearanceinhibitoren

   Polypragmasie, trizyklische Antidepressiva, Cimetidin, Betablocker, Isoniazid,
   Methylphenidat, Erythromycin, Triazolobenzodiazepine, Chloramphenicol

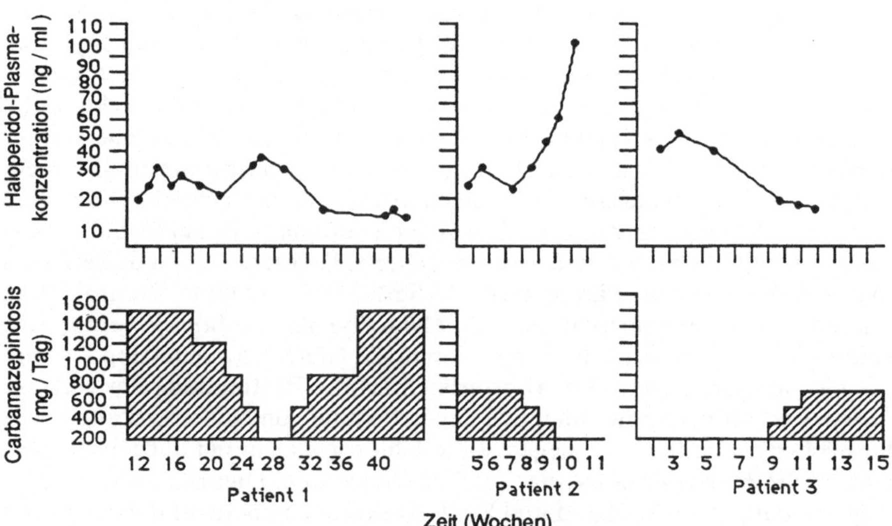

Abb. 4. Effekt von Carbamazepin auf die Plasmakonzentration von Haloperidol. Darstellung des dramatischen Effekts von Carbamazepin auf den Metabolismus von Haloperidol bei 3 Patienten. Bei Patient 1 wurde die Haloperidoldosis vor Absetzen von Carbamazepin um 30% reduziert. Trotz dieser Dosisreduktion verdoppelten sich die Plasmakonzentrationen von Haloperidol nach Absetzen von Carbamazepin. Patient 2 veranschaulicht die potentielle Toxizität von Haloperidol nach Absetzen von Carbamazepin. Umgekehrt zeigt Patient 3, daß der Plasmaspiegel bei Beginn einer Behandlung mit Carbamazepin steil fallen kann. [Nach Jann et al. (1985) J Clin Psychopharmacol 5:106–109]

tion mikrosomaler Enzyme bewirken. Thioxanthene, wie z.B. Thiothixen, scheinen gegenüber Änderungen der metabolischen Clearance aufgrund von Arzneimittelinteraktionen extrem empfindlich zu sein (Ereshefsky 1991 a). Im Vergleich zu nicht mit interagierenden Pharmaka behandelten Patienten ist die Clearancerate bei Patienten, die gleichzeitig enzyminduzierende Substanzen erhalten, um mehr als das Doppelte erhöht, insbesondere bei Anti-

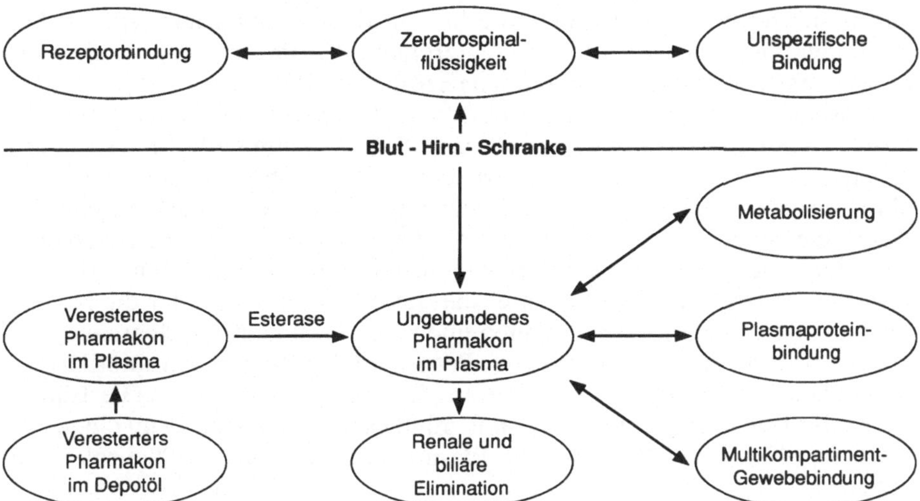

Abb. 5. Pharmakokinetische Variablen mit Einfluß auf die Wirkung von Pharmaka. Der geschwindigkeitsbestimmende Schritt für die Pharmakokinetik von Depotpräparaten ist die langsame Freisetzungsgeschwindigkeit des Pharmakons vom Ort der Depotinjektion in das Plasma. Sobald sich das veresterte Pharmakon in wäßriger Umgebung befindet, wird es sofort zu aktivem Wirkstoff hydrolysiert. Elimination, Proteinbindung und Penetration in das Gehirn verlaufen bei oralen und Depotzubereitungen ähnlich

konvulsiva wie Carbamazepin. Das bedeutet, daß diese Patienten doppelt so hohe Dosen benötigen wie Patienten ohne Begleitmedikation, um den gleichen Plasmaspiegel zu erreichen. Wir haben eine Reihe von Fällen dokumentiert, wo die konkomitante Gabe von Carbamazepin die Clearance so stark erhöht, daß keine Thiothixenkonzentrationen mehr nachweisbar sind. Dies hat in einigen Fällen zur Exazerbation der Psychose geführt. Abbildung 5 illustriert eine durch Carbamazepin induzierte Änderung des Metabolismus von Haloperidol. Vor dem Absetzen von Carbamazepin verdoppelt sich der Haloperidolplasmaspiegel trotz Reduktion der täglichen Haloperidoldosis um 30%. Als die Therapie mit Carbamazepin anschließend wieder aufgenommen wurde, fiel die Plasmakonzentration von Haloperidol um den Faktor 2.

Obwohl zum Einfluß von Begleitmedikationen auf die Clearanceraten von Depotneuroleptika nur begrenztes Datenmaterial vorliegt, sind diese Interaktionen aus theoretischen Gründen zu beachten. Möglicherweise sind die metabolischen Interaktionen in diesem Fall geringer, da der First-pass-Metabolismus vermieden wird. Es bestehen jedoch signifikante Unterschiede zwischen den relativen hepatischen Extraktionsverhältnissen verschiedener Neuroleptika, was Verallgemeinerungen ausschließt. Eine vorläufige Analyse der Daten, die im Mai 1991 auf dem Kongreß der Amerikanischen Psychiatrischen Gesellschaft in New Orleans, Louisiana, vorgestellt wurden, zeigt, daß die Plasmaspiegel von Haloperidol bei Patienten, die

enzyminduzierende Medikamente erhalten, deutlich niedriger sind als bei
Patienten, die entweder keine interagierenden Pharmaka oder aber clearan-
cehemmende Substanzen einnehmen (Ereshefsky 1991 b).

Andererseits sind die Clearanceraten bei Patienten, die Cimetidin, trizyklische Antidepressiva oder andere metabolisch hemmende Medikamente
erhalten, weniger als halb so hoch wie bei Patienten ohne Arzneimittelinteraktionen. Im „ungünstigsten" Fall, wenn ein Patient von einer enzyminduzierenden auf eine enzymhemmende Medikation umgestellt wird, kann eine
Verschiebung des Arzneimittelmetabolismus um mehr als den Faktor 4
resultieren. Andere Medikamente, die den Metabolismus oder die hepatische Extraktion vermindern können und somit sekundär die Clearance senken, sind Fluoxetin, Betablocker wie Propranolol und einige Antibiotika einschließlich Erythromycin und Chloramphenicol (Jann 1985 b). Die Einlei-
tung oder Beendigung einer Therapie mit diesen Substanzen kann einen klinisch signifikanten Effekt auf die Plasmakonzentration von Neuroleptika
ausüben.

Zigarettenrauchen hat einen erheblichen Einfluß auf die Clearance von
Neuroleptika, das gilt auch für die passive Inhalation von Rauch (Jann 1986;
Ereshefsky 1985; Ereshefsky 1991 a). Abhängig vom verwendeten Neuroleptikum sind Veränderungen der Plasmakonzentration von 20—100% zu beobachten, wenn sich die Rauchgewohnheiten eines Patienten ändern. Tabelle 4
zeigt Daten, die systematisch gesammelt wurden, um die Clearanceraten von
Thiothixen in Abhängigkeit von Arzneimittelinteraktionen und Rauchgewohnheiten zu ermitteln. Der Effekt des Zigarettenrauchens auf die Clearance von Thiothixen ist signifikant, tritt aber nur in den beiden Patientengruppen in Erscheinung, die keine anderen stärker enzyminduzierenden
Medikamente nehmen, z.B. bei Patienten, die keine interagierenden Medikamente erhalten, oder die mit clearancehemmenden Pharmaka behandelt

Tabelle 4. Wirkung von Begleitmedikation und Rauchen auf den Metabolismus von Thiothixen

Gruppe	Interaktion	Clearance (l/min)	Untergruppe	Clearance (± Standardabweichung) (l/min)
1	keine	33	Raucher (R)	37
			Nichtraucher (NR)	27
2	Clearanceinduktoren	92	Kein signifikanter Unterschied	
3	Clearanceinhibitoren	9,5	Raucher	14
			Nichtraucher	8,1

Gruppe 1 vs. 2: $(0,0005 < p \leq 0,005, df = 32, t = -3,29)$
Gruppe 1 R vs. NR: $(0,025 < p \leq 0,05, df = 24, t = 2,03)$
Gruppe 1 vs. 3: $(0,0005 < p \leq 0,005, df = 36, t = 3,10)$
Gruppe 3 R vs. NR: $(0,01 < p \leq 0,025, df = 6, t = 2,57)$

Tabelle 5. Wirkung von Rauchen auf die Clearance von Fluphenazin bei stationären psychiatrischen Patienten

	n	Gewicht (kg)	Alter (Jahre)	Dosis (mg/Tag)	Cp (ng/ml)	Clearance (l/min)	Clearance-verhältnis
FPZ HCl							
Raucher	7	78,61±16,21	43,43±13,26[a]	20,36±10,24	0,89±0,43[b]	16,72±5,20[c]	1,67
Nichtraucher	11	77,59±16,67	27,12±6,17	22,88±16,74	1,83±0,94	9,99±2,82	
FPZD							
Raucher	10	68,62±13,63	36,50±12,68	48,28±20,95[d]	0,93±0,49	7,37±3,28[e]	2,33
Nichtraucher	12	67,85±13,40	35,80±12,91	28,34±12,91	0,81±0,49	3,16±0,78	

FPZ HCl Fluphenazinhydrochlorid; *FPZD* Fluphenazinedecanoat
[a] t = 3,566, df = 16, p < 0,005.
[b] t = 2,437, df = 16, p < 0,05.
[c] t = 3,454, df = 16, p < 0,005.
[d] t = 2,614, df = 20, p < 0,02.
[e] t = 3,533, df = 20, p < 0,005.

werden. Zigarettenraucher weisen im Vergleich zu Nichtrauchern für Thiothixen eine durchschnittlich um 25% schnellere Metabolisierungsrate auf. Zur weiteren Veranschaulichung der Bedeutung des Zigarettenrauchens für den Metabolismus von Pharmaka sind in Tabelle 5 Daten für orale und für Depotzubereitungen von Fluphenazin zusammengestellt. Bei Rauchern sind die Clearanceraten signifikant höher als bei Nichtrauchern (p < 0,005) (Ereshefsky 1984). Diese Art von metabolischer Interaktion tritt sowohl mit oralen als auch mit Depotformen von Fluphenazin auf. Im Schrifttum sind Fallberichte dokumentiert, wonach bei Patienten unter konstanter Neuroleptikadosierung Nebenwirkungen auftraten, nachdem sie das Rauchen aufgegeben hatten (Stimmel 1983).

Autoinduktion (d.h. die Fähigkeit einer Substanz, seine eigene hepatische Metabolisierung zu steigern) ist unter Neuroleptika nicht häufig zu beobachten, sie kann jedoch bei Flupentixol auftreten. Der Nachweis, daß Flupentixol die mikrosomale Enzymaktivität induziert, stützt sich auf die Bestimmung der Clearance von Antipyrin (Salem 1982). Bei nicht mit Flupentixol behandelten Patienten beträgt die Halbwertszeit von Antipyrin 12h. Bei Patienten, die Flupentixol erhalten, ist die Halbwertszeit auf 7,3h vermindert. Eine Dauertherapie mit Flupentixol erhöht also die hepatische mikrosomale Enzymaktivität und kann daher sowohl seinen eigenen Metabolismus beeinflussen als auch den anderer Medikamente.

Die Dosierungsstrategie muß bei Patienten, die Neuroleptika erhalten, Arzneimittelinteraktionen berücksichtigen. Das Ziel einer optimierten neuroleptischen Therapie erfordert die Bestimmung der mininalen wirksamen Dosis für die Erhaltungsphase remittierter Patienten. Bei einem stabil auf eine bestimmte neuroleptische Dosis eingestellten Patienten kann jedesmal, wenn andere Medikamente indiziert sind und gleichzeitig appliziert werden, eine Anpassung der Dosierung erforderlich werden.

Pharmakokinetik von Depotneuroleptika

Depotneuroleptika sind spezielle Arzneiformen mit dem Ziel einer veränderten Absorptionscharakteristik im Vergleich zu kurzwirksamen Zubereitungen derselben Substanz. Beispielsweise wird Flupentixol durch Veresterung mit einer 10 Kohlenstoffatome enthaltenden Fettsäure in Flupentixoldecanoat überführt. Dies erhöht die Fettlöslichkeit der Substanz, die anschließend in Viscoleo gelöst wird. Dieses ölige Vehikel bildet nach der Injektion in die Muskulatur die Basis eines Reservoirs an Pharmakon, das extrem langsam vom Ort des Depots in den Blutkreislauf diffundiert. Abbildung 5 illustriert diesen Prozeß sowie die anschließende pharmakokinetische Verfügbarkeit des neuroleptischen Wirkstoffs. Hat die Substanz erst einmal die Öl-/Gewebegrenze überschritten und ist vom Blutstrom aufgenommen worden, spalten Plasmaesterasen augenblicklich das Decanoat von der Muttersubstanz, wodurch das aktive Neuroleptikum freigesetzt wird. Die veresterte Substanz ist im Plasma nicht nachweisbar. Nach einer Depotinjektion wird die langsame Freisetzung aus dem Gewebe zum geschwindigkeitsbestimmenden Schritt und diktiert weitgehend die pharmakokinetischen Eigenschaften langwirksamer Neuroleptika. Da dieser geschwindigkeitsbestimmende Schritt vom Öl-/Wasserverteilungskoeffizienten des veresterten Neuroleptikums abhängt, reduziert sich die interindividuelle Variabilität der Absorptionskonstanten erheblich. Depotneuroleptika werden einheitlicher absorbiert und zeigen bei standardisierter Dosierung von Patient zu Patient geringere Streuungen der Plasmakonzentrationen (Ereshefsky 1984; Ereshefsky 1986).

Ein weiterer Unterschied der Injektion von Depotneuroleptika gegenüber der oralen Anwendung ist die Umgehung der gastrointestinalen Absorption und der hepatischen First-pass-Metabolisierung des Wirkstoffs. Dies erhöht die systemische Verfügbarkeit des Neuroleptikums beträchtlich und kann bei Patienten mit stark wechselnder Absorptionscharakteristik die Zuverlässigkeit der Applikation verbessern. Dies ist Abb. 6 zu entnehmen, in welcher die Steady-state-Plasmakonzentrationen von Fluphenazin bei 22

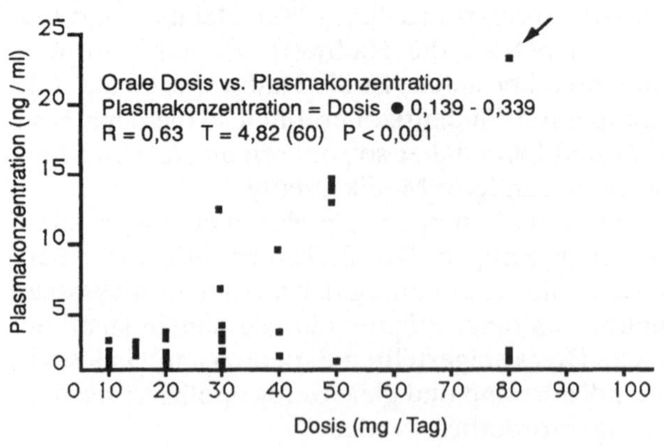

Abb. 6. Steady-state-Plasmakonzentrationen bei oraler Gabe von Fluphenazinhydrochlorid. Fluphenazinplasmakonzentrationen nach oraler Gabe von 10–80 mg/Tag. Plasmaspiegel von 22 Patienten während therapeutischem Drug Monitoring am San Antonio State Hospital

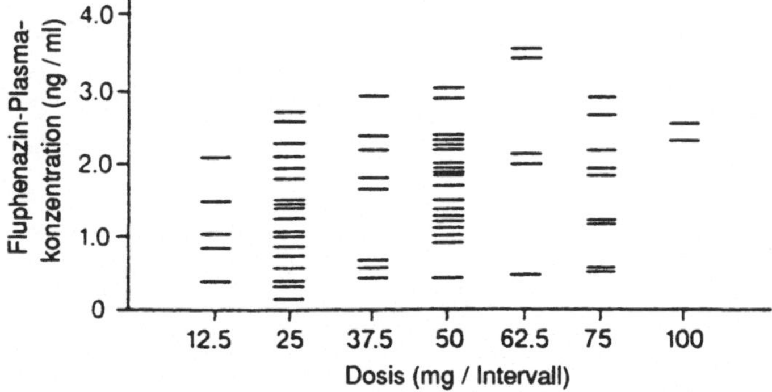

Abb. 7. Dosierung von Fluphenazindecanoat vs. Plasmakonzentrationen. Plasmakonzentrationen von Fluphenazin bei 39 Patienten mit wöchentlicher oder 2wöchentlicher Injektion. Bei allen Plasmakonzentrationen handelt es sich um die Minimalspiegel vor der nächsten Injektion. [Nach Ereshefsky et al. (1986) J Clin Psychiatry 47:6−15]

schizophrenen Patienten in Abhängigkeit von der Dosierung in mg/Tag wiedergegeben sind (Ereshefsky 1986). Die beobachteten Plasmaspiegel streuen über einen weiten Dosierungsbereich um mehr als den Faktor 30. Bei einer Tagesdosis von 30 mg Fluphenazin oral reichen die Plasmakonzentrationen von „nicht nachweisbar" (<0,10 ng/ml) bis zu >10 ng/ml. Bei 80 mg täglich zeigen 3 Patienten nur niedrige Fluphenazinplasmaspiegel, während ein Patient sich mit 22 ng/ml bereits im toxischen Bereich befindet. Allerdings erhielten die 3 Patienten mit nur mäßig hohen Plasmakonzentrationen alle Carbamazepin. Eine gleichartige Gruppe von Schizophrenen erhielt Fluphenazindecanoat, wobei die Variabilität der Plasmaspiegel erheblich geringer war, wie Abb. 7 zeigt (Ereshefsky 1986). Die Plasmakonzentrationen für die Mehrheit der Patienten liegen innerhalb des üblichen therapeutischen Bereichs dieser Substanz (0,2−3 ng/ml). Alle Patienten wiesen Plasmaspiegel zwischen 0,1 und 5 ng/ml auf. Diese Daten lassen vermuten, daß der Einsatz injizierbarer Depotneuroleptika durch die Umgehung der oralen Zufuhr die Zuverlässigkeit der Bereitstellung des Pharmakons verbessern kann und als wertvolle Behandlungsmöglichkeit bei therapieresistenten Patienten in Betracht gezogen werden sollte (Jann 1985 b).

Abbildung 8a gibt die Konzentrations-Zeit-Kurve für eine Einzelinjektion von 25 mg Fluphenazindecanoat wieder, Abb. 8b die für 40 mg Flupentixoldecanoat und 250 mg Haloperidoldecanoat (Ereshefsky 1991b). Diese Kurven verdeutlichen wichtige pharmakokinetische Eigenschaften. Nach Injektion von Fluphenazindecanoat kommt es zu einem raschen Anstieg des Plasmaspiegels mit einem Maximum innerhalb von 24 h. Diese Beobachtung wurde auch von uns (Ereshefsky 1986, 1991b) sowie von Marder und Mitarbeitern mitgeteilt (Marder et al. 1986). Im Gegensatz dazu zeigen alle anderen injizierbaren öligen Zubereitungen von Depotneuroleptika eine maximale Plasmakonzentration 3−7 Tage nach der Injektion. Fluphenazindecanoat ist anscheinend die einzige Depotzubereitung mit einem stets am

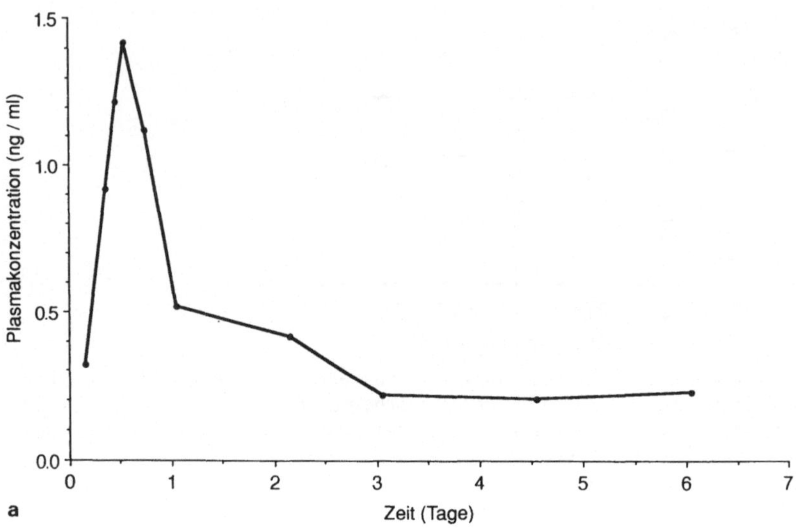

a

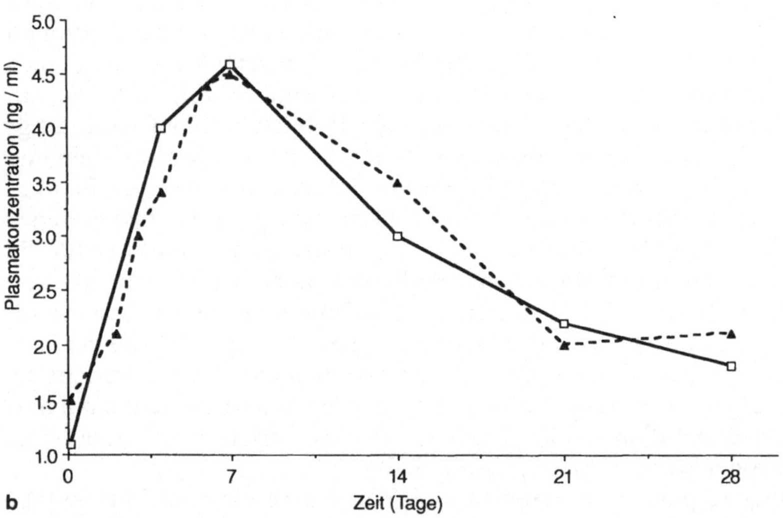

b

Abb. 8. a Zeitlicher Verlauf der Plasmakonzentration nach 25 mg Fluphenazindecanoat i.m. Fluphenazindecanoat zeigt nach intramuskulärer Injektion innerhalb von 24 h ein Konzentrationsmaximum. Im terminalen Anteil der Konzentrations-Zeit-Kurve ist ein anhaltender Depoteffekt zu erkennen. **b** Zeitlicher Verlauf der Plasmakonzentration nach 40 mg Flupentixoldecanoat i.m. und 250 mg Haloperidoldecanoat i.m. Flupentixoldecanoat −▲− und Haloperidoldecanoat −□− zeigen nach intramuskulärer Injektion einen langsamen Anstieg zur Maximalkonzentration. Im terminalen Anteil der Konzentrations-Zeit-Kurve ist ein anhaltender Depoteffekt zu erkennen. **c** Verlauf der Plasmakonzentration über einen Zeitraum von 28 Tagen nach einer i.m.-Einzeldosis von 250 mg Haloperidoldecanoat

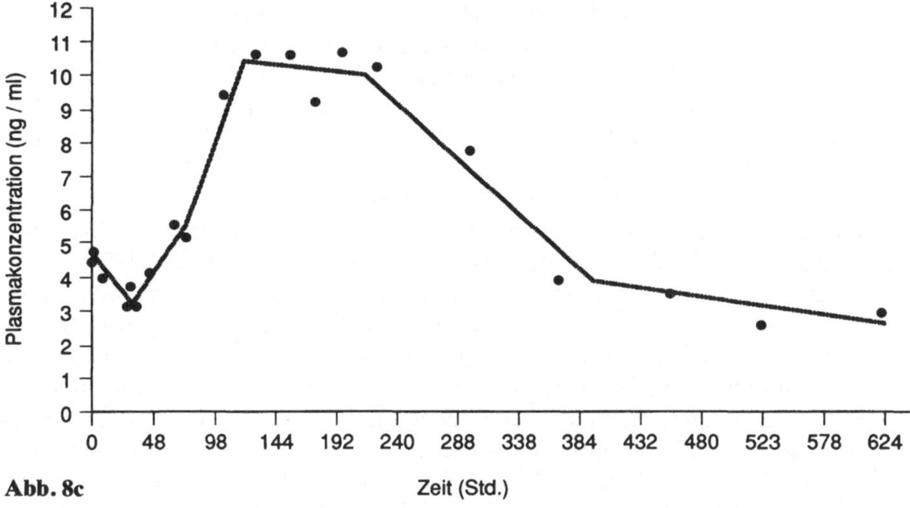

Abb. 8c

ersten Tag auftretenden Plasmaspiegelmaximum. Nach Applikation von Fluphenazindecanoat wurden dystone Reaktionen und andere extrapyramidale Symptome innerhalb der ersten 24 h nach der Injektion beschrieben (Ayd 1975; Barnes 1983). Der Grund für diesen initialen Anstieg der Plasmaspiegel bei Fluphenazindecanoat ist nicht völlig geklärt, er scheint jedoch z.T. auf einer im Vergleich zu anderen Neuroleptika unterschiedlichen Gewebebindung von Fluphenazindecanoat zu beruhen (Altamura 1979). Er könnte auch auf Herstellungsprozesse zurückzuführen sein, die eine partielle Hydrolyse der veresterten Substanz bewirken (Altamura 1979; Curry 1979). Dies kann auch beim Anbruch von Mehrdosenbehältnissen eintreten, wenn Sauerstoff und Wasserdampf in die ölige Substanzlösung gelangen. Möglicherweise ist die Fluphenazindecanoat-Ester-Brücke gegenüber hydrolytischen Einflüssen empfindlicher als andere Depotneuroleptika einschließlich Flupentixoldecanoat und Haloperidoldecanoat (Yves Gelders, persönliche Mitteilung, Janssen Forschung, Belgien 1991). Weitere Untersuchungen sind nötig, um die Frage zum Einfluß von Lagerung, Temperatur und Feuchtigkeit auf die Stabilität veresterter Arzneistoffe zu beantworten. Im Gegensatz dazu zeigen Haloperidoldecanoat und Flupentixoldecanoat keine solche Plasmaspiegelspitze am ersten Tag.

Nach dem initialen Peak verlaufen die Plasmakonzentrationen von Fluphenazin protrahiert und zeigen den gewünschten Depoteffekt. Die Halbwertszeit für diese protrahierte Freisetzungsphase beträgt annähernd 8 Tage und spiegelt nicht den Metabolismus, sondern die Geschwindigkeit der Absorption vom Injektionsort des Depots wider (Ereshefsky 1984). Haloperidoldecanoat zeigt eine Halbwertszeit von ungefähr 21 Tagen, während die terminale Halbwertszeit von Flupentixoldecanoat ca. 14 Tage beträgt (Jørgensen 1980). Diese Daten machen klar, daß der geschwindigkeitsbestimmende Schritt für die Pharmakokinetik eines bestimmten Pharmakons im

terminalen Abschnitt der Konzentrations-Zeit-Kurve erscheint. Bei Depotneuroleptika entspricht diese geschwindigkeitsbestimmende Halbwertszeit
der Absorption und nicht der Metabolisierung. Im Gegensatz dazu tritt bei
allen oral verabreichten Neuroleptika die Absorptionsphase im Zeitverlauf
als initial dominierende Geschwindigkeitskonstante auf, Metabolismus und
die Elimination werden dagegen üblicherweise durch den terminalen
Abschnitt der Kurve repräsentiert. Diese Umkehr der relativen Position der
Absorptions- und Metabolisierungsphase in der Konzentrations-Zeit-Kurve
bezeichnet man als „Flip-flop-Kinetik" (Ereshefsky 1984; Jann 1985 b).

Zwar zeigt die Depotphase bei Einzeldosen von Fluphenazindecanoat im
Vergleich zu Flupentixoldecanoat (Jørgensen 1980) oder Haloperidoldecanoat die kürzeste Halbwertszeit, doch scheint die gemessene Halbwertszeit
der terminalen Phase bei fortgesetzter Gabe von Fluphenazindecanoat zu
steigen. In unseren Untersuchungen betrugen die Halbwertszeiten der terminalen Phase nach 2−4 Injektionen von Fluphenazindecanoat durchschnittlich 14−20 Tage (Ereshefsky 1984). Infolge dieser offensichtlichen Zunahme
der terminalen Halbwertszeit bei chronischer Gabe können auch Nebenwirkungen erheblich länger anhalten als die meisten Kliniker annehmen. Marder et al. (1984) zeigten bei Patienten, die zuvor unter Fluphenazindecanoat
im „steady state" waren, nach einer Änderung der Dosierung, daß die Zeit
bis zum Erreichen eines neuen Gleichgewichtsspiegels durchschnittlich etwa
16 Wochen betrug. Im extremsten Falle haben wir bei Patienten, die ein Jahr
oder länger Fluphenazindecanoat erhalten hatten, für die terminale Phase
Halbwertszeiten von ungefähr 100 Tagen festgestellt (persönliche Mitteilung
Stephen Saklad, San Antonio State Hospital, 1988). In Absetzstudien mit
Depotneuroleptika wurde gezeigt, daß die terminale Halbwertszeit von Fluphenazindecanoat anders (länger) ist als die nach Einzelinjektionen gemessenen pharmakokinetischen Parameter. Im Gegensatz dazu weist Flupentixoldecanoat einen charakteristischen exponentiellen Abfall der Plasmakonzentration mit einer terminalen Halbwertszeit von 15 bis 30 Tagen auf
(Wistedt 1981a, b; Wistedt et al. 1982). Die pharmakokinetischen Eigenschaften von Flupentixoldecanoat ändern sich somit bei chronischer Therapie im Vergleich zu Einzeldepotinjektionen nur relativ wenig. Die Folge dieser ungewöhnlich langen Halbwertszeiten von Fluphenazindecanoat liegt auf
der Hand: Wird die Medikation abgesetzt, dann können klinische Wirkungen und Nebenwirkungen noch bis zu einem Jahr danach anhalten.

Klinische Implikationen

Die terminalen Halbwertszeiten bestimmen zusammen mit der Zeit bis zum
Eintritt des maximalen Plasmaspiegels nach einer Injektion das optimale
Dosierungsintervall für die Depotmedikation. Darüber hinaus beruht bei
Depotpräparaten die Zeit bis zum „steady state" nicht auf der Metabolisie-
rungsgeschwindigkeit, sondern auf der geschwindigkeitsbestimmenden
Absorptionshalbwertszeit. Flupentixoldecanoat läßt sich seinen Absorp-

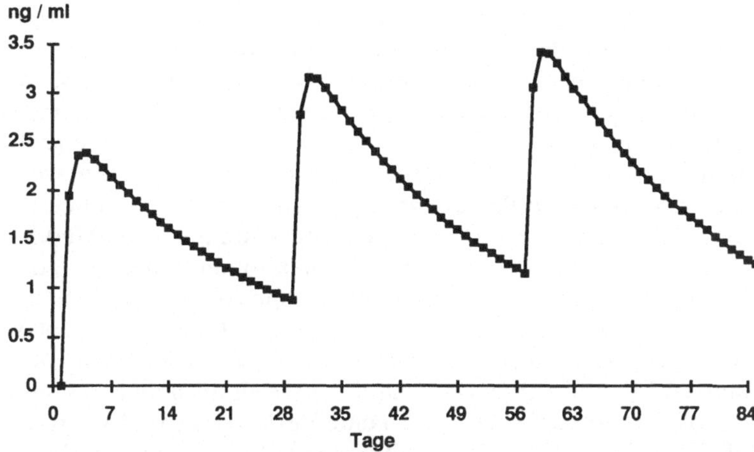

Abb. 9. Simulation der Pharmokokinetik von 40 mg i.m. Flupentixoldecanoat alle 4 Wochen. Die pharmakokinetische Simulation basierte auf folgenden patientenspezifischen Parametern: 1. Die Eliminationsgeschwindigkeitskonstante (K) wurde initial auf 0,554 Tage^{-1} gesetzt (entsprechend einer $t_{1/2}$ von 30 h). 2. Die Absorptionsgeschwindigkeitskonstante (Ka) wurde auf $4{,}07 \times 10^{-2}$ Tage^{-1} gesetzt (entsprechend einer $t_{1/2}$ von 17 Tagen). 3. Die Bioverfügbarkeit von intramuskulär injiziertem Flupentixoldecanoat wird als vollständig angenommen, f = 1. 4. Das Verteilungsvolumen (Vd) wurde auf 800 l gesetzt (12–14 l/kg)

tionscharakteristika entsprechend bei den meisten Patienten alle 3–4 Wochen applizieren. Abbildung 9 zeigt die erwartete Plasmakonzentration bei einer Dosierung von 40 mg Flupentixoldecanoat alle 28 Tage. Der Plasmaspiegel von Flupentixoldecanoat kumuliert innerhalb von etwa 5mal 14 Tagen zum „steady state", d.h. in 2–3 Monaten (Abb. 9). Für die gesamte Klasse der Depotneuroleptika beträgt die Zeit bis zum Erreichen des „steady state" nach wiederholter Injektion unter Zugrundelegung einer terminalen Halbwertszeit von etwa 2–3 Wochen ungefähr 8–16 Wochen. Das Verständnis der klinischen Implikationen, die sich aus diesen pharmakokinetischen Unterschieden zwischen oraler und Depottherapie ergeben, ist für den sicheren und wirksamen Einsatz dieser Substanzen von entscheidender Bedeutung. Wird eine depotneuroleptische Therapie mit einer klinisch wirksamen Dosis eingeleitet, dann steigt der Plasmaspiegel bei wiederholter Injektion im Verlauf einiger Monate auf das 2- bis 4fache der Ausgangskonzentration mit der Folge exzessiver Plasmaspiegel und der Gefahr von Nebenwirkungen und toxischen Effekten. Umgekehrt führt eine zu Beginn subtherapeutische Dosierung eines Depotneuroleptikums bei wiederholter Gabe im Laufe der Zeit zur Kumulation des Plasmaspiegels bis zum „steady state", wodurch schließlich therapeutische Plasmakonzentrationen erreicht werden.

Aus diesen pharmakokinetischen Prinzipien von Depotneuroleptika lassen sich unmittelbar 2 Dosierungsstrategien ableiten. Erstens kann eine geeignete Initialdosis der Depotmedikation verabreicht werden, die beim Patienten einen adäquaten Plasmaspiegel für die Auslösung oder Aufrechterhaltung des therapeutischen Effektes bewirkt. Die wiederholte Gabe der gleichen Dosis kann jedoch zur exzessiven Kumulation des Plasmaspiegels und toxischen Wirkungen führen. Zweitens kann man eine niedrige (evtl. subtherapeutische) Initialdosis des Depotneuroleptikums verabfolgen, wenn nötig durch eine orale Neuroleptikagabe zur Steigerung der Wirksamkeit des Depotpräparates. Wird der „steady state" erreicht, kann die orale Medikation abgesetzt und der Patient nur mit Depotinjektionen dauerbehandelt werden. Mit beiden Dosierungsstrategien läßt sich eine Dosiseinstellung von Depotneuroleptika durch Änderung der verabreichten Menge an Neuroleptikum bei konstantem Zeitintervall erreichen, z.B. alle 4 Wochen, oder durch Änderung der Injektionsintervalle. Sind höhere als die üblichen Dosen eines Depotneuroleptikums erforderlich, ist eine Verkürzung des Injektionsintervalls möglicherweise vorzuziehen, weil dadurch die Schwankungsbreite zwischen maximalem und minimalem Plasmaspiegel abnimmt. Diese Streubreite ist bei Depotpräparaten mit kürzeren Halbwertszeiten von größerer Bedeutung.

In Tabelle 6 sind verfügbare Depotneuroleptika mit ihren terminalen Halbwertszeiten und den geschätzten Zeiten bis zum Erreichen des „steady state" zusammengestellt. Diese Zeiten bis zum Erreichen des „steady state" können als Richtschnur für die Frequenz der Dosierungsänderung bei Patienten dienen. Bei stabil remittierten Patienten, bei denen eine Dosisreduktion erwünscht ist, sollten zwischen den Dosisanpassungen 2−3 Monate vergehen, um dem Plasmaspiegel genügend Zeit zu lassen, sich auf den neuen „steady state" einzustellen (Jann 1985b). Übertrieben forcierte Änderungen der Dosierung (sowohl nach oben als auch nach unten) können eine falsche Dosiseinstellung zur Folge haben. Bei vielen chronisch kranken Patienten, bei denen eine stärkere Verzögerung der pharmakodynamischen Ansprechbarkeit zu erwarten ist, können 4 oder mehr Monate Abstand zwischen den Dosisänderungen notwendig sein, um die Einstellung auf das Depotneuroleptikum zu optimieren. Die pharmakokinetischen Daten für Depotneuroleptika zeigen überdies, daß die Dosierungsintervalle zwischen

Tabelle 6. Vergleich der Pharmakokinetik von Depotneuroleptika

Neuroleptikum	Vehikel	C_p (ng/ml)	T_{max} (Tage)	$T_{1/2}$ (Tage)	Zeit bis zum „steady state" (Wochen)
Fluphenazindecanoat	Sesamöl	0,3−3,0	0,3−1,5	6−9 14−100	6−16
Fluphenazinenantat	Sesamöl	0,3−3,0	2	3,5−4,0	2−4
Haloperidoldecanoat	Sesamöl	3,0−18,0	3−9	15−30	12−16
Flupentixoldecanoat	Viscoleo	0,5−10,0	3−5	14−30	8−12
Clopenthixoldecanoat	Viscoleo	0,5−9,0	4−7	19	12−16
Perphenazinenantat	Sesamöl	2,0−10,0	2−3	3,5−4,5	2−4

den Injektionen üblicherweise 2–4 Wochen betragen können. Bei langzeitbehandelten, stabilen Patienten lassen sich die Dosierungsintervalle erfolgreich auf 4–6 Wochen ausdehnen.

Obwohl etwas spekulativ, ist eine klinische Implikation der pharmakokinetischen Unterschiede zwischen oralen und Depotneuroleptika die mögliche Änderung der beobachteten Beziehung zwischen Plasmaspiegel und therapeutischem Ansprechen. Bei oraler Anwendung zeigt der Verlauf des Plasmaspiegels über einen Zeitraum von 24h ein Sägezahnmuster (s. Abb. 2). Bei oraler neuroleptischer Therapie schwanken die Plasmakonzentrationen des Patienten täglich um mehr als das 2- bis 3fache. Dagegen führen Depotneuroleptika wie Flupentixoldecanoat oder Haloperidoldecanoat irgendwann zwischen dem 4. und 7. Tag nach der Injektion zu einem einzelnen, abgeflachten Peak. Diesem Peak folgt ein langsamer, allmählicher Rückgang des Plasmaspiegels bis zur nächsten Injektion. Im Gegensatz zur oralen Therapie nähert sich daher die Depotbehandlung eher einer Dauerinfusion des Wirkstoffs. Es wird diskutiert, daß die konstanteren Plasmaspiegel bei gleicher klinischer Wirkung möglicherweise eine niedrigere Gesamtdosis erfordern. Diese faszinierende Hypothese bedarf zwar noch weiterer Untersuchung, sie könnte jedoch erklären, warum niedrigere Plasmakonzentrationen in der Erhaltungsphase von depotneuroleptisch behandelten Patienten wirksam zu sein scheinen.

Die pharmakokinetischen Differenzen zwischen oralen und Depotneuroleptika legen auch nahe, daß die Umstellung von einer oralen auf eine Depotbehandlung spezielle Dosierungsstrategien notwendig macht. Eine von uns beschriebene Technik, die den Übergang von der oralen zur depotneuroleptischen Therapie erleichtert und die Notwendigkeit einer zusätzlichen oralen Gabe erübrigt, ist eine *modifizierte Sättigungsdosisstrategie* (Ereshefsky 1990). Diese Strategie basiert auf pharmakokinetischen Prinzipien und erlaubt das schnelle Erreichen therapeutischer Konzentrationen innerhalb des ersten Monats nach Beginn einer Depotbehandlung. Wenn Haloperidoldecanoat ohne eine überlappende orale neuroleptische Therapie eingesetzt

Tabelle 7. Dosierungsschemata für Depotneuroleptika[a]

Neuroleptikum	Oral mg/Tag	Depot mg/Injektion	Dosisverhältnis
Fluphenazin	2,5–40+	6,25–100 normalerweise alle 1–3 Wochen	1,2–1,4
Flupentixol	3–90+	20–300 normalerweise alle 2–4 Wochen	~2,5
Haloperidol	4–100	50–600 normalerweise alle 3–4 Wochen	10–20

[a] Niedrigere Dosen in der Erhaltungsphase, höhere Dosen bei akuten Patienten oder als „Sättigungsdosis"

werden soll, dann ist ein Dosierungsverhältnis von ungefähr dem 20fachen der vorherigen oralen Tagesdosis von Haloperidol notwendig, um die therapeutische Wirksamkeit während des ersten Monats der Depotbehandlung aufrecht zu halten. Die Fortsetzung dieser Dosierung über den ersten Monat hinaus kann jedoch zu exzessiven Plasmakonzentrationen führen. Typischerweise werden die Dosen von Haloperidoldecanoat im zweiten Monat um 25% gesenkt und um weitere 25% bei der Injektion im dritten Monat. Um dem Auftreten potentiell langdauernder Nebenwirkungen vorzubeugen, sollte die Strategie der „Sättigungsdosis" nur bei solchen Patienten verwendet werden, die mit dem gleichen Neuroleptikum schon oral behandelt worden sind. Abhängig von der oralen Dosierung kann es notwendig sein, die Dosis des Depotneuroleptikums auf 2 oder mehr Injektionen verteilt im Abstand von 3–14 Tagen zu verabreichen. Obwohl die Sättigungsdosisstrategie für Flupentixoldecanoat bisher nicht klinisch untersucht wurdem erscheint ein entsprechendes Vorgehen aufgrund seiner ähnlichen Pharmakokinetik sinnvoll.

Zusammenfassung

Die Vorteile von Depotneuroleptika gegenüber oralen Neuroleptika sind: längere Intervalle zwischen den Anwendungen, im Zeitverlauf konstantere Plasmaspiegel, möglicherweise niedrigere erforderliche Plasmakonzentrationen bei gleicher therapeutischer Wirkung, zuverlässigere systemische Verfügbarkeit des Wirkstoffes und eine bessere Patientencompliance zur verordneten Therapie. Weil die wirksame Menge des applizierten Pharmakons bekannt ist, hat der behandelnde Arzt bessere Einsicht in die individuellen Dosierungsanforderungen des Patienten. Die Anwendung pharmakokinetischer Prinzipien auf die Dosierung von Neuroleptika erlaubt eine individuelle und optimierte Pharmakotherapie und verbessert das Nutzen-Risiko-Verhältnis für die Patienten.

Literatur

Altamura AC, Whelpton R, Curry SH (1977) Animal model for investigation of fluphenazine kinetics after administration of long-acting esters. Biopharm Drug Dispos 1:65–72
Ayd FJ (1975) The depot fluphenazines: a reappraisal after 10 years' clinical experience. Am J Psychiatry 132:491–500
Barnes TRE, Wiles DH (1983) Variation in oro-facial tardive dyskinesia during depot antipsychotic drug treatment. Psychopharmacology 81:359–362
Curry SH, Whelpton R, de Scheper PJ, Vranckx S, and Schiff AA (1979) Kinetics of fluphenazine after fluphenazine dihydrochloride, enanthate and decanoate administration to man. B J Clin Pharmacol 7:325–331
Ereshefsky L, Saklad SR, Jann MW, Davis CM, Richards A, Seidel D (1984) Future of depot neuroleptic therapy: pharmacokinetic and pharmacodynamic approaches. J Clin Psychiatry 45:50–59

Ereshefsky L, Jann MW, Saklad SR, Davis CM, Richards AL, Burch NR (1985) Effects of smoking on fluphenazine clearance in psychiatric inpatients. Biol Psychiatry 20:329–352

Ereshefsky L, Jann MW, Saklad SR, Davis C (1986) Biovailability of psychotropic drugs: historical perspective and pharmacokinetic overview. J Clin Psychiatry 47:6–15

Ereshefsky L, Saklad SR, Tran-Johnson T, Toney G, Lyman RC, Davis CM (1990) Kinetics and clinical evaluation of haloperidol decanoate loading dose regimen. Psychopharmacology Bull 26:108–114

Ereshefsky L, Saklad SR, Watanabe MD, Davis CM, Jann MW (1991a) Thiothixene pharmacokinetic interactions: a study of hepatic enzyme inducers, clearance inhibitors, and demographic variables. J Clin Psychopharmacology 11:296–301

Ereshefsky L, Saklad SR, Toney GB, Tran-Johnson T, Tilles J (1991b) Loading dose regimens using haloperidol decanoate. Abstracts of the American Psychiatric Association 144th Annual Meeting (May)

Jann MW, Ereshefsky L, Saklad SR et al. (1985a) Effects of carbamazepine on plasma haloperidol levels. J Clin Psychopharmacol 5:106–109

Jann MW, Ereshefsky L, Saklad SR (1985b) Clinical pharmacokinetics of the depot antipsychotics. Clin Pharmacokinet 10:315–333

Jann MW, Saklad SR, Ereshefsky L et al. (1986) Effects of smoking on haloperidol and reduced haloperidol plasma concentrations and haloperidol clearance. Psychopharmacology 90:468–470

Jorgensen A (1980) Pharmacokinetic Studies in Volunteers of Intravenous and Oral Cis-(Z)-Flupentixol and Intramuscular Cis-(Z)-Flupentixol Decanoate in Viscoleo®. Eur J Clin Pharmacol 18:355–360

Kidron R, Averbuch I, Klein E et al. (1985) Carbamazepine induction reduction of blood levels of haloperidol in chronic schizophrenia. Biol Psychiatry 20:219–222

Linnoila M, Viukari M, Vaisanen K, Auvinen J (1980) Effect of anticonvulsants on plasma haloperidol and thioridazine levels. Am J Psychiatry 137:819–821

Marder SR, Van Putten T, Mintz J et al. (1984) Costs and benefits of two doses of fluphenazine. Arch Gen Psychiatry 41:1025–1029

Marder SR, Hawes EM, Van Putten T, Hubbard JW, McKay G, Mintz J et al. (1986) Fluphenazine plasma levels in patients receiving low and conventional doses of fluphenazine decanoate. Psychopharmacology 88:480–483

Saklis G, Curry SH, Mould GP et al. (1972) Physiologic and clinical effects of chlorpromazine and their relationship to plasma level. Clin Pharmacol Ther 13:931–946

Salem SAM, King DJ, McDevitt DG (1982) Induction of microsomal enzyme activity by flupenthixol in chronic schizophrenics. Psychopharmacology 78:147–149

Stimmel GL, Falloon IRH (1983) Chlorpromazine plasma levels, adverse effects and tobacco smoking: case report. J Clin Psychiatry 44:420–422

Tesar GE, Murray GB, Cassem NH (1985) Use of high-dose intravenous haloperidol in the tretament of agitated cardiac patients. J Clin Psychopharmacol 5:344–347

Wistedt B, Wiles D, Kolakowska T (1981a) Slow decline of plsma drug and prolactin levels after discontinuation of chronic treatment with depot neuroleptics. Lancet 1163

Wistredt BA (1981b) Controlled study of the clinical effects of the withdrawal of depot fluphenazine decanoate and depot flupenthixol decanoate in chronic schizophrenic patients. Acta Psychiatr Scand 64:65–84

Wistedt B, Jorgensen A, Wiles D (1982) A depot neuroleptic withdrawal study. Plasma concentration of fluphenazine and plupenthixol and relapse frequency. Psychopharmacology 78:301–304

Diskussion zum Vortrag von Prof. Dr. Ereshefsky

Prof. Dr. Gaebel

Nach diesen Ergebnissen könnte man fast den Eindruck gewinnen, die Behandlung von Patienten mit Depotneuroleptika sei eine Art Blindflug ohne Instrumente. Welche Empfehlungen können Sie zur Durchführung von Plasmaspiegelbestimmungen während der Aufsättigungsphase der Depotmedikation geben? Und eine zweite Frage: Wie ist bei der Umstellung von oraler auf Depotmedikation zu verfahren und welchen Nutzen haben Umrechnungsfaktoren in diesem Zusammenhang?

Prof. Dr. Ereshefsky

Ich möchte die Therapie mit Depotneuroleptika durchaus nicht als einen Blindflug bezeichnen. Die Regeln sind hier zwar anders als bei oraler Medikation, aber wenn man sich erst einmal damit vertraut gemacht hat, ist die Depotmedikation sogar leichter zu handhaben als die orale Therapie mit dem gleichen Wirkstoff. Die Zeit bis zum Erreichen des „steady state" ist konstanter. Die Absorption unterliegt geringeren interindividuellen Schwankungen, weil sie nur von der galenischen Formulierung abhängt und nicht von individuell verschiedenen gastrointestinalen und hepatischen Funktionen. Aus kinetischer Sicht ist daher ein Depotpräparat besser kalkulierbar als ein orales Präparat.

Bezüglich der Plasmaspiegelüberwachung habe ich selbst keine direkten Erfahrungen mit Flupentixol oder Clopenthixol, beide sind in den USA nicht erhältlich. Die zu Haloperidol und Fluphenazin vorliegende Literatur hilft aber hier schon etwas weiter. Die Bestimmung der Blutspiegel ist am wertvollsten im Bereich sehr niedriger Plasmakonzentrationen, um die Minimalkonzentrationen auszuloten, die für einen therapeutischen Effekt notwendig sind. Für Fluphenazin wurde der minimale noch therapeutisch wirksame Konzentrationsbereich mit etwa 0,15 bis 0,5 ng/ml bestimmt. Wie die Arbeiten von Steve Marder zeigen, liegen die Rezidivquoten bei Plasmaspiegeln unterhalb dieses Grenzbereichs deutlich höher als oberhalb. Bei Haloperidol liegt diese Schwellenkonzentration bei 2−3 ng/ml.

Verwendet man das in Amerika übliche Dosierungsschema, das initial sehr niedrige Dosen von beispielsweise 100 mg vorsieht, und läßt die Serumspiegel sich allmählich aufbauen, so können sie während der ersten paar Wochen für akut kranke Patienten zu niedrig sein. Eine Blutspiegelbestimmung könnte hier die Rechtfertigung dafür liefern, früher als sonst klinisch üblich eine Dosissteigerung vorzunehmen.

Ihre zweite Frage betraf Dosierungsstrategien unter Einbeziehung pharmakokinetischer Aspekte bei der Umstellung von oraler auf Depotmedikation. Man könnte anfänglich höher dosieren, um den Blutspiegel rasch anzuheben, und dann in der Langzeitbehandlung mit deutlich niedrigen Dosen fortzusetzen, um der pharmakokinetisch bedingten Kumulation vorzubeugen. Bei konstanter Dosierung kumuliert der Blutspiegel über einen Zeitraum von ca. 3 Monaten. Ist die erreichte Konzentration zu niedrig, dann braucht man eine höhere Dosierung. Alternativ kann man auch überlappend oral behandeln, also mit beiden Applikationsformen zugleich. Das kann allerdings zu Problemen führen, wenn der Patient entlassen wird, seine orale Medikation nicht weiternimmt und dadurch einen Rückfall erleidet. Wir haben deswegen eine Dosierungsstrategie gewählt, die wir letzte Jahr im *Psychopharmacology Bulletin* publiziert und auch auf der diesjährigen Tagung der Amerikanischen Gesellschaft für Psychiatrie vorgestellt haben: initial eine höhere Depotdosis verwenden und anschließend die Dosis mit jeder weiteren Injektion reduzieren. Die Plasmaspiegel steigen dabei rascher an, vergleichbar einer oralen Behandlung, und bleiben danach konstant.

Hinsichtlich des Umstellungsfaktors für Fluphenazindecanoat empfehlen die meisten Autoren eine Initialdosierung von etwa dem 1,2fachen der oralen Dosis alle 1–2 Wochen. Wenn beispielsweise ein Patient auf eine Tagesdosis von 10mg Fluphenazin eingestellt ist, dann wäre die korrekte Depotdosis 12,5mg (0,5ml) alle 2 Wochen. Für Haloperidol empfehle ich das gleiche Dosierungsverhältnis, das auch hier in Europa empfohlen wird, also das 20fache der oralen Dosis. Dagegen empfiehlt der Hersteller in den Vereinigten Staaten das 10fache der oralen Dosis. Für Flupentixol und Clopenthixol sind mir keine Umrechnungsfaktoren bekannt. Nach den vorliegenden kinetischen Daten und unseren Computersimulationen könnte es sinnvoll sein, das 1,5fache der oralen Dosis zu verwenden (für eine Zusammenstellung von Umrechnungsfaktoren zur Dosisermittlung bei Umstellung von oraler auf Depotmedikation s. Tabelle 7). Allerdings bin ich mir in diesem Punkt nicht ganz sicher.

Prof. Dr. Böker

Sie erwähnten, daß Rauchen den Metabolismus von Neuroleptika beeinflußt. Welche Patienten definieren Sie als Raucher?

Prof. Dr. Ereshefsky

Wir konnten einen Einfluß des Rauchesn auf den Metabolismus von Fluphenazin, Thiothixen und Haloperidol feststellen. Wir glauben daher eine Gruppe schizophrener Patienten, die wirklich nicht rauchen, rekrutisieren zu müssen, um diesen Faktor kontrollieren zu können und saubere Daten zu erhalten. Leider sind die aber ziemlich selten, die meisten unserer Patienten rauchen Zigaretten. Darüber hinaus muß auch die Umgebung der Patienten rauchfrei sein, denn passives Rauchen beeinflußt den Metabolismus eben-

falls. In unserer Studie verglichen wir echte Nichtraucher auf einer Nichtraucherstation mit Patienten, die mindestens eine Packung Zigaretten pro Tag
rauchten.

Priv.-Doz. Dr. Linden

Gelegentlich müssen die Dosierungen verschiedener Neuroleptika in sog.
Chlorpromazinäquivalente umgerechnet werden, beispielsweise für pharmakoepidemiologische Untersuchungen. Wie würden Sie die genannten Depotneuroleptika in Chlorpromazinäquivalente umrechnen?

Prof. Dr. Ereshefsky

Diese Frage ist sehr schwer zu beantworten, da in den verschiedenen Studien
unterschiedliche Dosierungen und unterschiedliche Dosierungsintervalle
verwendet wurden. Flupentixol, Haloperidol und Fluphenazin sind alle
hochpotent. Nach den mir bekannten Daten entsprechen etwa 1−3 mg jeder
dieser Substanzen 100 mg Chlorpromazin. Der Unterschied zwischen diesen
hochpotenten Neuroleptika ist also nicht sehr groß. Ich halte nicht allzu viel
von der Verwendung publizierter Potenzangaben zur Dosierungsumrechnung, mit Ausnahme von sehr niedrigen Dosen. Denken Sie an den Verlauf
einer Dosis-Wirkungs-Kurve: Mit zunehmender Kumulation, wenn sich die
Kurve asymptomatisch dem Plateau, z.B. der Sättigung nähert, ändert sich
auch bei großen Dosisänderungen der Effekt kaum. Bei den in den USA
gebräuchlichen hohen Dosierungen befinden wir uns meist genau in diesem
hohen Bereich der Dosis-Wirkungs-Kurve.

Ich glaube, daß die publizierten Dosisumrechnungsfaktoren zum Beispiel
für Haloperidol und Fluphenazin nicht zutreffen. Nach ihrer Wirksamkeit
sollte man gleiche Dosierung annehmen, publizierte Studien deuten aber auf
eine stärkere Wirksamkeit von Fluphenazin. Die Ermittlung der tatsächlichen Dosierungsunterschiede erfordert die Berücksichtigung der verschiedenen Halbwertszeiten, aus denen sich unterschiedliche Injektionsintervalle
ableiten. Haloperidol und Flupentixol sind ungefähr äquipotent, während
Fluphenazin stärker wirksam ist. Die monatliche Dosis ist daher in der Tendenz rein numerisch niedriger als bei Flupentixol und Haloperidol.

Dr. Kissling

Als Kliniker sind wir natürlich nicht nur an den Plasmaspiegeln interessiert,
sondern auch am Verhältnis der Plasmaspiegel zur klinischen Wirkung bzw.
zu den Nebenwirkungen. Was ist über die Korrelation dieser Größen
bekannt?

Prof. Dr. Ereshefsky

Für Haloperidol liegen zahlreiche Daten vor, die für die Existenz eines therapeutischen Fensters sprechen. Für höhere Konzentrationen bin ich von diesen Zusammenhängen nicht so sehr überzeugt, aber um so mehr von dem beschriebenen Dosis-Wirkungs-Zusammenhang in den niedrigeren Konzentrationsbereichen. Die neuroleptische Schwelle von Haloperidol beträgt etwa 3 ng/ml, die von Fluphenazin etwa 0,2 ng/ml. Die Bestimmung der Neuroleptikaspiegel ist für die Routineüberwachung aller Patienten nicht erforderlich, sie ist aber sinnvoll in Fällen, in denen die Therapie nicht den erwarteten Effekt zeigt. Dann stellt sich vielleicht heraus, daß der Patient ein schneller Metabolisierer ist und somit wesentlich höhere Dosen als durchschnittlich üblich benötigt. Ich glaube, zur Frage der Korrelation von Plasmaspiegeln und klinischer Wirkung besteht eine großes Defizit an aussagekräftigen Untersuchungen.

In Therapiestudien ist die Behandlungsdauer eine der wichtigsten Variablen, die nicht immer richtig kontrolliert wird. Bei den üblicherweise verwendeten Dosen erweist sich die Dauer der neuroleptischen Behandlung bei der Wirksamkeitsanalyse immer als signifikant. Behandelt man nur lange genug mit einer üblichen Dosis, dann sprechen die meisten Patienten an. Plasmaspiegelbestimmungen sind also zu Beginn einer Depottherapie nützlich, wenn die Serumkonzentrationen möglicherweise zu gering sind, und es nicht im Interesse des Patienten liegt, auf eine verzögert einsetzende klinische Wirkung zu warten sowie in der Erhaltungsphase, wo man die Dosis reduziert, um die minimale wirksame Konzentration zu finden. Bei der Interpretation eines Blutspiegels muß man die zeitliche Verzögerung berücksichtigen. Der heute gemessene Blutspiegel sagt etwas über das Ansprechen in einigen Wochen aus, denn das ist die Zeitspanne zwischen der Einstellung des Blutspiegels und dem zerebralen Ansprechen. Ich glaube, in diesem Punkt sind die Studienauswertungen nicht immer so gut wie sie sein könnten.

Prof. Dr. Rifkin

Mich beeindruckt die große Kluft zwischen Ihren schönen Daten und unserer fast völligen Unkenntnis ihrer klinischen Relevanz. Die meisten Ihrer Aussagen über die klinische Bedeutung Ihrer Daten sind durch klinische Studien nicht zu belegen. Die Bestimmung von Plasmaspiegeln wird uns in der Beantwortung dieser Frage vermutlich nicht weiterhelfen. Dazu brauchen wir Studien mit randomisierter Zuordnung vergleichbarer Patienten zu unterschiedlichen Dosierungen. Solche Untersuchungen sind aber nie durchgeführt worden. Ob man also eine Sättigungsdosis geben sollte oder nicht, wie oft die Dosis geändert werden sollte oder ähnliches — alle diese Fragen müssen warten, bis aussagekräftige klinische Studien durchgeführt worden sind. Pharmakokinetische Untersuchungen liefern die wissenschaftliche Basis, wir sollten uns aber davor hüten, daraus klinische Schlußfolgerungen zu ziehen.

Prof. Dr. Ereshefsky

Ich bin völlig Ihrer Meinung. Wir haben versucht, diese grundlegenden Strategien im Rahmen eines therapeutischen Plasmaspiegelmonitoringprogramms in einer großen Klinik anzuwenden. Wir sind uns natürlich der Beschränkungen bewußt, die solchen Untersuchungen unterliegen, wenn es sich um Einzelfälle oder unkontrollierte Studien handelt oder wenn wesentliche Variablen unberücksichtigt bleiben. Gleichwohl können wir sagen, daß der Plasmaspiegel die Menge des im Körper befindlichen Pharmakons widerspiegelt. Wenn ein bestimmter Blutspiegel bei einem Patienten wirksam ist, dann kann dieser Blutspiegel bei der Umstellung auf eine andere Dosierungsform als Richtschnur dienen. In anderen Worten, wenn für die klinische Wirkung bei oraler Therapie mit Fluphenazin ein bestimmter Blutspiegel erforderlich war, dann wird man nach Umstellen auf eine Depotmedikation in die Nähe dieses Blutspiegels kommen müssen, um einen ähnlichen Effekt zu erzielen. Der Frage nach dem minimal wirksamen Plasmaspiegel bei Langzeittherapie geht unsere Untersuchung nicht nach. Die Studien von Dr. Marder zum Rezidivrisiko sind in dieser Hinsicht aber sehr überzeugend.

Ich sehe in der Pharmakokinetik ein wertvolles Werkzeug, das die klinische Beurteilung sinnvoll ergänzt. Sie liefern einen Bezugsrahmen, auch wenn dieser nicht im wünschenswerten Maß abgesichert ist, eine Bezugsgröße für die wissenschaftliche Betrachtung eines klinischen Aspekts, und das halte ich für nützlich. Wir müssen dieses Werkzeug nutzen, trotz aller Einschränkungen. Selbst wenn zwischen Konzentration und Wirkung beim einzelnen Patienten keine Bilderbuchkorrelation besteht, drückt sich die gefundene minimale noch wirksame Dosis in einem bestimmten Plasmaspiegel aus, der als Anhaltspunkt für eine zukünftige Dosierungsänderung dienen kann.

Methodische Aspekte der Durchführung von Langzeitstudien mit schizophrenen Patienten

W. W. Fleischhacker

Einleitung

In den folgenden Ausführungen sollen verschiedene Ansätze und Probleme bei der Durchführung von Langzeitstudien mit schizophrenen Patienten diskutiert werden. Das Hauptaugenmerk wird hierbei auf Untersuchungen gerichtet, die die Effizienz von therapeutischen Interventionen beurteilen sollen. Da derartige wissenschaftliche Projekte i. allg. aufwendig und langwierig sind, ist eine präzise Studienplanung, die alle derzeit bekannten Eventualitäten in Betracht zieht, eine unabdingliche Voraussetzung. Wir haben es uns zur Aufgabe gemacht, die in Tabelle 1 zusammengefaßten Problemkreise schlagwortartig zu beleuchten und dabei auch kontroversielle Standpunkte zu diskutieren.

Tabelle 1. Methodische Probleme bei Langzeitstudien mit schizophrenen Patienten

- Patientenauswahl
- Studiendesign
- Erhebungsinstrumente zur Erfassung und Quantifizierung von Wirkung und Nebenwirkungen
- Art der Behandlung
- Begleittherapie
- Operationalisierung von Fachausdrücken
- Interventionsstrategien beim Auftreten von Prodromalsymptomen oder Rezidiven
- Statistik

Patientenauswahl

Welche Art von schizophrenen Patienten sollen in eine Langzeitstudie aufgenommen werden? Diese Frage stellt sich als erste bei der Planung. Der Untersucher muß sich darüber im Klaren sein, daß die Patientenselektion zu Beginn der Studie ganz wesentlich die Generalisierbarkeit der zu erwartenden Ergebnisse beeinflußt. So ist es naturgemäß schwierig, die Resultate einer Untersuchung, bei der auf größtmögliche Homogenität der Patienten geachtet wird und wo demzufolge die Auswahl der Patienten nach sehr strengen Kriterien erfolgt und damit z.B. nur etwa 10% aller zur Verfügung stehenden Patienten in eine Studie aufgenommen werden können, nach Abschluß derselben auf die Gesamtheit schizophrener Patienten umzulegen.

Mit solchen Studien können also eher spezifische Fragestellungen, die sich gerade auf diese Selektion von Schizophrenen beziehen, beantwortet werden. Auf der anderen Seite besteht bei Studien mit breit ausgelegten Einschlußkriterien immer die Gefahr der diagnostischen und statistischen Inhomogenität, so daß bei der Interpretation der Ergebnisse die letzte Klarheit, für welche Gruppe von Patienten die jeweilige Therapieform wirklich nützlich ist, oft nicht befriedigend gefunden werden kann. Hier ist es wichtig, schon bei der Planung der Studie zu entscheiden, auf welche Gruppe von Patienten die Studie primär abzielt. Einige häufige Selektionskriterien seien im folgenden besprochen:

Vor allem in Untersuchungen, die psychoedukative und familientherapeutische Ansätze im Hinblick auf ihre Effizienz überprüfen wollen, werden üblicherweise nur Patienten eingeschlossen, die über Kontakte zu Angehörigen oder relevanten Bezugspersonen verfügen. Dies ist v.a. im großstädtischen Raum ein Problem, da hier viele Patienten alleine leben. Man darf annehmen, daß Patienten, die noch ausreichend Sozialkontakte haben, eine spezielle Auswahl darstellen. Die Ursache dafür könnte u.a. im Schweregrad der Erkrankung zu suchen sein. In letzter Konsequenz bedeutet das, daß die erhobenen Untersuchungsergebnisse nur auf eine hochselektierte Gruppe von Schizophrenen zutreffen.

Schizophrene Patienten haben ein deutliches Suizidrisiko. Soll dieses, falls vorhanden, ein Ausschlußkriterium sein? Diese Frage ist relativ leicht zu beantworten, wenn ambulante Patienten betroffen sind und wenn es sich um eine Suizidalität schon zu Beginn der Studie handelt. Patienten dieser Art dürfen wohl nicht in eine Studie aufgenommen werden, v.a. dann, wenn es sich um Untersuchungen handelt, bei denen ein Wirkungsnachweis von neuen oder bisher in dieser Indikation nicht untersuchten Medikamenten untersucht wird. Schwieriger wird die Situation, wenn Patienten während einer laufenden Studie Suizidideen entwickeln oder sogar Suizidversuche durchführen. Hier wird es ganz wesentlich vom Design der Studie abhängen, ob es möglich ist, solche Patienten in Studien zu behalten. Während klarerweise Patienten, die an einer placebokontrollierten Doppelblindstudie teilnehmen, aus dieser ausscheiden müssen, ist diese Frage bei offenen Studien, bei denen z.B. die Wirksamkeit von adjuvanter Therapie zu wissenschaftlich gut abgesicherten Standardbehandlungsmethoden geprüft werden soll, schon nicht mehr so ganz klar zu beantworten. Hier ist primär im Interesse des Patienten vorzugehen, eine Nutzen-Risiko-Analyse hat sich ausschließlich auf diesen zu beziehen und nicht auf den evtl. verlorengegangenen Erkenntniswert der wissenschaftlichen Untersuchung. Insbesondere bei der Prüfung von Substanzen, die noch in der Entwicklung stehen, muß selbstverständlich sichergestellt sein, daß Patientinnen geeignete kontrazeptive Maßnahmen treffen.

Ein weiteres Problem, das in den letzten 5–10 Jahren verstärkt auftauchte, ist ein neben der schizophrenen Erkrankung bestehender Psychopharmaka-, Drogen- oder Alkoholkonsum. Dies ist v.a. in den amerikanischen Großstädten ein erhebliches Problem, in denen ein Großteil der Schizophrenen alle Arten von psychotropen Substanzen mißbrauchen. Sollen diese Patienten aus Studien ausgeschlossen werden? Wenn man davon ausgeht, daß diese Mißbrauchs- und Abhängigkeitsphänomene sekundär zur schizophrenen Erkrankung auftreten und es gelingt, die Patienten zur Abstinenz zu motivieren, könnte man solche Patienten, so der Mißbrauch die Psychopathologie der Schizophrenie nicht verändert hat, in Studien aufnehmen. Da wir aber noch nicht wissen, inwieweit die Prognose der Schizophrenie durch den konkomitierenden Mißbrauch von psychotropen Substanzen verändert wird, erscheint es in jedem Falle sinnvoll, diese Gruppe von Patienten einer zusätzlichen, eigenen statistischen Analyse zu unterwerfen. Äußerst schwierig wird die Problematik, wenn Patienten im Rahmen einer Langzeitbehandlung ein Alkohol- oder Drogenrezidiv erleiden, obwohl ihre schizophrene Erkrankung in Remission bleibt. Hier wird die Studienplanung wohl auf lokale Gegebenheiten Rücksicht nehmen müssen, Ein- oder Ausschlußkriterien müssen entsprechend definiert werden.

Auch die Frage, ob schizophrene Ersterkrankte in Studien aufgenommen werden sollen, ist ein ständiger Diskussionspunkt. Wenn dies getan wird, muß natürlich bei einer Langzeittherapiestudie berücksichtigt werden, daß etwa 20% dieser Patienten auch ohne jegliche Therapie symptomfrei bleiben. Dieses Wissen muß in statistische Analysen und Interpretationen der Daten eingehen.

Studiendesign

Zwei Fragestellungen verdienen hier unser besonderes Interesse:
1. die Frage der Blindheit und
2. die Frage nach der Notwendigkeit von Placebokontrollen.
Es ist unbestritten, daß neben den hochsophistizierten randomisierten Doppelblindstudien auch prospektiv angelegte naturalistische Studien großen Informationswert liefern können. Letztere haben v.a. den Vorteil der einfacheren Durchführbarkeit, womit das Selektionsbias deutlich reduziert wird. Auf der anderen Seite gehen natürlich alle Probleme offener Studien, wie z.B. der Einfluß subjektiver Vorstellungen des Patienten und des Untersuchers, in diese Studie ein. Andererseits können derartige Studien aber auch zur Hypothesengenerierung von großer Bedeutung sein. Hier beeinflussen die Erfahrung der Studienmitarbeiter und auch der untersuchten Patienten die Relevanz der Ergebnisse ganz wesentlich. Substanzen, die noch in der klinischen Prüfung stehen, sollten wohl auch dann, wenn deren antipsychotische Wirksamkeit in Kurzzeitstudien schon gut belegt ist, mittels doppelblinder Designs untersucht werden. In naturalistischen Studien sollte zumindest die Zuteilung zu verschiedenen Untersuchungsgruppen randomisiert erfolgen. Definiert werden muß auch die Dauer der Zeit, in der sich die zu untersuchenden Patienten in einem stabilen psychopathologischen Zustand befinden. Diese „Stabilisationsphase" muß genau festgelegt werden, ein Zeitraum von 6 Wochen bis zu 3 Monaten ist üblich. Bezüglich der

Gesamtstudiendauer muß man von einer Minimalforderung von einem Jahr ausgehen, anzustreben ist ein Zeitraum von 2 Jahren. Für letztere entsprechen v.a. Studien aus den letzten Jahren, die eindeutig belegen konnten, daß therapeutische Strategien, die nach einem Jahr noch effizient waren, im zweiten Jahr deutlich an Wirksamkeit eingebüßt hatten.

Äußerst kontroversiell diskutiert wird derzeit die Frage von Placebokontrollen in Langzeitstudien mit schizophrenen Patienten. Klar ist, daß placebokontrollierte Untersuchungen aus statistischen Gründen bezüglich der Patientenanzahl wesentlich kleiner gehalten werden können, da die zu erwartenden Unterschiede zwischen Placebo und dem zum untersuchenden therapeutischen Agens größer ausfallen, als wenn Standardantipsychotika mit experimentellen Therapien verglichen werden. Diese ökonomische Frage, die auch Aspekte einer kollektiven Ethik tangiert, wird von ihren Befürwortern v.a. in Hinblick auf die vereinfachte und schnellere Durchführbarkeit von derartigen Studien argumentativ genützt. Auf der anderen Seite stehen individualethische Überlegungen, da man davon ausgehen muß, daß Patienten Placebo erhalten, bei denen das Rezidivrisiko ohne prophylaktische antipsychotische Medikation zwischen 60 und 80% im ersten Jahr liegt. In einer kürzlich zu diesem Thema abgehaltenen Expertenkonsensuskonferenz wird dazu festgehalten: „einige Experten empfehlen Placebokontrollen bei Langzeitstudien".

Erhebungsinstrumente zur Erfassung und Quantifizierung von Wirkung und Nebenwirkungen

Skalen zur Beurteilung der Wirksamkeit

Generell ist hier zu bemerken, daß immer die für die zu untersuchenden Fragestellungen besten Erhebungsinstrumente Verwendung finden sollen. Skalen, die in der Lage sind, einzelne Symptome zu quantifizieren, sind solchen vorzuziehen, bei denen auf der Syndromebene geratet wird. Außerdem sollen neben krankheitsspezifischen Untersuchungsinstrumenten immer auch Globalskalen zur Beurteilung herangezogen werden. Derzeit werden folgende Erhebungsinstrumente häufig verwendet: die Brief Psychiatric Rating Scale (BPRS), die Scale for the Assessment of Positive Symptoms (SAPS) und das AMDP-System zur Beurteilung produktiver Symptome sowie die Scale for the Assessment of Negative Symptoms (SANS), die spezifisch auf die Erfassung von Negativsymptomen ausgerichtet ist. Der gesamte Symptomkomplex wird mittels der Positive and Negative Symptom Scale (PANSS) erfaßt. Diese Skala wird derzeit von vielen Forschern favorisiert, weil sie umfassend und leicht zu handhaben ist.

Daneben kommen Globalbeurteilungen des Patienten, wie sie z.B. als CGI (Clinical Global Impression) oder GAS (Global Assessment Scale) vorliegen, zur Anwendung. Lebensqualität und soziale Eingliederung sind bei der Langzeitbehandlung Schizophrener extrem wichtige Gesichtspunkte.

Viele Skalen zur Messung der Lebensqualität wurden in modifizierter Form aus der Onkologie und anderen medizinischen Disziplinen übernommen. Das derzeit wohl gängigste Instrument ist die Quality of Life Scale (QLS), die allerdings praktisch ausschließlich im ambulanten Bereich eingesetzt werden kann.

Erhebungsinstrumente für Nebenwirkungen

Neben der Beurteilung der Wirksamkeit muß man natürlich auch die Verträglichkeit der jeweiligen Therapieform einschätzen können. Hier gibt es seit einigen Jahren einen Trend, die freie Erfassung von Nebenwirkungen, d.h. ohne formale Beurteilungsskalen zu benutzen, zu befürworten. Einer der dafür angeführten Gründe ist die mögliche Induktion hoher Nebenwirkungsinzidenzen durch gezielte Abfrage von auf Skalen angeführten Symptomen. Dem muß allerdings entgegengehalten werden, daß erstens bei der freien Nebenwirkungserhebung keine Informationen über allfällige schon vor Behandlungsbeginn bestehende Symptome, die später als Nebenwirkungen mißdeutet werden können, vorliegen und daß zweitens bei dieser Vorgangsweise die Gefahr der Unterschätzung von Nebenwirkungshäufigkeiten groß ist, da viele Patienten Nebenwirkungen aus verschiedensten Gründen nicht ansprechen. Während das Benutzen von freier Nebenwirkungserfassung v.a. von der pharmazeutischen Industrie propagiert wird, plädieren klinische Psychopharmakologen aus dem Universitätsbereich für die Verwendung definierter Erhebungsinstrumente. Hier gibt es solche, die generell alle derzeit bekannten Nebenwirkungsbereiche erfassen und solche, die auf bestimmte unerwünschte Effekte spezialisiert sind. Allgemeine Skalen sind z.B. die Doses and Treatment Emergent Symptoms Scale (DOTES) mit ihrer verkürzten Version der Mini-DOTES, die UKU Side Effect Rating Scale und die Fischer Symptom and Untoward Effect Check List (FSUCL).

Zur speziellen Beurteilung von Nebenwirkungen aus dem extrapyramidalmotorischen System haben sich die Simpson-Angus-Extrapyramidal Symptom Scale, die Simpson Dyskinesia Scale, Hillside Modification und die Abnormal Involuntary Movement Scale (AIMS) bewährt. Zur Erfassung der antipsychotikainduzierten Akathisie stehen 2 Instrumente zur Verfügung, nämlich die Barnes Akathisia Scale und die Hillside Akathisia Scale, wobei letztere besser mit der globalen Verträglichkeit korreliert. Die Extrapyramidal Symptom Rating Scale (ESRS) erfaßt komprehensiv alle Formen von extrapyramidalmotorischen Nebenwirkungen inkl. der Akathisie. Diese Skala ist sehr umfangreich, es gibt allerdings nur spärliche Informationen über Reliabilität und Validität.

Neben diesen formalisierten Erhebungsinstrumenten ist auch hier die Erfassung der globalen Verträglichkeit eines Medikaments wichtig. Zusätzlich können durch die Fragen, ob Ärzte, Pflegepersonal oder Patienten das in Frage stehende Medikament noch einmal einsetzen würden, und den Vergleich der jetzigen Therapie mit früheren, hilfreiche Informationen gewonnen werden.

Art der Behandlung

Die Wahl der antipsychotischen Medikation und des Applikationsmodus sind weitere wichtige Punkte bei der Planung einer Langzeitstudie. Hier ist, speziell im Hinblick auf die Verwendung von Depotpräparaten, der Aspekt verbesserte Compliance gegenüber dem Vorteil der besseren Steuerbarkeit oraler Medikamente abzuwägen. Selbstverständlich hängt es auch von der Art der Studie ab, ob Depotantipsychotika zum Einsatz kommen können.

Zumeist werden heute fixe Dosen mit der Möglichkeit zur Dosisanpassung verwendet. Ein völlig neuer Ansatz ist der Versuch, optimale Plasmaspiegelbereiche durch Dosistitration zu erreichen. Zumindest für Haloperidol gibt es Hinweise, daß dieses Vorgehen Sinn macht. Werden unterschiedliche Dosierungsbereiche verwendet, so ist es aus statistischen Gründen sehr wichtig, daß sich diese nicht überlappen können. Das gleiche gilt für fixe Dosierungen mit der Möglichkeit der Dosisanpassung. Hier muß unbedingt vermieden werden, daß ein Patient bei Erhöhung der Dosis in eine andere Untersuchungsgruppe gerät. Schon vor Beginn der Studie sollten die Möglichkeiten der Dosisanpassung genauestens festgelegt werden. Je geringer die Abweichungen von einer Normdosis, desto einfacher wird später die statistische Auswertung einer Studie sein.

Auf jeden Fall sollten im Rahmen klinischer Studien Plasmaspiegel erhoben werden, nicht nur im Hinblick auf die Kontrolle der Compliance sondern auch um evtl. Hypothesen bezüglich einer Plasmaspiegel-Wirkungs-Korrelation aufstellen zu können.

Begleittherapie

Die Festlegung der zulässigen Begleitmedikation ist sehr wichtig, weil dadurch u.a. das Patientenkollektiv definiert wird, das man untersuchen möchte.

Eine vielfach diskutierte Frage ist die Gabe von Anticholinergika. Obwohl in der klinischen Psychiatrie heutzutage weitestgehend ein Konsens darüber herrscht, daß diese Substanzen nur beim Auftreten von extrapyramidalmotorischen Nebenwirkungen, also bedarfsweise, eingesetzt werden sollten, kann diese Vorgangsweise bei klinischen Prüfungen u.U. zu Problemen führen. Das ist im besonderen dann der Fall, wenn zwei Substanzen miteinander verglichen werden, die sich in Hinblick auf ihr Potential, Nebenwirkungen aus dem genannten Gebiet zu erzeugen, wesentlich unterscheiden. In diesem Fall wäre aufgrund des unterschiedlichen Nebenwirkungsprofils die Blindheit der Studie gefährdet. Hier kann es manchmal notwendig sein, beiden Gruppen routinemäßig zusätzlich Anticholinergika zu verordnen.

In vielen Fällen unumgänglich ist auch die Möglichkeit additive sedative oder hypnotische Substanzen einzusetzen. Hier wird üblicherweise den Benzodiazepinen der Vorzug gegeben, eine Limitierung der Dosierung nach oben ist sinnvoll.

β-Rezeptorenblocker gelten heute als Therapie der Wahl zur Behandlung der antipsychotikainduzierten Akathisie. Sie als Begleitmedikation nicht zuzulassen bedeutet, nicht nur die Behandlung einer wichtigen Nebenwirkung zu erschweren, sondern auch eine Verschlechterung der Compliance in Kauf zu nehmen. Die Argumentation, β-Rezeptorenblocker seien selbst antipsychotisch wirksam, erscheint z.Z. nicht ausreichend belegt.

Wie restriktiv man in der Verwendung der Begleitmedikation ist, determiniert letztlich auch die Machbarkeit einer Studie. Es ist unrealistisch zu glauben, daß mehr als ein geringer Prozentsatz von schizophrenen Patienten zwei Jahre lang ohne psychotrope Begleitmedikation auskommt. Einzig die zusätzliche Verwendung von anderen Antipsychotika sollte einen klaren Ausschlußgrund darstellen, außer sie dient in einer genau im Untersuchungsprotokoll definierten Art und Weise zur Beantwortung ganz spezieller Fragestellungen. Auch nichtmedizinische Behandlungen, wie z.B. Psychotherapie und Soziotherapie müssen bei Langzeituntersuchungen genau geregelt sein. Art und Intensität dieser Methoden können den Verlauf schizophrener Erkrankungen stark beeinflussen, eine Tatsache, die in vielen Studienplanungen nicht ausreichend Beachtung findet.

Operationalisierung von Fachbegriffen

Der Operationalisierung der verwendeten Begriffe wird häufig nicht genügend Wichtigkeit beigemessen. Es ist essentiell, sich vor Beginn der Studie über die Definition zentraler Begriffe im Klaren zu sein. Stabilisierung, Prodromi, Rezidiv und Therapieerfolg (Response) gehören zu diesen Definitionen. Unter Stabilisierung wird i. allg. ein stabiler Zustand, der das für den jeweiligen Patienten optimale Niveau der Symptomunterdrückung oder Remission definiert, verstanden. Auf die Dauer dieser Phase wurde schon im Bereich Studiendesign eingegangen. Als Prodromi werden gemeinhin unspezifische, meist aus dem affektiven Bereich kommende (Angst, Dysphorie, neurasthenische Symptome) Symptome verstanden, die Vorboten eines Rezidivs (Relapse oder Exazerbation) sein können, aber nicht müssen. Für den Begriff Rezidiv werden schizophrenietypischere Symptome, meist produktiver Art, gefordert. Die Definition des Therapieerfolgs muß sich klarerweise an den Patienten orientieren, die untersucht werden sollen. Sie wird in Langzeitstudien chronisch hospitalisierter Patienten anders aussehen, als bei der Behandlung von akuten schizophrenen Ersterkrankungen. Das gleiche gilt für Patienten, die aus der Studie ausscheiden (Drop-outs). Auch hier muß vorher genau festgelegt werden, wann und warum ein Patient aus einer Studie genommen wird.

**Interventionsstrategien beim Auftreten von Prodromalsymptomen
oder Rezidiven**

Es gibt eine Fülle von Interventionsmöglichkeiten, wenn sich das psychopathologische Zustandsbild eines schizophrenen Patienten in einer Langzeitstudie verschlechtert. Hier reicht die Palette von stützenden Gesprächen bis
hin zur Wiedereinsetzung bzw. Erhöhung einer Antipsychotikbehandlung.
Ebenso wie oben werden hier die Hypothesen, die der Studie zu Grunde
gelegt sind, letztlich auch die Art der Intervention bestimmen. Wiederum ist
es wichtig, den Zeitpunkt und die Art des therapeutischen Eingriffs im Protokoll festzulegen. Es ist außerdem empfehlenswert, möglichst wenige und klar
beschriebene Interventionsmöglichkeiten anzubieten.

Statistik

Neben klassischen mittelwertvergleichenden gruppenstatistischen Verfahren kommen in den letzten Jahren zunehmend auch andere mathematische
Methoden zur Anwendung. An dieser Stelle seien besonders die bei Langzeitstudien sehr bewährten Survival Analysen genannt. Vielfach werden
heute auch schon zu Beginn der Studie Responsekriterien festgelegt, die sich
meist auf eine prozentuelle Verbesserung in den verwendeten Meßinstru-
menten beziehen. Damit kann demonstriert werden, wieviele Patienten sich
z.B. bezüglich ihres BPRS-Scores um mindestens 50% verbessert haben.
Diese Werte erlauben oft klinisch relevante Vergleiche zwischen verschiedenen Therapieansätzen. Eine zentrale Stellung nimmt in diesen Studien auch
die Behandlung der Drop-outs ein. Neben einer genauen Begriffsdefinition
muß auch festgelegt sein, wie diese Patientengruppe statistisch bearbeitet
wird. In jedem Fall ist es unabdinglich, Informationen über Drop-outs in die
statistischen Analysen einfließen zu lassen. Ebenso sind die Gründe für das
Ausscheiden aus der Studie möglichst differenziert anzuführen. Fallzahlana-
lysen müssen analog zu Kurzzeitstudien auch in längerfristigen Projekten
schon vor Beginn der Studie eine statistisch relevante Stichprobe festlegen.
Bei multizentrischen Prüfungen sind regelmäßige Prüfertreffen, nicht nur
zur Erhebung der Interraterreliabilität der verwendeten Erhebungsinstrumente, sondern auch zur Verbesserung des Managements einer laufenden
Studie angebracht.

Literatur beim Verfasser.

Diskussion zum Vortrag von Univ.-Doz. Dr. Fleischhacker

Prof. Dr. Ereshefsky

Noch eine Ergänzung zum Einsatz von Propranolol bei Akathisie: Sicher ist das Auftreten einer Akathisie eine schwerwiegende Nebenwirkung, die behandelt werden muß, nicht zuletzt auch, weil sie die Compliance beeinträchtigen kann. Propranolol ist hier allerdings aus 2 Gründen problematisch: Erstens wegen des Interaktionsrisikos, z.B. mit Phenothiazinen und verwandten Substanzen, die zu Metabolismusänderungen und meist zu einem Anstieg der Plasmaspiegel des Neuroleptikums führen.

Der zweite Grund ist, daß Propranolol und einige andere β-Rezeptorenblocker potente Serotoninantagonisten sind, was die Wirksamkeit der neuroleptischen Therapie beeinflussen könnte. Wenn man Propranolol in einer Langzeitstudie verwendet, dann müßte man also dessen Effekt kontrollieren, was sich aber durch die bestehende Akathisie schwierig gestaltet, die als Indikator dafür gilt, ob man sich unterhalb oder oberhalb der neuroleptischen Schwelle befindet.

Univ.-Doz. Dr. Fleischhacker

Diese Problematik von Propranolol ist einer der Gründe, warum ich es hier erwähnt habe. Andererseits ist es wohl die am besten untersuchte und sicher auch die wirksamste Substanz zur Behandlung der Akathisie. Interessanterweise sind eine Reihe von Autoren trotz der eindeutigen Studienergebnisse nicht dieser Auffassung. Sofern man die Plasmaspiegel überwacht, läßt sich aber zumindest ein Teil der genannten Probleme kontrollieren. Ein weiterer wichtiger Punkt ist, daß einige Studien dem Propranolol einen gewissen antipsychotischen Effekt zusprechen. Auch dies könnte die Ergebnisse verfälschen.

Oft ist die Akathisie keine langdauernde Nebenwirkung. Es ist daher wahrscheinlich möglich, die Propranololgabe auf wenige Wochen zu beschränken, was die Resultate einer Langzeitstudie nicht allzu sehr verfälschen dürfte. Bei Anticholinergika ist das Problem übrigens recht ähnlich. Es gibt Hinweise dafür, daß die regelmäßige Gabe von Anticholinergika die Behandlung der Schizophrenie erschwert. Trotzdem wird man einem Patienten in einer Langzeitstudie Anticholinergika nicht vorenthalten, wenn er Parkinson-Symptome entwickelt.

Priv.-Doz. Dr. Heininger

Wie beurteilen Sie die Bestimmung von Prolaktin oder Homovanillinsäure zur Überwachung des Therapieerfolges?

Univ.-Doz. Dr. Fleischhacker

Um ehrlich zu sein, ich halte nicht allzuviel von der HVA-Bestimmung. Der HVA-Plasmaspiegel hängt von so vielen Variablen ab, daß solche Studien praktisch nur im Rahmen von Forschungsarbeiten durchgeführt werden können, wo beispielsweise die motorische Aktivität und die Diät des Patienten laufend kontrolliert werden, denn diese Faktoren beeinflussen nachweislich die HVA-Spiegel. In einer ambulanten Zweijahresstudie ist das nicht praktikabel.

Bei Prolaktin bin ich mir nicht so sicher. Wir wissen eine ganze Menge über den Einfluß konventioneller Neuroleptika auf Prolaktin. Bei einer neuen Substanz würde ich es wahrscheinlich kontrollieren, um zu sehen, wie es sich verhält. Ich glaube aber, daß die Bestimmung von Prolaktin zur Prädiktion des Behandlungserfolges nicht wesentlich beigetragen hat. Man kann es aus wissenschaftlichem Interesse tun, wenn man die Möglichkeit dazu hat. Aber im Sinne einer Vereinfachung der Fragestellung und Konzentrierung auf wenige Parameter würde ich wahrscheinlich darauf verzichten, insbesondere bei konventionellen Antipsychotika.

Prof. Dr. Gaebel

Langfristig stationär behandelte Schizophrene haben häufig einen Vormund. Hat die Konsensuskonferenz dazu Stellung genommen, ob auch solche Patienten in eine Studie aufgenommen werden sollten?

Univ.-Doz. Dr. Fleischhacker

Soweit ich mich erinnere, wurde diese Frage auf der Konsensuskonferenz kurz berührt. Man war sich darüber einig, daß jeder Patient nach Aufklärung selbst sein Einverständnis zur Teilnahme geben muß. Dieser Punkt wird von Land zu Land unterschiedlich gehandhabt, in der Bundesrepublik Deutschland sogar von Bundesland zu Bundesland. Wir nehmen an unserer Klinik in Innsbruck Patienten, die einen Vormund haben, nicht in Therapiestudien auf.

Wenn man die schweren, chronischen Fälle aus solchen Studien ausschließt, ist das eine zusätzliche Selektion, dann fehlt sicher etwas. Andererseits ist der rechtliche Aspekt problematisch. Aber vielleicht wäre es doch vertretbar, wenn der Patient informiert ist und auch der Vormund einwilligt. Man sollte die Möglichkeit, diese Patienten in Studien aufzunehmen, wahrscheinlich nicht völlig außer acht lassen.

Vulnerabilität für psychiatrische Erkrankungen — Ergebnisse einer Familienstudie

M. Ertl-Gehrke und B. Bondy

Einleitung

Kraepelins Einteilung der Psychosen in die beiden großen Gruppen Schizophrenie und affektive Psychosen (1899) wurde u.a. durch die Ergebnisse aus Familienstudien (Luxemburger 1936; Kallmann 1938) unterstützt. Es ließ sich jedoch schon bald erkennen (Schulz 1940), daß die Befunde nicht immer mit dem Dichotomiekonzept Kraepelins vereinbar waren, sondern daß das Morbiditätsrisiko für Schizophrene im Umkreis manisch-depressiver Patienten erhöht ist. Dennoch bestehen heute kaum noch Zweifel darüber, daß eine genetisch bedingte Prädisposition in der Ätiologie endogener Psychosen von Bedeutung ist. Ob den beiden Krankheitsbildern Veränderungen desselben Genortes zugrunde liegen, kann allerdings noch nicht abschließend beantwortet werden (Gershon 1988).

Eine kürzlich erschienene Arbeit von Gottesman u. Bertelsen (1989) weist erneut auf ein schon früher diskutiertes Modell hin. Die Autoren erklären die beobachtete Diskordanz monozygoter Zwillinge bezüglich Schizophrenie damit, daß der Genotyp oder eine Veranlagung für die Schizophrenie nicht exprimiert wird, solange nicht zusätzlich Umweltfaktoren auslösend wirken. Damit wird das Vulnerabilitäts-/Streßmodell der Schizophrenie (Meehl 1962; Zubin u. Spring 1977; Zubin u. Steinhauer 1981) wieder aufgegriffen. Dieses Modell postuliert, daß zwar eine Vulnerabilität für eine Erkrankung vererbt werden kann, für eine phänotypische Manifestation sind jedoch zusätzliche Stressoren notwendig. Durch eine Provokationsuntersuchung mit dem Halluzinogen LSD schienen Anastasopoulos u. Photiades (1962) dieses Konzept zu bestätigen. Die differentielle Reaktion der gesunden Angehörigen 1. Grades schizophrener Patienten wurde als genetisch bedingte Disposition bzw. Vulnerabilität für Schizophrenie gedeutet. Zur Verifizierung dieses Modells scheinen aber auch die Anwendung biologischer Merkmale, die selbst vererbt werden und eine Disposition für die Krankheit anzeigen, geeignet zu sein.

Die Untersuchung solcher Merkmale in Familien könnten nicht nur Personen mit erhöhtem Krankheitsrisiko identifizieren (Erlenmeyer-Kimling u. Cornblatt 1987), sondern auch die Möglichkeit bieten, ätiologisch homogene Untergruppen abzugrenzen und würden damit das Problem der Heterogenität realistischer ansprechen als alle bisher eingeschlagenen Wege (Tsuang et al. 1987; Baron et al. 1986).

Obwohl eine Reihe von biologischen Parametern im Hinblick auf eine mögliche Bedeutung als Vulnerabilitätsmarker untersucht werden, sind die Ergebnisse bisher insgesamt enttäuschend. Abgesehen von Störungen der Augenfolgebewegungen (Holzman et al. 1988) scheint auch eine biochemische Veränderung an Lymphozyten als Vulnerabilitätsmerkmal geeignet. Eine Erhöhung der Bindungskapazität des Dopaminantagonisten ^{3}H-Spiperon an diesen Zellen wurde bei schizophrenen Patienten beobachtet (LeFur et al. 1983; Rotstein et al. 1983; Bondy et al. 1984). Diese Erhöhung war unabhängig von der Behandlung und der klinischen Symptomatik (Bondy u. Ackenheil 1987) und ließ sich auch in ersten Untersuchungen mit einigen Familien schizophrener Patienten bei allen erkrankten aber auch einigen gesunden Mitgliedern nachweisen (Bondy u. Ackenheil 1987). In Untersuchungen mit gesunden mono- und dizygoten Zwillingen konnte von unserer Arbeitsgruppe auch gezeigt werden, daß es sich dabei um ein genetisch determiniertes Merkmal handelt (Bondy et al. 1989a).

In unserer Familienstudie wurden — ausgehend von Indexprobanden mit Schizophrenie oder schizoaffektiver Psychose — Familien rekrutiert. Eine eingehende klinische Untersuchung sowie die Bestimmung der ^{3}H-Spiperonbindungskapazität an Lymphozyten wurde durchgeführt, um festzustellen, ob sich in Familien mit erheblicher familiärer Belastung abgesehen von klinischen Übereinstimmungen auch ein gemeinsames biologisches Merkmal nachweisen läßt.

Probanden und Methoden

Indexprobanden

Die Indexprobanden wurden von 3 klinischen Einrichtungen rekrutiert: 12 der Probanden wurden stationär inden Psychiatrischen Kliniken München (n = 11) und Heidelberg (n = 1) behandelt, 7 Probanden waren in ambulanter oder stationärer Behandlung im Bezirkskrankenhaus Haar bei München. 8 der Indexprobanden waren weiblich, 11 männlich; das Alter lag zwischen 22 und 55 Jahren. In die Studie eingeschlossen wurden alle Patienten, die während eines Zeiraums von 18 Monaten in den 3 Kliniken aufgenommen wurden und die in Tabelle 1 genannten Kriterien erfüllten:

Im Rahmen der Studie wurden bisher 3 größere Stammbäume (20–50 Mitglieder) sowie 16 Kernfamilien (5–10 Mitglieder) untersucht. Bei 14

Tabelle 1. Einschlußkriterien für die Familienstudie

— Diagnose Schizophrenie oder schizoaffektive Psychose
— mindestens ein erkranktes Familienmitglied ersten Grades
— 2 untersuchbare Generationen
— mindestens 5 Familienmitglieder erklären sich zur Untersuchung bereit
— keine Suchterkrankung bei Indexprobanden

Tabelle 2. Indexprobanden und Familien

19 Indexprobanden;	14 chronische Schizophrenie
	5 schizoaffektive Psychose
137 Angehörige klinisch und biologisch untersucht	
157 Angehörige mit RDC-FH diagnostiziert	

Indexprobanden wurde eine chronische Schizophrenie, bei 5 eine schizoaffektive Psychose nach RDC (Research Diagnostic Criteria; Sptzer u. Endicott, 1975) diagnostiziert. Insgesamt wurden 258 lebende Familienmitglieder ersten und zweiten Grades im Alter von 16–85 Jahren rekrutiert. 137 Probanden wurden persönlich interviewt, von diesen Probanden wurde auch Blut zur Bestimmung der ^{3}H-Spiperonbindungskapazität an Lymphozyten entnommen. Von 103 Probanden, die die Teilnahme an der Studie verweigerten oder nicht mehr auffindbar waren, konnte bei 94 Personen durch Befragung kooperativer Angehöriger mittels RDC-FH (Research Diagnostic Criteria, Family History Form; Endicott et al. 1978) eine Diagnose gestellt werden. Von den insgesamt 67 verstorbenen Angehörigen konnte bei 63 mit Hilfe der RDC-FH eine Diagnose erstellt werden. Bei 27 lebenden und 4 toten Familienmitgliedern konnte keine ausreichende Information durch Angehörige gewonnen werden, was den Ausschluß aus der Studie zur Folge hatte (Tabelle 2).

Die Familien umfaßten insgesamt 321 Angehörige (254 lebend, 67 verstorben); 27 Probanden wurden ausgeschlossen.

Diagnosekriterien und Instrumente

Die Diagnosestellung erfolgte mit Hilfe klinischer Interviews, wie dem semistrukturierten SADS-LA (Schedule for Affective Disorders and Schizophrenia-Lifetime and Anxiety version), nach RDC (Research Diagnostic Criteria) (Spitzer u. Endicott 1975). Zur besseren Charakterisierung schizophrener Erkrankungen wurde zusätzlich der Schizophrenieteil des CIDI (Composite International Diagnostic Interview; Robins et al. 1989) angewandt. Zur Erfassung der Persönlichkeitsstörungen wurde der entsprechende Teil des SKID (Strukturiertes Klinisches Interview für DSM III) herangezogen (Wittchen et al. 1987).

Psychotische Symptome, die länger als 2 Monate andauernd, eine Residualsymptomatik bedingen oder eine chronische neuroleptische Medikation erforderlich machen, wurden als „chronisch" klassifiziert. Episoden, die zwischen 2 Wochen und 6 Monaten andauern, keine defizitäre Symptomatik hinterlassen und nach Abklingen keine neuroleptische Medikation erfordern, wurden als „akut" bezeichnet (Gershon et al. 1988).

Um eine möglichst umfassende Information von jedem Probanden zu erhalten, wurde außerdem eine vollständige psychiatrische Exploration vorgenommen sowie vorliegende Krankengeschichten herangezogen. Probanden, welche die Teilnahme an der Studie verweigerten, wurden mit Hilfe von RDC-FH diagnostiziert.

Beim Vorliegen mehrerer psychiatrischer Erkrankungen wurde eine „diagnostische Hierarchie" erstellt (Gershon et al. 1989). Jede psychotische oder schwere psychische Störung, die eine stationäre Aufnahme erforderlich macht, steht an der Spitze der Hierarchie, gefolgt von den majoren affektiven Erkrankungen (bipolar I, bipolar II, Hypomanie, unipolar). Wenn keine der oben genannten psychiatrischen Störungen vorlag, wurde die Borderlinepersönlichkeitsstörung als Hauptdiagnose gestellt. Ansonsten wurde die als erstes im Leben auftretende psychiatrische Störung zur Diagnose herangezogen. Die Diagnosen wurden blind unter Berücksichtigung aller zur Verfügung stehenden Informationen von 2 Psychiatern gestellt.

Spiperonbindungsversuch

Zur Bestimmung der Bindungskapazität des Dopaminantagonisten ^{3}H-Spiperon an Lymphozyten wurde von allen 19 Indexprobanden sowie 137 Angehörigen 50 ml venöses Blut entnommen. Nach Präparation der mononukleären Zellen wurden die Bindungsversuche durchgeführt. Dazu wurden die Zellen mit 10 verschiedenen Konzentrationen des Liganden inkubiert (30 pM bis 3 nM). Die unspezifische Bindung wurde mit (+)-Butaclamol (1 uM) bestimmt (Bondy et al. 1990). Die Bindungsparameter der hochaffinen Bindungsstelle wurden mit einem Computerprogramm für nichtlineare Scatchard-Analysen (Enzfitter, Elsevier-Biosoft) ermittelt. Das Laborpersonal war blind gegenüber den klinischen Diagnosen. Die Proben wurden erst dekodiert, wenn alle verfügbaren Probanden einer Familie untersucht waren.

Ergebnisse

Im Rahmen unserer Familienstudie wurden klinische Parameter und die Bindungskapazität des Dopaminantagonisten ^{3}H-Spiperon an Lymphozyten von 14 chronisch schizophrenen und 5 schizoaffektiven Indexprobanden (überwiegend schizophren) sowie 137 Angehörigen 1. und 2. Grades erfaßt. Zusätzlich wurden klinische Informationen von 94 lebenden und 63 verstorbenen Angehörigen mit Hilfe der FH-Form erhoben. Insgesamt wurden die Ergebnisse von 313 Personen in die Auswertung miteinbezogen.

Alle Indexprobanden standen während der Untersuchung unter neuroleptischer Medikation. Dabei erstreckte sich der Behandlungszeitraum zwischen 6 Monaten und 10 Jahren. Zur erneuten stationären Aufnahme in die jeweiligen Kliniken führte eine Exazerbation der psychotischen Symptomatik. Die Angehörigengruppe der schizophrenen Indexprobanden umfaßte 221, die der schizoaffektiven 73 Individuen.

Tabelle 3. Diagnosen bei Angehörigen von schizophrenen und schizoaffektiven Indexprobanden (absolute Zahlen; *SCH* Schizophrenie, *SA* schizoaffektive Psychose, *MDS* „major depressive syndrome", *MCD* „mood congruent delusions")

| Diagnosen bei | Indexprobanden | | |
| | Gesamt | SCH | SA |
Angehörigen (n = 83)	n = 19	n = 14	n = 5
Schizophrenie (chronisch)	9	8	1
Schizophrenie (akut)	5	4	1
SA-vorwiegend schizophren	5	3	2
SA-vorwiegend affektiv	4	2	2
Bipolar I	11	9	2
Bipolar II	1	0	1
MDS + MCD + Melancholie	6	6	0
MDS + Melancholie	9	7	2
MDS	15	12	3
Persönlichkeitsstörungen[a]	6	5	1
Suchterkrankung[b]	5	4	1
Suicide	7	3	4

[a] 5 Borderlinepersönlichkeitsstörungen, 1 paranoide Persönlichkeitsstörung.
[b] 2 Cannabismißbrauch, 1 Alkoholabhängigkeit.

Klinische Ergebnisse

Die klinische Untersuchung ergab bei 83 der insgesamt 294 in die Studie aufgenommenen Angehörigen psychiatrische Störungen. Die Diagnosen sind in Tabelle 3 aufgelistet, der prozentuale Anteil in Tabelle 4. Anhand dieser Tabellen wird deutlich, daß in den Familien von Indexprobanden mit schizophrenen und schizoaffektiven Psychosen das Auftreten von psychiatrischen Störungen mit insgesamt 28,5% bzw. 27,3% nahezu gleich ist (Tabelle 4).

Interessanterweise konnte nur bei 2 kleineren Familien eine Homotypie hinsichtlich der klinischen Diagnose Schizophrenie festgestellt werden. Der soziokulturelle Hintergrund ist bei beiden Familien sehr ähnlich, sie entstammen einem bäuerlichen Milieu und umfassen jeweils nur 5 bzw. 10 Mitglieder. Bei der Mehrzahl der Familien wurde deutlich, daß mit zunehmender

Tabelle 4. Diagnosen bei Angehörigen von schizophrenen und schizoaffektiven Indexprobanden (in Prozent; *SCH* Schizophrenie, akut und chronisch; *SA* schizoaffektive Psychose, vorwiegend schizophren und vorwiegend affektiv; *BP* bipolar, umfaßt bipolar-I- und -II-Störungen; *UP* unipolar, umfaßt MDS + MCD + Melancholie, MDS + Melancholie und MDS; *PS* Persönlichkeitsstörungen)

Indexprobanden	Angehörige						
Gesamt	SCH	SA	BP	UP	PS	Sucht	
SCH	28,5	5,4	2,2	4,0	11,3	2,2	1,8
SA	27,3	2,7	5,4	4,1	6,8	1,3	1,3

Tabelle 5. Literaturdaten über das Morbiditätsrisiko Angehöriger schizophrener und schizoaffektiver Indexprobanden (in Prozent)

Untersucher	Gesamt	SCH	SA	BP	UP
Baron et al. (1982)					
SCH	14,7	7,9	1,7	0,6	4,5
SA	17,3	4,1	0,7	1,6	10,9
Kendler et al. (1986)					
SCH	12,3	3,7	1,4	1,2	6,0
SA	19,3	5,6	2,7	3,8	7,3
Gershon et al. (1988)					
SCH	24,1	3,1	5,0	1,3	14,7
SA	22,3	1,7	2,5	8,8	9,3

Größe auch die Variabilität der psychiatrischen Diagnosen wuchs. Eine weitere Beobachtung war, daß mit Ausnahme der beiden Familien mit Homotypie eine Schizophrenie niemals in der Elterngeneration, sondern nur bei den Geschwistern oder Vettern bestand.

Zu den am häufigsten gestellten Diagnosen zählten die unipolare Depression (insgesamt 18,1%), gefolgt von Schizophrenie (8,1%) und bipolarer Störung (8,1%), schizoaffektiver Psychose (7,6%), Persönlichkeitsstörungen (Borderline- und paranoide Persönlichkeitsstörungen; 3,5%) sowie Suchterkrankungen (Cannabis und Alkohol, 2,1%). Obwohl das Spektrum der psychiatrischen Störungen sehr breit war, konnten Persönlichkeitsstörungen aus dem Bereich der Spektrumserkrankungen für Schizophrenie nur in einem Fall (paranoide Persönlichkeitsstörung) gefunden werden.

In Tabelle 5 sind die Morbiditätsrisiken Angehöriger schizophrener und schizoaffektiver Indexprobanden von 3 neueren epidemiologischen Studien aufgelistet (Baron et al. 1982; Kendler et al. 1986; Gershon et al. 1988).

³H-Spiperonbindungskapazität an Lymphozyten

Die Bindungskapazität von Spiperon an Lymphozyten wurde bei allen Indexprobanden und den 137 Angehörigen durchgeführt, die sich bereit erklärten, an der Studie teilzunehmen.

Ausgehend von früheren Untersuchungen wurde eine Bindungskapazität von $>4\,\text{fmol}/10^6$ Zellen als erhöht gewertet (Bondy et al. 1984, 1987, 1989).

Es zeigte sich, daß in 16 der 19 untersuchten Familien die Spiperonbindungskapazität bei allen psychiatrisch erkrankten Probanden − unabhängig von der klinischen Diagnose − erhöht war. Vor allem in den größeren Familien fand sich erhöhte Bindungskapazität auch bei einigen klinisch gesunden Familienmitgliedern. Die erhöhten Werte der Spiperonbindungskapazität schwankten zwischen 5 und 11 $\text{fmol}/10^6$ Zellen und lagen damit deutlich oberhalb der für gesunde Kontrollen gefundenen Werte (von 0,85 bis 3,7 $\text{fmol}/10^6$

Zellen; n = 54; Bondy et al. 1987, 1989a). Wie schon in den Voruntersuchungen beobachtet, waren innerhalb einer Familie die Abweichungen der erhöhten Werte jedoch gering (Bondy et al. 1989; Abb. 1—4).

In 3 Familien fanden wir bei allen Probanden — bei den Indexprobanden wie auch den psychiatrisch Erkrankten Angehörigen — Werte der Spiperonbindungskapazität, die nicht von denen gesunder Kontrollpersonen abwichen (Abb. 5, 6). In einer dieser Familien wurde bei beiden erkrankten Mitgliedern ein Geburtstrauma mit pathologischem EEG-Befund sowie testpsychologischen Auffälligkeiten festgestellt. Dies könnte vermuten lassen, daß es sich dabei um organisch begründbare Psychosen handelt.

Einzeldarstellungen der klinischen Untersuchung und der ^{3}H-Spiperonbindungskapazität bei einigen Familien

Abbildung 1 zeigt den Stammbaum einer Familie, die 65 Verwandte 1. und 2. Grades im Alter zwischen 16 und 68 Jahren umfaßt. 21 Probanden nahmen persönlich an der Studie teil. Die übrigen 44 Probanden wurden durch RDC-FH diagnostiziert. Es handelt sich um eine bäuerliche Familie aus dem bayerischen Oberland, die intakte Familienstrukturen aufweist und sozial überdurchschnittlich gut integriert ist. Bewußtseinsnahe Konflikte konnten bei keinem der Mitglieder exploriert werden. Lediglich der 35jährige Indexproband leidet seit 6 Jahren an einer chronischen Schizophrenie, wobei er vor der Erstmanifestation eine eigene Familie mit 2 Kindern gegründet hat. Intrafamiliäre Spannungen mit der Ehefrau und den Schwiegereltern gibt es erst seit ca. einem Jahr aufgrund der Erkrankung. Erwähnenswert ist, daß eine familiäre Belastung bezüglich psychischer Erkrankungen bei beiden Elternteilen des Indexprobanden vorliegt. Die Spiperonbindungskapazität war bei allen psychisch Kranken, aber auch bei 5 gesunden Familienmitgliedern im Bereich zwischen 7 und 8 fmol/10^6 Zellen erhöht. Zwei dieser Probanden sind mit 65 Jahren nicht mehr im Risikoalter für eine schizophrene Psychosem bei 3 der Probanden (zwischen 19 und 33 Jahre) kann die Manifestation einer Erkrankung noch nicht ausgeschlossen werden. Psychische Auffälligkeiten konnten bei keinem dieser Probanden erhoben werden.

Abbildung 2 zeigt den Stammbaum einer bäuerlichen Familie aus dem niederbayerischen Raum mit 42 Angehörigen (18—65 Jahre), von denen 11 an der Studie teilnahmen. Von den anderen 31 Individuen konnten mit Hilfe der RDC-FH Informationen gewonnen werden. Auffällig war, daß abgesehen vom Indexpatienten nur weibliche Familienmitglieder im Alter zwischen 23 und 63 Jahren betroffen waren. Der Indexproband ist 25 Jahre alt und lebt allein in einer bayerischen Großstadt. Er ist berufstätig und sozial zufriedenstellend integriert. Intrafamiliäre oder intrapsychische Konfliktsituationen sind bei allen Erkrankten nicht zu explorieren. Die Spiperonbindungskapazität lag bei allen Erkrankten um 6 fmol/10^6 Zellen. Auch in dieser Familie war die Bindungskapazität bei einem der Probanden erhöht, ohne klinische Zeichen einer psychiatrischen Erkrankung.

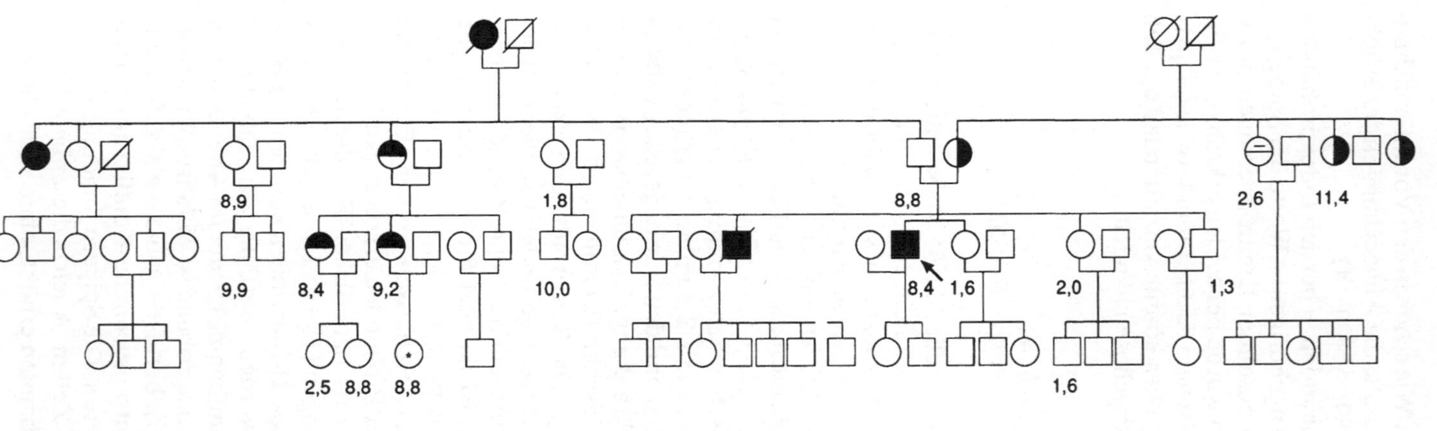

Abb. 1. Die Zahlen stellen die Spiperonbindungskapazität dar (in fmol/10^6 Zellen). Die Werte gesunder Kontrollen liegen zwischen 0,85 und 3,7 fmol/10^6 Zellen

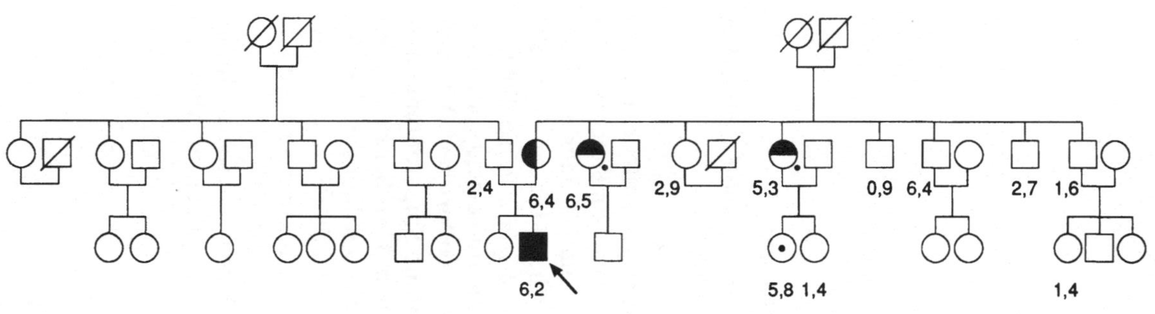

Abb. 2. Die Zahlen stellen die Spiperonbindungskapazität dar (in fmol/10^6 Zellen). Die Werte gesunder Kontrollen liegen zwischen 0,85 und 3,7 fmol/10^6 Zellen

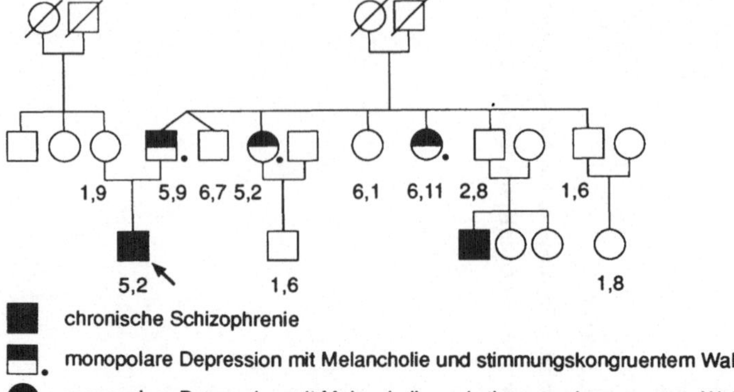

Abb. 3. Die Zahlen stellen die Spiperonbindungskapazität dar (in fmol/10^6 Zellen). Die Werte gesunder Kontrollen liegen zwischen 0,85 und 3,7 fmol/10^6 Zellen

Abbildung 3 zeigt den Stammbaum einer überwiegend intellektuellen, sozial sehr gut integrierten Familie aus einer oberbayerischen Kreisstadt. Es wurden insgesamt 23 Mitglieder im Alter zwischen 25 und 65 Jahren erfaßt, von denen 12 Probanden untersucht wurden. Der 25jährige Indexpatient lebt noch bei seinen Eltern und ist Einzelkind. Auffällig an seiner Persönlichkeit ist, daß er schon immer zu Rückzugstendenzen neigte und eigenbrödlerisch veranlagt ist. Bewußtseinsnahe Konflikte sind nicht zu explorieren. Alle psychiatrisch erkrankten Angehörigen haben eine erhöhte Spiperonbindungskapazität mit Werten zwischen 5 und 6 fmol/10^6 Zellen. Darüber hinaus zeigen auch ein Proband im Alter von 55 (dizygoter Zwillingsbruder des erkrankten Vaters des Indexprobanden) und einer mit 65 Jahren eine erhöhte Spiperonbindungskapazität, ohne jemals psychiatrisch erkrankt zu sein.

Abbildung 4 stellt eine der Familien dar, in denen nur schizophrene Erkrankungen vorkommen. Die Familie umfaßt 17 Mitglieder im Alter von

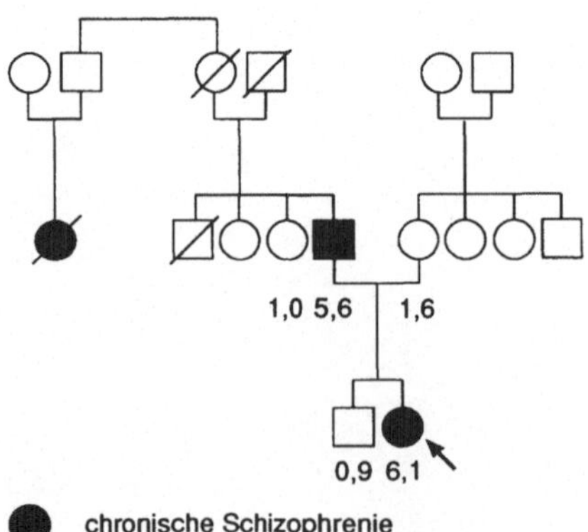

Abb. 4. Die Zahlen stellen die Spiperonbindungskapazität dar (in fmol/10^6 Zellen). Die Werte gesunder Kontrollen liegen zwischen 0,85 und 3,7 fmol/10^6 Zellen

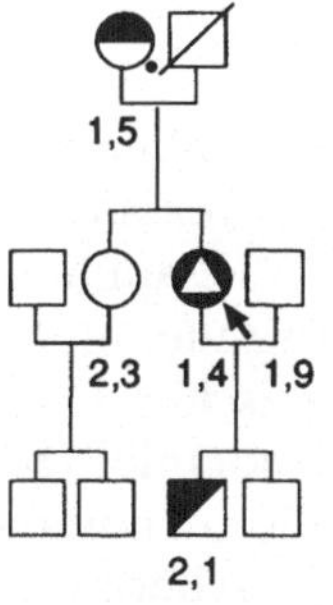

Abb. 5. Die Zahlen stellen die Spiperonbindungskapazität dar (in fmol/10^6 Zellen). Die Werte gesunder Kontrollen liegen zwischen 0,85 und 3,7 fmol/10^6 Zellen

Residualsyndrom

monopolare Depression mit Melancholie und stimmungskongruentem Wahn

bipolare affektive Störung, vorwiegend manische Phasen

24–70 Jahren, davon wurden 5 Probanden untersucht. Es handelt sich um eine einfach strukturierte ländliche Familie aus Niederbayern. Bei beiden Erkrankten, Tochter und Vater liegt ein chronischer Verlauf vor. Die Spiperonbindungskapazität war mit Ausnahme der beiden Erkrankten bei keinem anderen der Angehörigen erhöht.

Abbildung 5 und 6 zeigen Familien, in denen die Spiperonbindungskapazität bei keinem der Probanden erhöht war. Beide Familien entstammen einem künstlerisch intellektuellen Milieu mit jeweils intrafamiliärem und intrapsychischem Konfliktpotential. In beiden Familien wurden 3 Generationen mit jeweils einem Kranken untersucht. Familie 5 umfaßt 10 Mitglieder im Alter von 23–75 Jahren, Familie 6 besteht aus 13 Angehörigen im Alter von 19–73 Jahren.

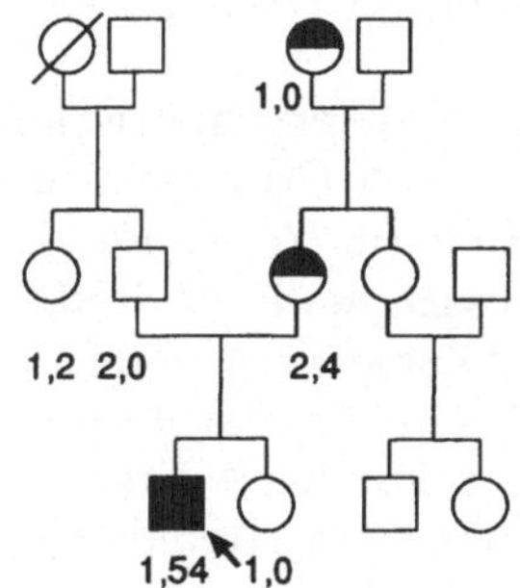

chronische Schizophrenie

monopolare Depression mit Melancholie

Abb. 6. Die Zahlen stellen die Spiperonbindungskapazität dar (in fmol/10^6 Zellen). Die Werte gesunder Kontrollen liegen zwischen 0,85 und 3,7 fmol/10^6 Zellen

Diskussion

Eine wesentliche Beobachtung unserer Untersuchung war, daß Familien mit Homotypie hinsichtlich des Krankheitsbildes Schizophrenie selten rekrutiert werden konnten. Nur in 2 kleinen der von uns untersuchten 19 Familien bestand in beiden Generationen eine schizophrene Psychose. Mit zunehmender Größe der Familien stieg auch die Variabilität der psychiatrischen Diagnosen an. Dieses Ergebnis steht im Gegensatz zu früheren epidemiologischen Untersuchungen, bei denen die Mehrzahl der Sekundärfälle ein homotypisches Bild aufwiesen (Übersicht Kendler u. Davis 1981). Allerdings schien sich die früher diskutierte Homotypie bei verbesserter Diagnosestellung unter Blindbedingungen und Einführung operationalisierter Kriterien nicht mehr zu bestätigen (Tsuang et al. 1981). Vor allem in den neuesten Studien wurde nun offensichtlich, daß in Familien schizoaffektiver oder schizophrener Probanden nahezu regelmäßig auch affektive und schizophrene Psychosen auftreten (Baron et al. 1982; Kendler et al. 1985a, b; Gershon et al. 1988).

Auch in unserer Studie konnten wir beobachten, daß schizophrene Störungen nur in den Folgegenerationen auftraten, nicht dagegen in den Elterngenerationen. Unter Vorbehalt unserer kleinen, selektierten Stichprobe stimmt dieses Ergebnis mit anderen Studien überein (Slater 1936; Pollock u. Malzberg 1940). Rosenthal (1970) stellte 5 Familienstudien zusammen, die von affektiv-psychotischen Indexprobanden ausgegangen waren. Dabei wurde in 2,3% der Kinder eine Schizophrenie diagnostiziert. Diese und eine Reihe anderer Befunde veranlaßten Crow (1986) zur Formulierung der Hypothese eines Kontinuums der Psychose und zu der Annahme, daß affektive und schizophrene Psychosen eine gemeinsame genetische Basis haben. Auch wenn sich v.a. in jüngerer Zeit anhand klinischer und biologischer Untersuchungen die Hinweise auf eine Einheitspsychose (Griesinger 1861) verdichten, konnte dies bisher in keiner einzigen relevanten Zwillingsstudie bestätigt werden. Bei den bisher vorliegenden Zwillingsuntersuchungen handelt es sich um kasuistische Beschreibungen (Kendler u. Tsuang 1982; McGuffin et al. 1982; Dalby et al. 1986).

In unserer Untersuchung war die generelle Inzidenz für psychiatrische Störungen in den Familien mit etwa 28% sehr hoch. Nach Gottesman u. Shields (1982) liegt das durchschnittliche Morbiditätsrisiko für Verwandte 1. Grades Schizophrener zwischen 6 und 17%. Im Gegensatz zu dieser Studie war das Ziel unserer Untersuchung nicht das Morbiditätsrisiko von schizophrenen und schizoaffektiven Patienten zu erfassen. Vielmehr rekrutierten wir Familien mit erheblicher Belastung bezüglich psychiatrischer Erkrankungen, um in diesen Familien die Validität der erhöhten Spiperonbindung an Lymphozyten als Vulnerabilitätsmerkmal erfassen zu können.

Obwohl die Anzahl der von uns untersuchten Familien und Angehörigen relativ klein und sicherlich durch die Art der Rekrutierung selektiert ist, zeigen sich im Vergleich zu einigen seit 1982 publizierten Untersuchungen wesentliche Übereinstimmungen. Die gesamte Erkrankungshäufigkeit in

Familien von schizophrenen und schizoaffektiven Indexprobanden ist sowohl in unserer Untersuchung als auch in der anderer Studien (Tabellen 3, 4) annähernd gleich hoch. Von Gershon et al. (1988) wurde für Angehörige von schizophrenen Indexprobanden ein gesamtes Erkrankungsrisiko von 24,1%, für die von schizoaffektiven Indexprobanden von 22,3% errechnet. Das in unserer Untersuchung gefundene Erkrankungsrisiko von 28,5% bzw. 27,3% liegt zwar etwas höher, ist aber mit diesem Ergebnis vergleichbar. Insgesamt etwas geringer fielen die Prozentzahlen in den Untersuchungen von Baron et al. (1982; 14,7% bzw. 17,3%) und Kendler et al. (1986; 12,3% bzw. 19,3%) aus. Bemerkenswert war, daß sowohl in den oben zitierten Studien als auch in unserer Untersuchung die unipolaren Störungen den größten prozentualen Anteil der Erkrankungen bei Angehörigen darstellten. Bipolare wurden sowohl in den oben zitierten als auch in unserer Studie relativ seltener beobachtet.

Anhand der bisher vorliegenden Ergebnisse aus epidemiologischen Studien kann man davon ausgehen, daß im Umfeld Schizophrener gehäuft Persönlichkeitsstörungen aus dem Spektrum der Schizophrenie zu finden sind (Kendler 1985). In einer neueren kontrollierten Studie von Coryell u. Zimmerman (1988), der Familien von insgesamt 91 schizophrenen und schizoaffektiven Indexprobanden untersuchte, konnte jedoch keiner erhöhte Inzidenz von Spektrumstörungen gefunden werden. Diese Frage kann zum jetzigen Zeitpunkt offensichtlich noch nicht eindeutig geklärt werden (Kendler 1988). Die Tatsache, daß in unserer Untersuchung Spektrumstörungen bis auf einen Fall nicht auftraten, ist sicherlich auf die Rekrutierung zurückzuführen. Da im Rahmen unserer Studie nicht nur die Bereitschaft zu einem Interview, sondern auch zu einer Blutentnahme erforderlich war, suchten wir gezielt nach überdurchschnittlich kooperativen Familien.

Die Ergebnisse hinsichtlich der ^{3}H-Spiperonbindungskapazität an Lymphozyten bestätigen unsere früheren Befunde aus Familienstudien, in denen ebenfalls erhöhte Bindungskapazität bei kranken, aber auch einigen gesunden Individuen beobachtet wurde (Bondy u. Ackenheil 1987). Bemerkenswert ist allerdings, daß in dieser Untersuchung erhöhte Bindung nicht nur bei den Schizophrenen gefunden wurde, sondern auch bei Probanden mit anderen psychiatrischen Diagnosen, sofern der Indexproband erhöhte Bindung aufwies. Dies scheint den Ergebnissen aus früheren Untersuchungen zu widersprechen, in denen dieses Merkmal ausschließlich mit schizophrenen Psychosen assoziiert schien (Bondy u. Ackenheil 1987; Bondy et al. 1989b). Retrospektiv ist zu den früheren Befunden jedoch zu bemerken, daß bei den im Rahmen dieser Studie als Kontrollgruppe untersuchten Patienten mit Neurosen, Alkoholismus oder monopolaren endogenen Depressionen familienanamnestisch keine psychiatrischen Krankheiten zu eruieren waren. Lediglich bei 2 der 5 untersuchten Patienten mit akuten Manien im Rahmen einer Zyklothymie zeigte sich schon in der damaligen Untersuchung erhöhte Bindung — beide Patienten entstammten einer Familie mit erheblicher familiärer Belastung bezüglich psychiatrischer Erkrankungen.

Bei 3 der insgesamt 19 untersuchten Familien konnte bei keinem der Probanden erhöhte Bindungskapazität gefunden werden. Zumindest bei einer dieser Familien scheinen organische Ursachen (Geburtstrauma) für die psychiatrische Störung vorzuliegen. Inwieweit sich damit diese biologische Untersuchung zur weiteren Differenzierung zwischen endogenen und organisch bedingten Psychosen eignet, wird derzeit in einer laufenden Studie überprüft. Die beiden anderen Familien stammen aus einem künstlerischen und intellektuellen Milieu. Wahrscheinlich handelt es sich um einen Zufallsbefund. Allerdings berichtete Karlsson (1984) von einer Häufugn psychiatrischer Erkrankungen in künstlerisch kreativen Familien.

Auch bei dieser Studie konnte bei einem erheblichen Anteil der gesunden Angehörigen eine erhöhte ^{3}H-Spiperonbindungskapazität festgestellt werden. Der Großteil gesunder Individuen mit erhöhter Bindungskapazität wurde v.a. in der Elterngeneration gefunden und war somit nicht mehr im Risikoalter an Schizophrenie zu erkranken. Ein ähnlicher Befund wurde auch für Störungen der Augenfolgebewegungen erhoben (Holzman et al. 1984), was von Mathyssee et al. (1986) dahingehend interpretiert wurdem daß es sich dabei um ein latentes Charakteristikum handelt, das in Familien segregiert und sich entweder als Schizophrenie oder als Folgebewegungsstörung oder als Kombination beider exprimiert.

Hinsichtlich der Reproduzierbarkeit der ^{3}H-Spiperonbindung an Lymphozyten scheinen kontroverse Ergebnisse zu existieren, jedoch nehmen in den letzten Jahren positive Untersuchungen zu (Czlonkowska et al. 1987; Wodarz et al. 1989; Grodzicki et al. 1990). Kürzlich erschien eine Familienstudie von Itzchaky et al. (1990), in der keine erhöhte Bindung an Lymphozyten Schizophrener gefunden wurde. Allerdings wurde von diesen Autoren nicht die gesamte Bindungskurve untersucht, sondern nur eine höhere Konzentration, bei der fast die ganze spezifische Bindung durch die unspezifische überdeckt ist (Bondy et al. 1990). Damit sind die Studien nicht vergleichbar, denn es konnte bereits früher gezeigt werden, daß sich Patienten und Kontrollen nur in der hochaffinen Bindungsstelle unterscheiden, wohingegen die unspezifische Bindung bei beiden Gruppen identisch ist (Bondy et al. 1984, 1985, 1990). In einer neuen Untersuchung (Grodzicki et al. 1990) konnten die früheren Befunde der erhöhten Bindungskapazität bei schizophrenen Patienten bestätigt werden.

Zusammengefaßt lassen sich die klinischen Ergebnisse unserer Studie durchaus mit denen neuerer Publikationen vergleichen. Auch in vielen dieser Untersuchungen werden zunehmend − entgegen der früher meist beobachteten Homotypie − nun heterogene Krankheitsbilder in Familien Schizophrener gefunden. Eine der Ursachen hierfür kann in der Einführung operationalisierter Diagnosekriterien gesehen werden (Tsuang et al. 1981). Auch läßt sich eine Paarungssiebung („assortative mating"; Merikangas 1982) als Ursache für die erhöhte Inzidenz und Heterotypie psychiatrischer Krankheiten nicht ausschließen. Übereinstimmungen mit der Literatur bestehen auch insofern, als sich Angehörige schizophrener und schizoaffektiver Indexprobanden in der Erkrankungshäufigkeit nicht unterscheiden. Man kann vermuten, daß die in unserer Untersuchung beobachtete insgesamt höhere Inzidenz von psychiatrischen Erkrankungen auf die selektive Rekrutierung zurückzuführen ist. Insgesamt lassen unsere Ergebnisse jedoch nicht darauf schließen, daß es sich bei unserer Stichprobe ausschließlich um eine willkürlich zusammengestellte Gruppe und damit um ein Artefakt handelt.

Die Befunde der ^{3}H-Spiperonbindungskapazität an Lymphozyten bestätigen die früheren Befunde: erhöhte Bindung wurde in den meisten Familien bei allen erkrankten, aber auch bei einer Reihe von gesunden Probanden beobachtet. Es ist daher anzunehmen, daß dieses biologische Merkmal als Hinweis auf eine genetisch bedingte Vulnerabilität von Bedeutung ist. Die Tatsache, daß erhöhte Bindung durchaus nicht in allen Familien zu finden ist, läßt darüber hinaus vermuten, daß auch ätiologisch homogene Untergruppen mit diesem Parameter unterschieden werden können.

Literatur

Anastosopoulos G, Photiades H (1962) Effect of LSD-25 on relatives of schizophrenic patients. J Ment Sci 108:95−98

Baron M, Gruen R, Asnis L, Kane J (1982) Schizoaffektive illness, schizophrenia and affective disorders: morbidity risk and genetic transmission. Acta Psychiat Scand 65:253−262

Baron M (1986) Genetics of schizophrenia: II vulnerability traits and genetic vulnerability to schizophrenia. Biol Psychiat 21:1189−1211

Bondy B, Ackenheil M, Birzle W, Elbers R, Fröhler M (1984) Catecholamines and their receptors in blood: evidence for alterations in schizophrenia. Biol Psychiatry 19:1377−1393

Bondy B, Ackenheil M, Elbers M, Fröhler M (1985) Binding of 3H-spiperone in human lymphocytes: a biological marker in schizophrenia? Psychiatr Res 15:41−48

Bondy B, Ackenheil M (1987) 3H-spiperone binding sites in lymphocytes as possible vulnerability marker in schizophrenia. J Psychiate Res 21:521−529

Bondy B, Ackenheil M, Ertl M, Peuker B (1989a) Genetische Untersuchungen zur Spiperon-Bindung an Lymphozyten. In: Saletu B (Hrsg) Biologische Psychiatrie. Thieme, Stuttgart New York, S 498−500

Bondy B, Dengler FX, Oertel WH, Ackenheil M (1989b) 3H-spiperone binding to lymphocytes is increased in schizophrenic patients and decreased in Parkinson patients. In: Przuntek H, Riederer P (eds) Early diagnosis and preventive therapy in Parkinson's disease. Springer, Wien New York, pp 205−212

Bondy B, Ackenheil M, Engel RR (1990) Methodology of 3H-spiperone binding to lymphocytes. J Psychiat Res

Czlonkowska A, Jachowicz-Jeszka J, Czlonkowski A (1987) 3H-spiperone binding to lymphocytes in extrapyramidal disease and ageing. Brain Behav Immun 1:197−203

Coryell W, Zimmerman M (1988) The heritability of schizophrenia and schizoaffective disorder: a family study. Arch Gen Psychiatry 45:323−327

Crow TJ (1986) The continuum of psychosis and its implication for the structure of the Gene. Br J Psychiatry 149:419−429

Dalby JT, Morgan D, Lee Ml (1986) Schizophrenia and mania in identical twin brothers. J Nerv Ment Dis 174:304−308

Endicott J, Andreasen N, Spitzer RL (1978) Family history research diagnostic criteria. New York, Biometrics Research division, New York State

Erlenmeyer-Kimling L, Cornblatt B (1987) High-risk research in schizophrenia: a summary of what has been learned. J Psychiatr Res 21:401−412

Gershon ES, de Lisi LE, Hamovit J, Nurnberger JI, Maxwell ME, Schreiber J, Dauphinais D, Dingman CW, Guroff JJ (1988) A controlled family study of chronic psychosis. Arch Gen Psychiatry 45:328−336

Gershon ES, de Lisi LE, Hamovit J, Nurnberger JI et al. (1989) A controlled family study of chronic psychosis. Arch Gen Psychiatry 45:328−336

Gottesman II, Shields J (1982) Schizophrenia: the epigenetic puzzle. Cambridge University Press, Cambridge London New York

Gottesman II, Bertelsen A (1989) Confirming unexpressed genotypes for schizophrenia. Arch Gen Psychiatry 46:867−872

Griesinger W (1861) Die Pathologie und Therapie der psychischen Krankheiten. Krabbe, Stuttgart

Grodzicki J, Pardo M, Schved G, Fuchs S, Kanety H (1990) Differences in 3H-spiperone binding to peripheral blood lymphocytes from neuroleptic responsive and non-responsive schizophrenic patients. Biol Psychiatry

Holzman PS, Solomon CM, Levin S, Waternaux CS (1984) Pursuit eye movement dysfunction in schizophrenia: family evidence for specifity. Arch Gen Psychiatry 41:136−139

Holzman PS, Kringlen E, Mathyssee S, Flanagan SD, Lipton RB, Cramer G, Levin S, Lange K, Levy DL (1988) A single dominant gene account for eye tracking dysfunctions and schizophrenia in offspring of discordant twins. Arch Gen Psychiatry 45:641−647

Itzchaky S, Lerer B, Ebstein RP (1990) Uptake of 3H-spiperone by lymphocytes in schizophrenia. J Psychiatr Res 23:221−228

Kallmann FJ (1938) The genetics of schizophrenia. Augusta, New York

Karlsson J (1978) Inheritance of schizophrenia. Acta Psychiatr Scand [Suppl 247]

Kendler KS, Tsuang MT (1982) Identical twins concordant for the progression of affective illness to schizophrenia. Br J Psychiatry 141:563−566

Kendler KS, Masterson CC, Davis KL (1985a) Psychiatric illness in first degree relatives of patients with paranoid psychosis, schizophrenia and medical illness. Br J Psychiatry 147:524−531

Kendler KS, Gruenberg AM, Tsuang MT (1985b) Psychiatric illness in first degree relatives of schizophrenic and surgical control patients. J Psychiatr Res 42:770−779

Kendler KS, Gruenberg AM, Tsuang MT (1986) A DSM III family study of nonschizophrenic psychotic disorders. Am J Psychiatry 143:1098−1105

Kendler KS (1988) The genetics of schizophrenia. In: Dunner DL, Gershon ES, Barret JE (eds) Relatives at risk for mental disorders. Raven, New York, pp 247−266

Kendler KS, Davis KL (1981) The genetics and biochemistry of paranoid schizophrenia and other paranoid psychoses. Schizophrenia Bull 7:689−690

Kraepelin E (1899) Psychiatrie − Ein Lehrbuch für Studierende und Ärzte, 6. Aufl, II. Bd. Barth, Leipzig

Lefur G, Zarifian E, Phan T, Cuche H, Flamier A, Bouchamie F, Burgevin MC, Loo H, Gerard A, Uzay A (1983) 3H-spiroperidol binding in lymphocytes: changes in two different groups of schizophrenic patients and effect of neuroleptic treatment. Life Sci 32:249−255

Luxenburger H (1928) Vorläufiger Bericht über psychiatrische Serienuntersuchungen an Zwillingen. Z Ges Neurol Psychiatr 116:297−326

Mathysse S, Holzman PS, Lange K (1986) The genetic transmission in schizophrenia: application to mendelian latent structure analysis to eye tracking dysfunction in schizophrenia and affective disorder. J Psychiatr Res 20:57−76

Meehl PE (1962) Schizotaxia, schizotypy, schizophrenia. Am Psychol 17:827

Merikangas KR (1982) Assortative mating for psychiatric disorders and psychological traits. Arch Gen Psychiatry 39:1173−1180

McGuffin P, Reveley A, Holland A (1982) Identical triplets: non identical psychosis? Br J Psychiatry 140:1−6

Pollock H, Malzberg B (1940) Hereditary and environmental factors in the causation of manic-depressive psychosis and dementia praecox. Am J Psychiatry 96:1227−1247

Robins LN, Wing J, Wittchen HU et al. (1989) The composite international diagnostic interview: en epidemiologic instrument suitable for use in conjunction with different diagnostic systems and in different cultures. Arch Gen Psychiatry

Rosenthal D (1970) Genetic theory and abnormal behaviour. McGraw-Hill, New York

Rotstein E, Mishra RK, Singal DP, Barone D (1984) Lymphocyte 3H-spiroperidol binding in schizophrenia: preliminary findings. Progr Neuropsychopharmacol Biol Psychiatry 7:729−732

Schulz B (1940) Kinder manisch-depressiver und anderer affektiv psychotischer Elternpaare. Z Ges Neurol Psychiatr 169:311−412

Slater E (1936) Inheritance of manic-depressive insanity. Lancet I:429−431

Spitzer RL, Endicott J (1975) Schedule for affective disorder and schizophrenia. Biometrics Research, New York State Psychiatric Institute, New York

Spitzer RL, Endicott J, Robins E (1978) Research Diagnostic Criteria. Biometrics Research, New York State Psychiatric Institute, New York

Tsuang MT, Woolson RF, Winokur G, Crowe RR (1981) Stability of psychiatric diagnoses: schizophrenia and affective disorders followed up over 30 to 40 years period. Arch Gen Psychiatry 38:535−539

Tsuang MT, Lyons MJ, Faraone SV (1987) Problems of diagnoses in family studies. J Psychiatr Res 21:391−399

Wittchen HU, Zaudig M, Schramm E, Spengler P, Mombour W, Klug J, Horn R (1987) Strukturiertes klinisches Interview für DSM III. Beltz, Weinheim

Wodarz N, Fritze J, Kornhuber J, Riederer P (1989) 3H-spiperone binding to human peripheral mononuclear cells: a methodological approach, preliminary findings. Pharmacopsychiatry 22:89

Zubin J, Spring B (1977) Vulnerability: a new view of schizophrenia. J Abnorm Psychol 86:103

Zubin J, Steinhauer S (1981) How to break the logjam in schizophrenia: a look beyond genetics. J Nerv Ment Dis 169:477

Diskussion zum Vortrag von Frau Dr. Ertl-Gehrke

Dr. Kissling

Wenn Sie alle von Ihnen untersuchten schizophrenen Patienten zusammennehmen, wie hoch ist dann der Prozentsatz der Patienten, die eine erhöhte Spiperonbindung aufweisen?

Fr. Dr. Ertl-Gehrke

Dies hier waren nur die Ergebnisse der Familienstudie. In früheren Untersuchungen von Dr. Bondi an schizophrenen Patienten lag der Anteil über 90%.

Prof. Dr. Ereshefsky

Spiperon bindet sowohl an Serotonin- als auch an Dopaminrezeptoren. Welcher Rezeptorentyp ist bei der von Ihnen geschilderten Bindung an Lymphozyten involviert?

Meine zweite Frage betrifft den Punkt „state versus trait": Ist die Bindung Folge der neuroleptischen Versuchsmedikation oder ein prinzipielles Charakteristikum der untersuchten Patienten?

Fr. Dr. Ertl-Gehrke

Zur Frage, ob Spiperon an serotonerge oder dopaminerge Rezeptoren oder möglicherweise auch an Transportproteine der Lymphozyten erfolgt, laufen derzeit Untersuchungen.

Dr. Osterheider

Standen alle Patienten während der Studie unter neuroleptischer Medikation?

Fr. Dr. Ertl-Gehrke

Alle Patienten erhielten Medikamente, nicht aber die Verwandten.

Prof. Dr. Gaebel

Sie vermuten, die erhöhte Spiperonbindung sei ein Marker für die psychische
Vulnerabilität. Welche Hinweise gibt es für diese Spekulation?

Fr. Dr. Ertl-Gehrke

Dr. Bondi stellte fest, daß die Bindung an Lymphozyten bei schizophrenen
Patienten spezifisch erhöht ist. Sie hat allerdings keine Familienangehörigen
untersucht. Wir prüfen z.Z., ob dieses Merkmal auch bei Verwandten anzu-
treffen und damit möglicherweise genetisch bedingt ist. Es ist eine Vermutung, für die aber bisher noch keine Beweise vorliegen.

Prof. Dr. Rifkin

Mit welcher Spezifität und Sensitivität zeigt dieser Marker eine bestehende
Schizophrenie an?

Fr. Dr. Ertl-Gehrke

Der Marker ist nicht spezifisch für eine Schizophrenie. Die Untersuchungen
von Dr. Bondi ließen das zwar zunächst vermuten, weil sie dieses Markmal
nur bei schizophrenen Patienten fand. In der Familienstudie fand es sich aber
auch bei unipolaren Erkrankungen und anderen psychiatrischen Störungen.
Eine erhöhte Spiperonbindung ist also wahrscheinlich lediglich ein Marker
einer allgemeinen Vulnerabilität gegenüber psychischen Erkrankungen.

Prof. Dr. Rifkin

Ist der Marker spezifisch für das Bestehen einer Erkrankung? Lassen sich
damit Gesunde von Patienten unterscheiden?

Fr. Dr. Ertl-Gehrke

Alle kranken Familienangehörigen zeigten eine gesteigerte Spiperonbindung. Es gab allerdings auch einige 60- bis 70jährige Personen mit erhöhter
Spiperonbindung, die aber nie krank waren. Selbst wenn die Vulnerabilität
genetisch fixiert sein sollte, so spielen aber sicher auch Umweltfaktoren eine
große Rolle. Bei der Entstehung schizophrener oder anderer Psychosen
schätzt man ihre Beteiligung auf etwa 50%. Umweltfaktoren wurden in dieser Studie aber nicht untersucht, dies ist ein gewisses Manko.

Dr. Dr. Miller

Hat Dr. Bondi auch Patienten mit anderen psychiatrischen Erkrankungen als
Kontrollgruppe verwendet, oder handelte es sich immer um gesunde Kontrollpersonen?

Fr. Dr. Ertl-Gehrke

Ja, sie untersuchte auch anderweitig psychiatrisch erkrankte Kontrollpatien-
ten. Die Hypothese war, daß die Spiperonbindung etwas mit der Schizophrenie zu tun hatte, ohne genau zu wissen, auf welche Weise. Es zeigte sich, daß
die Lymphozytenbindung von Spiperon nur bei schizophrenen Patienten
erhöht war, nicht dagegen bei Patienten mit anderen psychiatrischen Diagnosen wie endogener Depression oder Neurosen.

Priv.-Doz. Dr. Heininger

Schizophrene zeigen bekanntlich verschiedene Störungen des Immunsystems. Ihre Befunde an Lymphozyten sind daher möglicherweise kein Prädiktor einer Schizophrenie, sondern einer Störung des Immunsystems.
Haben Sie diese Möglichkeit kontrolliert?

Fr. Dr. Ertl-Gehrke

In den abgeschlossenen Studien nicht. Wir berücksichtigen diesen Punkt
aber in unseren neuen Untersuchungen.

Dosierung und Therapieerfolg bei der Langzeitbehandlung der Schizophrenie

A. Rifkin

Versucht man, eine Antwort auf die Frage zu finden, welches die beste Dosierungsstrategie in der Langzeitbehandlung der Schizophrenie ist, so fällt zunächst auf, wie klein die Zahl der kontrollierten Studien ist, die zu diesem Thema existieren. Diese Situation steht in krassem Gegensatz zu der Fülle klinischer Studien, die beispielsweise für Neuroleptika in der Therapie der akuten Schizophrenie oder für Antidepressiva in der Therapie der endogenen Depression vorliegen.

Die Gründe hierfür sind vielfältig. Einer der wichtigsten ist offenbar die Tatsache, daß Langzeitstudien bei schizophrenen Patienten erheblich schwieriger durchzuführen sind als Akutstudien, weil sie wesentlich länger dauern und weitaus kostenträchtiger sind. Dazu kommt, daß die meisten Untersucher, eben weil diese Studien so aufwendig sind, lieber etwas Neues erforschen als nur die Befunde anderer Arbeitsgruppen zu bestätigen. Schließlich haben sich im Laufe einiger Jahre u.a. auch methodologische Kriterien geändert, was neue Probleme hinsichtlich der Vergleichbarkeit der Studien aufwirft. Letztendlich bleibt nur eine Handvoll Studien, die überdies meist schlecht vergleichbar sind und sich die Interpretation dadurch sehr schwierig gestaltet.

Wie eine von der WHO initiierte Untersuchung zeigt, bestehen für die durchschnittliche Dosierung von Neuroleptika in der Akuttherapie der Schizophrenie von Land zu Land erhebliche Unterschiede. Während z.B. in Panama Neuroleptika extrem niedrig dosiert werden, liegen in den USA die üblicherweise verwendeten Dosen sehr hoch.

Vor einigen Jahren untersuchten wir in 3 Kliniken in der Umgebung von New York die Veränderungen in der Dosierung von Neuroleptika über einen Zeitraum von 10 Jahren. Soweit ich weiß, ist eine solche Untersuchung vorher nie in der Literatur dokumentiert worden. Wir rechneten die Dosen auf Chlorpromazinäquivalente um. In allen 3 Kliniken hatten sich − wenn auch mit gewissen Unterschieden − die durchschnittlichen Dosen innerhalb dieser 10 Jahre mehr als verdoppelt. Das trifft in gleicher Weise auch auf die Entlassungsdosierungen zu. Beispielsweise stieg am Mount Sinai Hospital die Entlassungsdosierung von 942 mg Chlorpromazinäquivalenten im Jahre 1972 auf deutlich über 2000 mg im Jahre 1982.

Ich vermute, daß die Höhe der ambulanten Erhaltungsdosis weitgehend von der stationär verabreichten Dosis abhängt. Wenn ein stationärer Patient mit der verordneten Dosis gut zurechtkommt, dann scheut sich der Arzt bei seiner Entlassung natürlich, die Dosis herabzusetzen, weil er keinen Rückfall seines Patienten riskieren möchte.

Am Queens Hospital analysierten wir die Dosierungen von 63 Patienten, die aus der stationären Behandlung in die ambulante Betreuung entlassen worden waren und 6 bis 12 Monate dort verblieben. Es bestand eine extrem hohe Korrelation zwischen der Entlassungsdosis und der Dosis nach 6 und 12 Monaten. Die Gründe für eine Änderung der Dosierung hingen nicht vom Krankheitsverlauf des Patienten oder vom Auftreten von Nebenwirkungen ab.

In den 70er und frühen 80er Jahren bestand in den USA eine allgemeine Tendenz, die Dosierung von Neuroleptika zu erhöhen. Zur gleichen Zeit wurde die „rasche Sättigung" mit Neuroleptika populär. Man hatte die Vorstellung, daß durch eine hochdosierte Neuroleptikagabe im frühen Verlauf der Schizophrenie die sonst nur schwierig zu beherrschenden Symptome kontrolliert werden könnten. Etwa ein halbes Dutzend kontrollierter Doppelblindstudien wurden durchgeführt, um den Nutzen dieser Strategie nachzuweisen, aber alle verliefen negativ. Alle diese Studien zeigten, daß die Hochdosierung keinen Vorteil mit sich brachte.

Merkwürdigerweise praktizierte man aber genau das Gegenteil dessen, was die kontrollierten Studien gezeigt hatten. Das mag z.T. darauf zurückzuführen sein, daß den anfänglichen Pilotstudien anscheinend mehr Beachtung geschenkt wird als den folgenden Doppelblindstudien. Wir verglichen beispielsweise in einer Pilotstudie an 10 stationären schizophrenen Patienten eine Dosierung von 1200 mg Fluphenazin mit einer Dosierung von nur 30 mg Fluphenazin. In dieser Pilotstudie zeigte die Dosierung von 1200 mg gute Resultate. Leider, so muß ich heute sagen, publizierten wir dieses Ergebnis. Anschließend führten wir eine kontrollierte Doppelblindstudie durch, die eindeutig belegte, daß in Wirklichkeit die niedrige Dosis von 30 mg günstiger war als die Dosis von 1200 mg Fluphenazin. Ungeachtet dessen werden weiterhin mit Vorliebe die Ergebnisse der ursprünglichen Pilotstudie zitiert, als sei ich ein Verfechter der Hochdosierung, obwohl wir in Wirklichkeit das Gegenteil fanden.

Der Grund für die steigende Dosierung in dieser Zeit war ein Übergang von niedrigpotenten auch hochpotente Neuroleptika. Zum Beispiel waren 1973 am Mount Sinai Hospital 96% der Patienten auf Thioridazin eingestellt. Bis 1982 war dieser Prozentsatz auf 20% gesunken. In der gleichen Zeit stieg der Anteil der mit Haloperidol behandelten Patienten von 16 auf 68%. Möglicherweise beruht diese Entwicklung darauf, daß hochpotente Neuroleptika, insbesondere in Kombination mit Anti-Parkinson-Mitteln, in hohen Dosen ohne Sedierung verabreicht werden können. Dosen von 1–1,5 g niedrigpotenter Neuroleptika machen die Patienten dagegen sehr schläfrig.

Aus verschiedenen politischen Gründen standen die Psychiater in den USA in diesen Jahren unter großem Druck, die Dauer der stationären Behandlung zu reduzieren. Infolge dessen verkürzte sich der durchschnittliche Aufenthalt in allen 3 untersuchten Krankenhäusern um nahezu 50%. Es besteht eine ausgezeichnete umgekehrte Korrelation zwischen der Kürzung des Krankenhausaufenthalts und dem Anstieg der Neuroleptikadosierung. Dies ist möglicherweise so zu interpretieren, daß die Kliniker versuchten, die knappere Zeit, in der sie ihre Patienten zu behandeln hatten, durch eine höhere Neuroleptikadosierung zu kompensieren.

Bis zum Jahr 1977 stand immer noch die Frage offen, ob eine neuroleptische Langzeitbehandlung besser ist als die Gabe von Placebo. Um diese Frage zu beantworten, führten wir eine Studie durch, in der wir nicht nur prüften, ob Fluphenazin wirksamer ist als Placebo, sondern auch, ob Fluphenazindecanoat wirksamer ist als oral verabreichtes Fluphenazin. Die Untersuchung umfaßte 73 ambulante, stabile schizophrene Patienten, die mit flexiblen Dosen von 0,5−2 ml Fluphenazindecanoat, 5−20 mg Fluphenazin oral oder Placebo behandelt wurden. Die Untersuchung erfolgte doppelblind, jeder Patient erhielt also sowohl Tabletten als auch Injektionen.

Die Ergebnisse belegten den Nutzen der neuroleptischen Langzeittherapie sehr überzeugend: Unter Placebo betrug die Rezidivrate 68%, unter beiden Verummedikationen dagegen nur 5%. Wir waren jedoch überrascht, daß zwischen Fluphenazin oral und Fluphenazin Depot kein Unterschied bestand. Wir hatten für die Depotform bessere Ergebnisse erwartet, weil wir davon ausgehen können, daß ungefähr die Hälfte der Patienten ihre Tabletten nicht einnimmt, wogegen bei der Depotbehandlung eine unerkannte Noncompliance ausgeschlossen ist.

Von 7 entsprechenden Vergleichsstudien konnten 6 keine Unterschiede zwischen oraler und Depotmedikation nachweisen. Die eine Studie, die einen Unterschied feststellte, ist schwierig zu beurteilen, denn die dort ermittelten Rückfallquoten weichen von den Ergebnissen anderer Untersucher erheblich ab.

Mit der gleichen Studienanlage kam eine Untersuchung von Möller und Mitarbeitern zu exakt den gleichen Zahlen. Wir hatten eine hohe Drop-out-Rate unter Fluphenazindecanoat aufgrund von Nebenwirkungen, die wir als Akinesie bezeichneten. Möller und Mitarbeiter machten dieselbe Beobachtung, sie nannten diese Begleiterscheinungen allerdings „neuroleptische Depression". Ursächliche Zusammenhänge und Unterschiede von Akinesie und neuroleptischer Depression sind weiterhin umstritten.

Die umfangreichste und methodologisch wahrscheinlich beste Studie zum Vergleich von Fluphenazindecanoat und oralem Fluphenazin ohne Plazebokontrolle ist die von Nina Schooler und Mitarbeitern aus dem Jahre 1980. In dieser Untersuchung wurden 214 schizophrene Patienten vom Zeitpunkt der stationären Entlassung an ein Jahr lang mit flexiblen Dosen innerhalb eines weiten Dosierungsbereiches behandelt. Die Dosierung des Decanoats betrug 12,5−100 mg alle 3 Wochen, die orale Dosis lag zwischen 2,5 und 60 mg täglich.

Die Ergebnisse zeigten, daß sich die Rezidivraten unter beiden Medikationen nicht signifikant unterschieden. Auch hinsichtlich der sozialen Eingliederung und der Nebenwirkungen bestanden keine Unterschiede. Ich weiß nicht, warum die orale Medikation trotz der Tatsache, daß viele Patienten sie nicht nehmen, ebenso gute therapeutische Resultate liefert wie die Depotbehandlung. Eine mögliche Erklärung ist, daß diejenigen 50% der Patienten, die ihre Tabletten nehmen, zufällig die gleichen Patienten sind, die einer Teilnahme an Studien zustimmen. Es könnte auch sein, daß wir die orale Medikation − und vielleicht auch die Depotmedikation − überdosieren, so daß die Patienten möglicherweise selbst dann noch eine therapeutische Dosis erhalten, wenn sie die Hälfte der Tabletten auslassen.

Wie dem auch sei, es erscheint rätselhaft, warum das Depotneuroleptika keine besseren Ergebnisse zeigt, denn das wäre eigentlich einsichtig. Besonders wichtig ist dieser Sachverhalt in den USA, wo vermutlich weniger als 10% der ambulant versorgten Schizophrenen mit Depotneuroleptika behandelt werden − eine Strategie, die von der in Europa üblichen Praxis stark abweicht. Ein wesentlicher Grund für diesen Unterschied ist anscheinend darin zu sehen, daß in den USA die meisten Patienten eine Injektionstherapie ablehnen.

Diese Einstellung läßt sich jedoch ändern. Als wir beispielsweise unsere Vergleichsstudie Depot-oral-Placebo durchführten, kamen uns Bedenken, möglicherweise verfälschte oder zumindest verzerrte Ergebnisse zu erhalten, weil viele Patienten eine Teilnahme an der Studie bestimmt ablehnen würden, wenn sie dabei Injektionen in Kauf nehmen müßten. Folglich führten wir in der Klinik die Vorschrift ein, daß alle stationär aufgenommenen schizophrenen Patienten grundsätzlich mit Depotneuroleptika behandelt werden. Danach waren 90% der Patienten mit der Depotbehandlung einverstanden − was man erwartet, das akzeptiert man auch. Jetzt bedeutete die Aufnahme der Patienten in die Studie nicht mehr, daß sie allein aufgrund dessen Injektionen bekommen würden, wodurch die ganze Sache viel akzeptabler wurde.

Nachdem feststand, daß eine Behandlung mit Neuroleptika besser war als gar keine Therapie, stellte sich als nächste Frage: Welche Dosierung ist zu verwenden? Im Jahre 1983 führten wir an der Hill Side Klinik eine Doppelblindstudie durch, weil unsere Beobachtungen Anlaß zu der Sorge gaben, daß Akinesie und andere Nebenwirkungen die therapeutische Wirkung der Neuroleptika nicht unerheblich beeinträchtigen könnten. Heute ist dieser Gedanke Allgemeingut, aber in den späten 70er und frühen 80er Jahren war er ziemlich neu. Wir verglichen 2 Dosierungen von Fluphenazindecanoat bei 126 schizophrenen oder schizoaffektiven ambulanten Patienten, die höchstens leicht psychotisch und für mindestens 1 Jahr stabil waren. Die Standarddosis betrug 12,5−50 mg Fluphenazindecanoat alle 2 Wochen. Die niedrigere Dosierung betrug ein Zehntel davon, wofür wir eine 10fache Verdünnung verwendeten.

Nach einem Jahr betrug die Rückfallquote unter der Standarddosierung nur 7%, unter der Niedrigdosierung dagegen 56%. Dieser Unterschied war hochsignifikant. Damit schien es uns und anderen sehr überzeugend bewiesen, daß ein Zehntel der Standarddosis für eine wirksame Rezidivprophylaxe zu niedrig ist. Interessant war jedoch der Befund, daß die niedrigdosiert behandelten Patienten während der rezidivfreien Zeit eine bessere soziale Eingliederung aufwiesen. Insbesondere die Eltern der Patienten äußerten weniger Klagen. Dies war die erste kontrollierte Doppelblindstudie, die zeigte, daß die Dosierung einen Einfluß auf soziale Variablen haben kann.

Wir stellten darüber hinaus mit der niedrigen Dosis fest, daß dyskinetische Symptome tendenziell seltener auftraten, was darauf hindeutete, daß die Höhe der Dosierung möglicherweise für das Auftreten einer tardiven Dyskinesie von Bedeutung ist.

Es ist schwierig zu entscheiden, was wichtiger ist, die Verhütung eines Rezidivs oder die Verbesserung der sozialen Funktion zwischen den Rückfällen. Auf den ersten Blick neigt man dazu, der Rezidivprophylaxe die höchste Bedeutung einzuräumen. Betrachtet man jedoch das gesamte Leben eines schizophrenen Patienten, so ist auf lange Sicht vielleicht doch die Wiederherstellung der sozialen Funktion zwischen den Rezidiven noch wichtiger. Zumindest in unserem Land gestaltet sich die ärztliche Langzeitbehandlung chronisch schizophrener Patienten ziemlich problematisch. Die Patienten bleiben selten über längere Zeit beim gleichen Arzt. Nur in der Familie scheint der Patient wirklich auf Dauer Halt zu finden. Die Toleranz der Familie gegenüber dem schizophrenen Patienten ist daher außerordentlich wichtig, denn die Familie ist seine mit Abstand wichtigste Stütze.

Da eine 10fache Verdünnung anscheinend zu schwach war, untersuchten Marder und van Putten den Effekt einer 5fachen Verdünnung. Ihre Studie schloß 66 männliche Patienten mit einer Schizophrenie nach den Kriterien des DSM III ein. Sie waren seit mindestens 2 Monaten unter Fluphenazindecanoat stabil. Patienten, die mehr als 25 mg alle 2 Wochen benötigten, wurden nicht in die Studie aufgenommen. Die Untersuchung dauert 2 Jahre. Zweijahresstudien liefern zwar zuverlässigere Ergebnisse als Einjahresstudien, sie sind aber auch wesentlich schwieriger durchzuführen und gehen immer mit höheren Drop-out-Raten einher.

Die Standarddosierung betrug in dieser Studie 25 mg, die niedrige Dosierung wa 5 mg alle 2 Wochen. Die Autoren definierten als erste einen zweistufigen Rückfall: Das erste Auftreten psychotischer Symptome bezeichneten sie als „psychotische Exazerbation", worauf die Dosierung verdoppelt wurde. Verschwand die Symptomatik daraufhin nicht innerhalb kurzer Zeit, so handelte es sich um ein „komplettes Rezidiv". Auf diese Weise konnte man Patienten in der Studie belassen, die sich klinisch vorübergehend verschlechterten und dann wieder besserten, wogegen früher solche Patienten eben aus der Studie herausfielen, sobald sie psychotisch wurden.

Hinsichtlich der Häufigkeit psychotischer Exazerbationen zeigte sich nach dem ersten Jahr kein signifikanter Unterschied zwischen der Standarddosierung (43%) und der Niedrigdosierung (36%). Nach dem zweiten Jahr war jedoch ein Unterschied ersichtlich: Unter der niedrigen Dosis waren psychotische Exazerbationen signifikant häufiger (36%) als unter der Standarddosis (16%). Bei den kompletten Rezidiven war jedoch sowohl nach 1 als auch nach 2 Jahren keine signifikante Differenz zwischen beiden Dosierungen auszumachen. Die niedrige Dosis scheint daher für die Rezidivprophylaxe zu genügen, sofern der Patient sorgfältig beobachtet und die Neuroleptikadosis verdoppelt wird, sobald wieder psychotische Symptome auftreten.

Am Ende des ersten Jahres waren unter der Standarddosierung häufiger Retardierung und Akathisien festzustellen, diese Unterschiede verloren sich aber im zweiten Jahr. Unter der Standarddosierung war jedoch die Dropout-Rate höher, was die Interpretation der Daten erschwert. Diese Ergebnisse entsprechen unseren eigenen Befunden, die zeigten, daß niedrigere Dosen offenbar besser verträglich sind. Marder und van Putten untersuchten zwar nicht die soziale Anpassung, doch erscheint es vernünftig anzunehmen, daß sich die Unterschiede bei den Nebenwirkungen auch in diesem Parameter widerspiegelten.

Eine im wesentlichen identische Studie führte Hogarty durch. Über einen Zeitraum von 2 Jahren beobachtete er 70 Patienten, die nach den Kriterien der RDC schizophren oder schizoaffektiv erkrankt und seit mindestens 6 Monaten stabil waren. Seine Definition der Dosierung war nicht so klar wie die von Marder und van Putten. Es ergab sich aber eine Standarddosis von 25 mg und eine Niedrigdosis von 3,8 mg Fluphenazindecanoat, was ungefähr einer 5fachen Verdünnung entspricht. Hogarty analysierte auch hohes und niedriges emotionales Engagement („expressed emotion"), um herauszufinden, ob das emotionale Verhalten der Eltern des Patienten einen Einfluß auf die Rezidivrate und die erforderliche Neuroleptikadosis hatte. Ähnlich wie Marder und van Putten unterschied er „kleinere Episoden" und „Rezidive", aber im Gegensatz zu deren und unseren eigenen Studien verwendete Hogarty keine operationalisierten, sondern klinische Kriterien zur Feststellung eines Rezidivs.

Bei den kleineren Episoden fan disch nach 2 Jahren absolut kein Unterschied zwischen beiden Dosierungen. Hinsichtlich der vollständigen Rezidive lieferte die Standarddosierung im ersten und zweiten Jahr bessere Ergebnisse, die Unterschiede waren jedoch nicht signifikant. Auch diese Untersuchung zeigte somit, daß sich mit einem Fünftel der üblichen neuroleptischen Erhaltungsdosis in der Rezidivprophylaxe vergleichbar gute Resultate erzielen lassen.

Auf der BPRS ergab sich für den Faktor Retardierung mit der Standarddosierung ein schlechterer Wert als für die Niedrigdosierung. Auch hinsichtlich der sozialen Adaptation waren die Ergebnisse für die niedrige Dosierung eindeutig günstiger. Abgesehen von einer Korrelation mit niedrigem emotionalem Engagement war fast kein Einfluß von emotionalem Engagement auf die Rezidivhäufigkeit festzustellen. Rigor und Akinesie waren unter der niedrigen Dosis schwächer ausgeprägt. Auch diese Befunde scheinen also dafür zu sprechen, eher niedrigere Dosen zu geben.

Abschließend möchte ich die sog. „intermittierende Therapie" („targeted approach") erwähnen. Damit ist gemeint, daß der Patient nur im Falle einer klinischen Verschlechterung neuroleptisch behandelt wird. Solange es ihm gut geht, erhält er keine Medikamente. Beim ersten Auftreten von Prodromalzeichen wird jedoch unverzüglich eine neuroleptische Therapie eingeleitet. Der erhoffte Vorteil dieser Strategie ist eine auf lange Sicht geringere Belastung des Patienten durch Neuroleptika und Nebenwirkungen. Bei genügender Aufmerksamkeit des Arztes und korrektem Erkennen der Frühwarnzeichen bietet dieses Vorgehen möglicherweise gleich gute Erfolgschancen.

Derzeit laufen mehrere Studien zum Nutzen der intermittierenden Therapie. In einer kürzlich erschienenen Arbeit berichten Carpenter und Mitarbeiter über vorläufige Ergebnisse einer Studie an 116 schizophrenen Patienten mit einer gerade abgeklungenen psychotischen Episode. Die Patienten wurden randomisiert einer intermittierenden 2jährigen Therapie oder einer Dauerbehandlung zugeführt. Die neuroleptische Medikation wurde abgesetzt. Bei Erscheinen von Frühsymptomen erhielten sie eine 6wöchige Standardbehandlung. Wenn sich der klinische Zustand gebessert hatte, wurde die Therapie wieder beendet. Die geläufigsten Frühsymptome sind sehr unspezifisch, wie z.B. Ängstlichkeit oder Traurigkeit. Auch diese Untersuchung verwendete das Konzept des 2stufigen Rezidivs, wobei zwischen leichteren Exazerbationen und Hospitalisierungen als Maß eines schwereren Rückfalls unterschieden wurde.

Die Einnahme der Neuroleptika wurde in dieser Studie nicht kontrolliert. Die intermittierend mit Thioridazin behandelten Patienten erhielten durchschnittlich 4,4 Haloperidoläquivalente im Vergleich zu 173 Haloperidoläquivalenten der dauerbehandelten Patienten, die als Kontrollgruppe dienten. Die mit Chlorpromazin behandelten Patienten bekamen durchschnittlich 11,8 Haloperidoläquivalente bei intermittierender und 433 Haloperidoläquivalente bei kontinuierlicher Therapie. Im allgemeinen erhielten intermittierend behandelte Patienten insgesamt beträchtlich geringere Mengen an Neuroleptika.

In der intermittierend behandelten Gruppe kam es innerhalb von 2 Jahren im Durchschnitt zu 4,21 leichteren Exazerbationen. Dies war signifikant mehr als die durchschnittlich 2,76 leichteren Exazerbationen, die im gleichen Zeitraum unter Dauerbehandlung auftraten. Die Zahl der stationären Aufnahmen war bei intermittierender Behandlung tendenziell höher. Auch die soziale Eingliederung war im zweiten Jahr schlechter als bei den dauerbehandelten Patienten, die häufiger ihrem Beruf nachgingen und insgesamt bessere Ergebnisse aufwiesen. Offenbar verschlechtert sich die soziale Anpassung im zweiten Jahr, wenn man die Dosis unter eine bestimmte Grenze senkt.

Insgesamt vermute ich, daß sich die intermittierende Therapie nicht als sehr wirksam erweisen wird, weil die bedarfsweise Gabe von Neuroleptika die Rückfallgefahr nicht zu bannen scheint. Darüber hinaus bin ich mir auch nicht sicher, wie zuverlässig die sog. Frühwarnzeichen tatsächlich sind.

Zusammenfassend ist festzustellen, daß die unzureichende Datenlage bisher keine weiterführenden Schlüsse in der wichtigen Frage nach der besten Dosierungsstrategie für die Langzeitbehandlung der chronischen Schizophrenie gestattet. Nahezu alle klinischen Studien wurden mit Depotpräparaten durchgeführt. Dies mag hilfreich sein für Europa, wo Patienten bevorzugt Depotneuroleptika erhalten. Für die USA dagegen, wo mehr als 90% der schizophrenen Patienten oral behandelt werden, bin ich mir über die Relevanz dieser Befunde nicht im klaren.

Ich bezweifle stark, daß sich Depotdosierungen zuverlässig in Oraldosierungen umrechnen lassen. Die erforderlichen oralen Dosierungsbereiche sind mir daher unbekannt. Primärer Sinn der Forschung ist aber nicht, die eigene Neugier zu befriedigen, sondern unseren Patienten zu helfen. Da Schizophrene die orale neuroleptische Therapie gut akzeptieren, brauchen wir erheblich mehr Studien mit oraler Dosierung, selbst wenn das Problem der Noncompliance fortbesteht.

Diskussion zum Vortrag von Prof. Dr. Rifkin

Prof. Dr. Katschnig

Bei Langzeitstudien an ambulanten Patienten sind nichtpharmakologische Faktoren wahrscheinlich von größerer Bedeutung als bei Akutstudien an hospitalisierten Patienten. Ich frage mich daher, ob sich einige der von Ihnen vorgestellten Befunde möglicherweise auch durch solche nichtpharmakologischen Faktoren erklären lassen.

Beispielsweise könnte die fehlende Differenz zwischen der oralen und der Depotmedikation auf der Tatsache beruhen, daß in solchen Studien gewöhnlich beide Gruppen einen zeitlich strukturierten Vorstellungsplan haben. Ein solcher fester Zeitplan unterstützt den depotneuroleptisch behandelten Patienten bei der Gestaltung seines Lebens natürlich ebenso wie die Familie.

Bei oraler Langzeitbehandlung innerhalb einer klinischen Studie könnte sich daher in der oral und in der depotneuroleptisch behandelten Gruppe die gleiche Compliance und die gleiche Wirkung ergeben. Außerhalb einer klinischen Studie vermute ich dagegen bei ambulanten Patienten eher eine geringere Compliance bei oraler Medikation, weil keine strikte Notwendigkeit zur Einhaltung regelmäßiger Besuchstermine besteht wie im Falle iner Therapie mit Depotinjektionen. Aus der klinischen Erfahrung wissen wir doch, daß durchaus ein Unterschied zwischen diesen beiden Behandlungsformen besteht.

Mein zweiter Kommentar betrifft die intermittierende Therapie: Ich glaube, bei solchen Studien sollten die Patienten randomisiert einer Familienunterstützung bzw. keiner Familienunterstützung zugeteilt werden. Daraus ergibt sich möglicherweise ein beträchtlicher Unterschied, weil es von Bedeutung sein dürfte, wie die Familie mit dem Patienten umgehen kann. Vermutlich müßte man eine solche Studie durchführen, bevor die Wirksamkeit der intermittierenden Therapie abschließend beurteilt werden kann.

Prof. Dr. Rifkin

Ich bin vollkommen Ihrer Meinung. In meinem Vortrag bin ich auf die psychosoziale Therapie nicht eingegangen. Es sind allerdings mehrere Studien zu dieser Frage im Gange, und einige sind auch schon publiziert. Sie scheinen darauf hinzudeuten, daß die psychosoziale Therapie bei schizophrenen Patienten eine Wirkung zeigt. Derzeit läuft in den USA eine große Studie mit 3 Neuroleptikadosierungen und 2 Arten von Familientherapie.

Nach meiner Kenntnis der Literatur scheint es mir aber voreilig, der psychosozialen Therapie ein hohes Maß an Wirksamkeit zuzusprechen. Vergleicht man die insgesamt vorliegenden Belege für eine Beeinflussung des Krankheitsverlaufs durch eine medikamentöse bzw. psychosoziale Behandlung, so ist der Unterschied doch überwältigend.

Ich will damit keineswegs sagen, daß nur Medikamente therapeutisch wichtig sind. Wir sollten uns aber auch davor hüten, Unwissenheit zu Wissen zu erheben. Es ist zwar theoretisch denkbar, daß die Umgebung oder genetische Faktoren für die Hälfte der Unstimmigkeiten verantwortlich sind, entscheidend ist aber zu wissen, worin diese Hälfte besteht. Momentan können wir lediglich feststellen, daß wir die Hälfte der Faktoren nicht kennen. Ich glaube, wir fangen gerade erst an zu verstehen, was nichtpharmakologische Faktoren eigentlich sind.

Prof. Dr. Katschnig

Man hat zeigen können, daß eine alleinige psychosoziale Therapie nicht besonders wirksam ist. Möglicherweise besteht jedoch eine bedeutsame Interaktion z.B. hinsichtlich der Compliance oder auch der Fähigkeit von Familienangehörigen, weniger dramatische Symptome selbst in den Griff zu bekommen und so den Patienten nicht wieder in einen voll ausgeprägten Rückfall entgleisen zu lassen. Ich vermute daher eher einen Interaktionseffekt als eine eigenständige Wirksamkeit der psychosozialen Therapie. Bei allen einschlägigen Studien wurden schließlich auch Neuroleptika eingesetzt.

Prof. Dr. Rifkin

Das vermute ich auch. Heute vertritt wohl niemand mehr die Meinung, daß eine alleinige psychosoziale Therapie adäquat ist. Aber selbst die Annahme eines Interaktionseffekts, die nach gesundem Menschenverstand gewiß vernünftig scheint, hat uns nicht allzuviel weitergebracht. Ich glaube, der definitive Nachweis dieser Interaktion ist bisher noch nicht gelungen.

Prof. Dr. Gaebel

Ich möchte noch einmal zum Vergleich zwischen oraler und Depotmedikation zurückkehren. Es trifft zu, daß im ersten Jahr kein Unterschied zwischen beiden zu erkennen war. Zumindest die Studie von Hogarty hat aber gezeigt, daß im zweiten Jahr durchaus ein Unterschied zugunsten der Depotmedikation bestand. Haben Sie dafür eine Erklärung? Kane vermutete, daß die Compliance mit der Zeit zunimmt und daher erst im zweiten Jahr ein Unterschied zutage tritt.

Vielleicht benötigt die Umstellung auf Depotneuroleptika eine gewisse Zeit bis zum Aufbau des „steady state". Hier liegt u.U. ein weiterer Grund, warum die Patienten im ersten Jahr von der Depotbehandlung nicht profitieren, wohl aber im zweiten.

Prof. Dr. Rifkin

Natürlich könnten pharmakokinetische Aspekte für die Unterschiede zwischen dem ersten und dem zweiten Jahr von Bedeutung sein. Vielleicht gibt es aber darüber hinaus auch noch andere Gründe, die wir noch gar nicht kennen. Es scheint allgemein so zu sein, daß die Behandlungsunterschiede im zweiten Jahr größer sind als im ersten. Vorläufig können wir das doch nicht erklären.

Prof. Dr. Ereshefsky

Es scheint mir wichtig, darauf hinzuweisen, daß bei allen Studien, die Sie uns vorgestellt haben, deutliche Selektionsartefakte beteiligt waren, wie z.B. die mehrmonatige Stabilisierung. Das heißt, daß man die respondierende Gruppe unter geringeren neuroleptischen Initialdosierungen betrachtet. Möglicherweise lassen sich solche Resultate aus klinischen Studien schlecht auf Patienten des Klinikalltags übertragen, wo die Heterogenität der Erkrankung nicht eingeengt wird durch eine Subtypisierung der Patienten nach dem Modus des Ansprechens. In einer klinischen Studie ist das natürlich notwendig. Aber dann arbeitet man nur mit einer Subpopulation schizophrener Patienten, nicht mit der Gesamtpopulation.

Was die Untersuchungsdauer von 2 Jahren betrifft, so sind mir 2 Studien bekannt, die keine signifikanten Unterschiede aufdecken konnten. Die Untersuchung von Hogarty betrifft auch die Interaktion mit einer psychosozialen Therapie, weil depotneuroleptisch und zugleich psychosozial behandelte Patienten bessere Ergebnisse zeigten als alle anderen.

Die Untersuchung von Johnston zeigte ebenfalls nach 3 Monaten klinische und teilweise auch statistisch signifikante Unterschiede. Bei unwirksamer Therapie gibt es eine begrenzte, nicht allzu hohe Rückfallquote. Es scheint also ganz vernünftig, das erste Jahr abzuwarten, um den tatsächlichen Effekt der Therapie erkennen zu können. Vielleicht reicht die Zeit nicht aus, um Unterschiede in den Überlebensraten zu entdecken, weswegen viele Untersucher zu Überlebensanalysen übergegangen sind. Dies mag erklären, warum die Daten noch immer unsicher sind.

Prof. Dr. Rifkin

Ich möchte Ihnen zustimmen. Ich glaube aber auch, daß unsere Forschung sich auf Fragen konzentrieren sollte, die wichtig sind für unsere Patienten, und nicht auf solche, die uns aus theoretischen Gründen vielleicht mehr interessieren. Wir dürfen das erste Jahr nicht außer acht lassen, auch wenn die Daten anscheinend weniger zuverlässig sind als die des zweiten Jahres. Unsere Patienten erwarten auch für das erste Jahr unsere Hilfe.

Zur Studie von Hogarty: Mir ist nicht erinnerlich, daß er für die psychosoziale Behandlung einen klaren Therapieeffekt hat nachweisen können.

Priv.-Doz. Dr. Linden

Ich glaube, das Thema Depotbehandlung versus orale Behandlung reduziert sich letztlich auf die Frage der Compliance bzw. Noncompliance. Dabei handelt es sich aber nicht um ein einheitliches Phänomen, sondern um mehrere verschiedene Phänomene von wahrscheinlich unterschiedlichem Einfluß auf den Behandlungsverlauf. Der begrifflichen Klarheit halber sollten wir daher sorgfältig zwischen folgenden 3 Formen der Noncompliance differenzieren, die nach meiner Erfahrung meist durcheinandergeworfen werden:

Die erste ist die Ablehnung der Therapie. Dieses Phänomen hängt wahrscheinlich eng vom Krankheitsbegriff der Patienten ab. Beispielsweise besteht in den eben vorgestellten Studien vermutlich eine hohe Patientenselektion, denn jemand, der eine Therapie insgesamt ablehnt, wird sich auch an keiner Studie beteiligen.

Die zweite Form der Noncompliance ist der Abbruch der Behandlung. Diese Form ist möglicherweise der ersten ähnlich, aber weitaus komplizierter. Sie hängt davon ab, welchen äußeren Druck man auf den Patienten ausüben kann. Hat man Kontrolle über den Patienten, wie beispielsweise im Falle der stationären Behandlung, dann gibt es primär keine Ablehnung der Therapie, wohl aber einen späteren Abbruch.

Drittens gibt es noch Therapieunregelmäßigkeiten, die im Grunde etwas völlig anderes sind, weil sie Patienten betreffen, die prinzipiell mit der Behandlung einverstanden sind, die aber bloß Schwierigkeiten haben, die Dinge immer in der erforderlichen Weise durchzuführen.

Die Unterscheidung dieser Arten der Noncompliance könnte helfen, die unterschiedlichen Resultate zu erklären. In zukünftigen Studien sollten wir daher diese Typen der Noncompliance stärker berücksichtigen und unsere Daten entsprechend differenziert analysieren.

Prof. Dr. Rifkin

Die Patientencompliance ist in diesem Zusammenhang wahrscheinlich wichtiger als alles andere. Was nützt es denn, wenn wir hochwissenschaftlich irgendwelche Details der medikamentösen Therapie diskutieren und der Patient seine Medikamente gar nicht nimmt? Hier liegt das Problem. Es ist deswegen wichtig, die Qualität der Compliance zu messen. Eine Therapieform, die nachweislich eine bessere Compliance mit sich bringt als andere Therapieformen, besäße einen riesigen Vorteil. Aus diesem Grunde favorisiere ich auch die Niedrigdosierung. Wie Sie richtig anmerkten, stellen die Patienten zum Zeitpunkt der Aufnahme in eine Studie eine hochselektierte

Gruppe dar. Statt exakte Rückfallquoten zu berechnen, würde mich eine zuverlässige Extrapolation der Compliance viel eher interessieren.

Vielleicht ist die Noncompliance in Europa ein geringeres Problem. Aber in New York kommt nur ein kleiner Bruchteil der chronisch Schizophrenen zur Behandlung. Ungefähr 90% der eingewiesenen Schizophrenen sind chronisch kranke Patienten, bei denen es unter akuter Therapie zur Besserung kam, wonach sie das Neuroleptikum absetzten und später einen Rückfall erlitten. Diese Patienten dazu zu bewegen, die Therapie ordnungsgemäß mitzumachen, ist bei weitem wichtiger als jede neue „Molekülvariation".

Prof. Dr. Böker

Sind die bisher vorliegenden Daten zur intermittierenden Therapie ermutigend genug, um dieses Konzept weiter zu verfolgen?

Prof. Dr. Rifkin

Meiner Ansicht nach ist die intermittierende Therapie derzeit nur im Rahmen klinischer Studien berechtigt. Ich halte die vorliegenden Ergebnisse längst noch nicht für ausreichend oder ermutigend genug, um diese Strategie schon in der täglichen Praxisroutine anzuwenden. Ich glaube nicht, daß sich dieses Konzept im Endeffekt als sehr nützlich erweisen wird. Für eine fundierte Beurteilung bedarf es aber noch weiterer Daten.

Negative Symptome und therapeutische Strategien bei Schizophrenie

D. Miller

Obwohl erst seit wenigen Jahren im Brennpunkt wissenschaftlichen Interesses, werden Negativsymptome schon lange beschrieben. Zwar besteht noch keine völlige Übereinkunft darüber, wer die erste Beschreibung negativer Symptome lieferte, doch wird am häufigsten John Hughlings Jackson (1875) genannt, der sie vor mehr als 100 Jahren als primäres Defizit der Schizophrenie beschrieb. Er stellte zur Diskussion, daß negative Symptome auf eine primäre, nichtpathologische Läsion zurückgehen. Die Positivsymptomatik schizophrener Patienten beruhte seiner Ansicht nach auf einem Releasephänomen oder der Aufhebung einer Hemmung.

Zahlreiche Termini wurden im Laufe der Jahre zur Beschreibung von Negativsymptomen verwendet, wobei aber anzumerken ist, daß diese Begriffe nicht immer dasselbe meinen. Aber selbst wenn sich die Bedeutung im Laufe der Jahre gewandelt hat, so sind sich die meisten Untersucher doch über die Wichtigkeit dieser Symptome einig.

In seiner klassischen Beschreibung negativer Symptome wie Lustlosigkeit oder Entschlußlosigkeit schilderte Kraepelin (1919) die Symptomatik sehr anschaulich.

> The singular indifference of the patients toward their former emotional relations, the extinction of affection for relatives and friends, of satisfaction in their work and vocation, in recreation and pleasures, are not seldom the first and striking symptoms of the onset of disease. The patients have no real joy in life, no human feelings ...

Bleuler (1950) bezeichnete die negativen Symptome als fundamentale Symptome der Schizophrenie.

Während der 60er und 70er Jahre beschränkte sich das Interesse auf die positiven Symptome der Schizophrenie, während die negativen Symptome vernachlässigt wurden. Vermutlich waren mehrere Faktoren dafür verantwortlich, wie etwa Schneiders Beschreibung der Symptome ersten Ranges und die allgemein zunehmende Erkenntnis, daß die diagnostischen Kriterien verläßlicher und valider sein sollten. Während dieser Zeit fanden die meisten positiven Symptome Eingang in die gegenwärtigen nosologischen Systeme, wie sie beispielsweise im DSM III, DSM III-R, ICD-9 und ICD-10 definiert werden.

Während der letzten 10 Jahre ist das Interesse an negativen Symptomen neu erwacht, hauptsächlich aufgrund der Arbeiten von Crow (1980), von dem das Zweisyndromemodell der Schizophrenie stammt. Nach dieser Modellvorstellung umfaßt das Typ-II-Syndrom überwiegend negative Symptome. Diese schreibt Crow einer Strukturanomalie des Gehirns zu. Diese Symptome sprechen kaum eine Pharmakotherapie an, zeigen gewöhnlich einen chronischen Verlauf und somit eine schlechtere Prognose. Das Typ-I-Syndrom dagegen ist durch positive Symptome gekennzeichnet, von denen man annimmt, daß sie auf eine gesteigerte oder überschießende Dopaminaktivität zurückgehen. Positive Symptome sprechen im allgemeinen besser auf Neuroleptika an und haben meist eine günstigere Prognose.

Andreasen (1982a, b) definierte positive Symptome als eine Störung oder Übersteigerung, negative Symptome dagegen als einen Verlust oder eine Minderung der normalen Funktion.

Zu den positiven Symptomen zählen:
- *Halluzinationen* (Störungen der Wahrnehmung),
- *Wahnvorstellungen* (Störungen des Erkennens und Bewertens),
- *formale Denkstörungen* (Störungen des Denkablaufs),
- *bizarre Verhaltensweise* (Störungen der Verhaltenskontrolle).

Zu den negativen Symptomen gehören:
- *Alogie* (Verlust des Gedankenflusses),
- *Affektverflachung* (Verlust von Emotion und Ausdruckskraft),
- *Entschlußlosigkeit* (Verlust von Entschlußkraft und Antrieb),
- *Anhedonie* (Lustlosigkeit),
- *Aufmerksamkeitsstörungen* (verminderte Aufmerksamkeit).

Es sind die positiven Symptome, die in den verschiedenen Diagnosesystemen enthalten sind, in erster Linie weil man sie als diagnostische Kriterien für zuverlässiger hielt. In der Tat ist die Reliabilität positiver Symptome sehr hoch, sowohl hinsichtlich der Interraterreliabilität als auch im Test-retest-Verfahren. Interraterreliabilität besagt, daß eine Exploration gleichzeitig von 2 verschiedenen Psychiatern bewertet wird. Dagegen wird beim Test-retest-Verfahren der gleiche Patient in kurzem zeitlichen Abstand 2mal von zwei verschiedenen Psychiatern exploriert. Wir halten die Test-retest-Methode für aussagefähig, zumal sie den Gepflogenheiten der klinischen Praxis entspricht.

Unsere eigenen Untersuchungen (Andreasen 1982a, b, 1990) haben gezeigt, daß sich Negativsymptome sowohl hinsichtlich der Interraterreliabilität als auch im Test-retest-Verfahren zuverlässig messen lassen. Bei den meisten dieser Symptome lag der Wert über 0,6, was uns akzeptabel schien. Eine Ausnahme bildete lediglich die Alogie. In der Test-retest-Studie fiel dieses Symptom deutlich heraus. Wir glauben, daß wir den Grund dafür gefunden haben und verwenden seitdem eine etwas modifizierte Skala.

Mit der jetzigen Methode können wir Negativsymptome, wenn wir den Patienten und seine Symptomatik vor uns haben, verläßlich messen. Wie aber verhält es sich retrospektiv? Ist es möglich, Anzahl und Art negativer Symptome zu bestimmen, die ein Patient in der Vergangenheit gezeigt hat? Wir sind dieser Frage auf 2 verschiedenen Wegen nachgegangen. Zunächst betrachteten wir, wie wir es nannten, das „absolute Tief", also die Zeitspanne innerhalb der ersten beiden Krankheitsjahre, in der die Symptome der Patienten am stärksten ausgeprägt waren. Wir baten die Patienten, uns aus der Erinnerung heraus ihre Symptome während dieser Zeit zu schildern.

Obwohl alle Reliabilitäten im Interratertest etwas abnahmen, ließen sich die negativen Symptome während des „absoluten Tiefs" immer noch recht zuverlässig messen. Das gleiche galt für positive Symptome. Während der beiden ersten Krankheitsjahre war die Reliabilität der positiven Symptome ziemlich hoch, bei den Negativsymptomen sank sie dagegen signifikant. Im Test-retest-Verfahren ließen sich die negativen Symptome nachträglich für die beiden ersten Krankheitsjahre nicht zuverlässig erfassen.

Die eklatanten Unterschiede, die sich aus der Patientenschilderung für die positiven und negativen Symptome während der beiden ersten Jahre der Erkrankung ergaben, sind möglicherweise dadurch zu erklären, daß sich die Patienten zwar i.allg. an positive Symptome wie Halluzinationen oder Wahnvorstellungen erinnern können, nicht jedoch daran, daß sich eine Affektverflachung oder dergleichen entwickelt hätte.

Nach Abschluß der Reliabilitätsuntersuchungen führten wir für 207 Patienten eine Faktorenanalyse durch, um zu prüfen, ob die Negativsymptome sich auf einen Faktor konzentrierten (Arndt et al. 1991). Wir stellten fest, daß in der Tat alle 5 negativen Symptome der SANS (Scale for Assessment of Negative Symptoms; Andreasen 1983) sich in einem einzigen Faktor niederschlugen. Positive Symptome verteilten sich auf 2 verschiedene Faktoren: Formale Denkstörungen und bizarres Verhalten konzentrierten sich auf den Faktor Desorganisation, Halluzinationen und Wahnvorstellungen auf einen Psychose-Faktor. Über ähnliche Resultate berichteten auch andere Arbeitsgruppen (Gur et al. 1991).

Wenn sich, wie wir zeigen konnten, negative Symptome zuverlässig messen lassen, erhebt sich als nächstes die Frage nach ihrer Häufigkeit. Wie oben erwähnt, stützen sich die heutigen diagnostischen Kriterien überwiegend auf positive Symptome. Zur Beantwortung dieser Frage untersuchten wur an der Psychiatrischen Klinik der Universität von Iowa in den vergangenen 5 Jahren 3 verschiedene Gruppen von Schizophrenen. Wir bestimmten die Häufigkeit der Symptome in diesen Patientenkollektiven, die den Kriterien der Schizophrenie nach DSM III genügten. Alle Patienten mußten die „A"-Kriterien der Schizophrenie nach DSM III-R erfüllen, die u.a. das Bestehen von Halluzinationen und Wahnvorstellungen fordern. Es zeigte sich, daß Wahnvorstellungen vorherrschten (80%), auch ausgeprägte Halluzinationen waren häufig (45%). Andere Symptome, wie Inkohärenz (10%) und Katatonie (0%), waren unter den Bedingungen unserer Studie selten. Das einige in die „A"-Kriterien des DSM III-R aufgenommene negative Symptom ist die Affektverflachung, die mit ca. 60% ebenfalls relativ oft vorkam.

Bei diesen Patientengruppen traten Negativsymptome durchweg häufig auf, wobei sich Störungen des Sozialverhaltens und allgemeine Lustlosigkeit bei etwa 80% der Patienten nachweisen ließen. Diese Befunde scheinen anzudeuten, daß negative Symptome bei Schizophrenie ebenso häufig oder vielleicht sogar noch häufiger auftreten als positive Symptome.

Bei der Wahl einer geeigneten Therapie für negative Symptome lautet die wichtigste Frage: Sind typische Standardneuroleptika in der Behandlung von Negativsymptomen wirksam? Goldberg (1985) analysierte 6 große placebokontrollierte Studien aus den frühen 60er Jahren mit insgesamt mehr als 2000 Patienten. Die Beurteilung der Patienten erfolgte in diesen Studien generell anhand der BPRS, die nicht spezifisch für negative Symptome angelegt ist. Gleichwohl lautete die Schlußfolgerung, daß typische Neuroleptika negative Symptome signifikant stärker bessern als Placebo.

In den letzten 10 Jahren wurde die Wirkung typischer Neuroleptika auf negative Symptome in zahlreichen Studien eingehend untersucht. Ein Effekt auf die Negativsymptomatik wurde auch in einigen weiteren Studien erwähnt, die vorrangig die Beeinflussung positiver Symptome beleuchteten. Von den Untersuchungen, die sich speziell den negativen Symptomen widmeten, zeigten 8 günstige Ergebnisse (Breier et al. 1987; Coryell et al. 1990; Meltzer et al. 1986; Tandon et al. 1990). Danach besserten typische Neuroleptika sowohl die positiven als auch die negativen Symptome. Vier Studien konnten keine Besserung negativer Symptome unter typischen Neuroleptika feststellen (Angrist et al. 1980; Clark et al. 1963; Johnstone et al. 1979; Serafatinides et al. 1972). Einige Hinweise sprechen dafür, daß möglicherweise bestimmte Neuroleptika besser auf Negativsymptome wirken als andere, dies wird jedoch noch diskutiert. Drei Untersuchungen kamen zu dem Ergebnis, daß sich nach dem Absetzen typischer Neuroleptika die Negativsymptomatik verschlechterte (Breier et al. 1987; Docherty et al. 1975; Naber et al. 1985).

In einer Studie unserer Arbeitsgruppe behandelten wir 35 schizophrene Patienten mit fixen Dosen von Haloperidol über einen Zeitraum von 6 Wochen (Coryell et al. 1990). Die Dosierung richtete sich nach den Plasmakonzentrationen. Die Patienten wurden randomisiert einer mittleren Dosierung mit Plasmaspiegeln von 8–18 ng/ml oder einer hohen Dosierung mit solchen von mehr als 20 ng/ml zugeteilt. Die Ratings erfolgten wöchentlich unter Verwendung der SANS für die negativen Symptome (Andreasen 1983, 1990) und der SAPS, die zur Bestimmung der positiven Symptome entwickelt wurde (Andreasen 1984, 1990).

Der Vergleich der Befunde nach 6wöchiger Behandlung mit denjenigen vor Therapie zeigte ein Ansprechen der positiven Symptome auf Haloperidol. Dies ist nicht überraschend und entspricht den Ergebnissen zahlreicher früherer Untersuchungen. Wir registrierten Besserungen sowohl der Desorganisation (Denkstörungen und bizarres Verhalten) als auch der Halluzinationen und Wahnvorstellungen. Auch alle 5 negativen Symptome der SANS gingen unter der Therapie mit Haloperidol zurück. Bemerkenswert waren die Ergebnisse für Affektverflachung und Entschlußlosigkeit, 2 negative Symptome, die sich nach Meinung vieler Untersucher unter neuroleptischer Therapie möglicherweise sogar verschlechtern. Wir verzeichneten eine Besserung dieser beiden negativen Symptome nach Gabe von Neuroleptika. Es ist jedoch anzumerken, daß alle Patienten neben Haloperidol prophylaktisch auch Anticholinergika erhielten, was die Häufigkeit extrapyramidalmotorischer Nebenwirkungen und die Auftretenswahrscheinlichkeit einer Anhedonie verringert haben könnte.

Wir prüften die Wirkung von Neuroleptika auf negative Symptome auch im Auslaßversuch, indem wir bei 40 stabilen schizophrenen Patienten die antipsychotische Medikation für 3 Wochen absetzten. Zuvor, also noch während der neuroleptischen Therapie, wurden die Ausgangswerte bestimmt. Nach dem Absetzen erfolgten wöchentliche Beurteilungen anhand der SAPS und SANS. Die Ergebnisse zeigten bei allen Patienten eine signifikante Verschlechterung des Faktors Desorganisation, während Halluzinationen und Wahnvorstellungen unverändert blieben. Diese Befunde decken sich mit zahlreichen anderen Untersuchungen. Vermutlich müssen Neuroleptika länger als 3 Wochen abgesetzt werden, um einen Effekt auf Halluzinationen und Wahnvorstellungen zu sehen.

Andererseits verschlechterten sich alle 5 negativen Symptome, wenn auch die Änderung der Anhedonie nicht ganz statistische Signifikanz erreichte. Interessanterweise zeigten auch die Symptome Affektverflachung und Entschlußlosigkeit eine Verschlechterung. Diese bereits vor dem Absetzen vorhandenen Symptome waren daher offenbar keine Folge der antipsychotischen Medikation. Wichtig ist, daß sich die negativen Symptome selbst dann verschlechterten, wenn Halluzinationen und Wahnvorstellungen nicht zunahmen. Oft wird ja beobachtet, daß sich bei Zunahme der Halluzinationen und Wahnvorstellungen auch die Negativsymptomatik verschlimmert.

Trotz der nachweislich vorteilhaften Wirkung typischer Neuroleptika bei Schizophrenie zeigen viele neuroleptisch behandelte Patienten weiterhin negative Symptome. Die nächste Frage lautet daher: Welche Wirkung haben atypische Neuroleptika? Deren Prototyp − und in den Vereinigten Staaten z.Z. das einzige verfügbare atypische Neuroleptikum − ist Clozapin. Wir halten Clozapin für eine sehr interessante Substanz, weil frühe Studien (Fischer-Cornelssen et al. 1976) gezeigt haben, daß Clozapin die negativen Symptome stärker verringert als Chlorpromazin.

Die von John Kane (Kane et al. 1988) publizierte amerikanische Multizenterstudie an 300 therapierefrektären Schizophrenen ergab, daß Clozapin positive und negative Symptome signifikant stärker bessert als Chlorpromazin. Bemerkenswerterweise war das klarste Ergebnis dieser Studie die Besserung der negativen Symptome, die deutlicher ausfiel als die der positiven Symptome. Zu ähnlichen Ergebnissen kamen Meltzer et al. (1989). Auch stellten sie fest, daß Clozapin die negativen Symptome bei einigen Patienten verringerte, während sich positive Symptome nicht besserten.

Auch wir haben mit Clozapin eine Studie ähnlich der mit Haloperidol durchgeführt; 29 therapierefraktäre schizophrene Patienten erhielten Clozapin in fixer Dosierung über einen Zeitraum von 6 Wochen. Ratings mittels SANS und SAPS erfolgten wöchentlich. Der Vergleich der Ausgangsbefunde mit den Werten nach 6 Wochen zeigte eine Verbesserung des Faktors Desorganisation sowie der Halluzinationen und Wahnvorstellungen. Ungefähr 40% dieser Patienten wurden als klinisch signifikant gebessert eingestuft, was den von Kane ermittelten Daten der Multizenterstudie entspricht. Alle 5 negativen Symptome zeigten signifikante Besserungen. Anscheinend war die Besserung der negativen Symptome zumindest in einigen Punkten unabhängig von der Besserung der positiven Symptome (Publikation in Vorbereitung).

Vorläufige Befunde lassen vermuten, daß möglicherweise auch einige andere typische Neuroleptika in der Therapie negativer Symptome wirksam sind. Die meisten dieser Untersuchungen waren jedoch nicht kontrolliert. Eine Reihe nicht kontrollierter Studien läßt vermuten, daß L-Dopa, Amphetamin, Antidepressiva, Benzodiazepine und Anticholinergika für die Behandlung von Negativsymptomen von Nutzen sein könnten. Eine abschließende Beurteilung der Wirksamkeit dieser Substanzen erscheint zum jetzigen Zeitpunkt verfrüht, doch mögen einige von ihnen gewisse Chancen bieten. Auch Untersuchungen mit Benzodiazepin-Neuroleptika-Kombinationen zeigen teils ermutigende Resultate.

Was bedeutet das für den Kliniker? Wie soll er einen Patienten mit ausgeprägten negativen Symptomen behandeln? Es hat sich gezeigt, daß Negativsymptome eine Fülle verschiedener Ursachen haben können, was anscheinend zu der im Schrifttum herrschenden Verwirrung beiträgt. Wir wissen, daß positive Symptome negative Symptome auslösen können. Ein unter Wahnvorstellungen leidender Patient, der sein Zimmer nicht verläßt, zeigt auch eine negative Symptomausgestaltung, und somit werden seine negativen Symptome wahrscheinlich hoch bewertet werden.

Auch können wegen der induzierten Akinesie nach hohen Dosen hochpotenter Neuroleptika Patienten negativ erscheinen. Auch depressive Patienten neigen dazu, negative Symptome zu zeigen. Langfristig stationär behandelte Patienten entwickeln ebenfalls eine Negativsymptomatik, häufig zeigen sie einen Mangel an Motivation und Antrieb. Schließlich beruht ein Teil der Symptome wahrscheinlich auf einer primären neuralen Anomalie. Hierauf bezog sich vermutlich Crow (1980) mit seiner Feststellung, daß negative Symptome therapeutisch schlecht ansprechen.

Carpenter et al. (1985) entwickelten ein anderes Schema, um Negativsymptome beurteilen zu können. Bei einem Patienten mit negativen Symptomen stellt sich zunächst die Frage, ob er floride psychotisch ist. Ist dies der Fall, sind typische oder atypische Neuroleptika eindeutig indiziert. In den USA beginnt man üblicherweise mit einem typischen Neuroleptikum und wechselt auf ein atypisches, wenn keine Besserung eintritt. Versagt auch dieses, sollte man an eine medikamentös bedingte Akinesie denken. Möglicherweise ist es nötig, die Neuroleptikadosis zu reduzieren oder auf ein anderes Neuroleptikum mit geringerem Akinesiepotential umzustellen und Anticholinergika dazu zu geben. Hilft auch das nicht, so ist eine Depression in Betracht zu ziehen.

Es ist allgemein bekannt, daß schizophrene Patienten depressiv werden können, viele sind dysphorisch. Siriget et al. (1987) und andere Untersucher beschrieben die postpsychotische Depression. In solchen Fällen könnten Antidepressiva, Anxiolytika und Psychotherapie hilfreich sein. Bei Therapieversagen ist das Umfeld des Patienten zu untersuchen. Bietet es zu wenige Stimuli, so sind andere Maßnahmen einschließlich psychosozialer Interventionen einzuleiten, wie z.B. Aktivitätssteigerung und Training der praktischen Fähigkeiten. Wenn alle diese therapeutischen Ansätze versagen, dann könnten Defizitsymptome zugrundeliegen.

Die Frage bleibt: Sind negative Symptome therapeutisch zu beeinflussen? Bislang kennen wir die Antwort darauf nicht. Aber es liegen einige Hinweise dafür vor, daß gewisse Therapieformen wirksam sein könnten. Nach Auffassung von Crow (1980) beruhen negative Symptome auf einer morphologischen Anomalie und sind deshalb therapieresistent. In einer Übersicht trugen Marks u. Lucchins (1990) die Literatur über Strukturanomalien und Negativsymptome zusammen. Von 23 Studien fanden 18 einen Zusammenhang zwischen beiden Parametern, 5 Studien fanden keinen. In 3 Untersuchungen bestand zwar eine Korrelation, allerdings genau umgekehrt. Die Autoren waren sehr zurückhaltend in ihrer Schlußfolgerung, daß tatsächlich ein Zusammenhang zwischen negativen Symptomen und Strukturanomalien besteht. Sie betonten, daß in diesen Studien zahlreiche unterschiedliche Techniken zur Untersuchung anatomischer Strukturen und völlig verschiedene Analysemethoden verwendet worden waren. Sie vertraten daher die Auffassung, man dürfe diese Studien auf keinen Fall für eine endgültige Analyse zusammenfassen.

An der Universität von Iowa haben wir zahlreiche Untersuchungen zum Zusammenhang zwischen morphologischen Anomalien und positiven bzw. negativen Symptomen durchgeführt. Ein Teil unserer ersten kernspintographischen Studien bei schizophrenen Patienten sprach für eine Beziehung zwischen Negativsymptomen und vergrößerten Ventrikeln. Bei unserer letzten NMR-Studie mit 50 männlichen Schizophrenen gruppierten wir die Patienten in solche mit größeren und solche mit kleineren Ventrikeln und analysierten die verschiedenen Symptomenkomplexe mit Blick auf eventuelle Unterschiede (unveröffentlichte Daten). Wir stellten fest, daß bei Patienten mit größeren Ventrikeln negative Symptome häufiger auftraten. Auch die Inzidenz von Halluzinationen und Wahnvorstellungen war größer. Bei den Desorganisationssymptomen zeigte sich kein Unterschied.

Anschließend führten wir eine Kovarianzanalyse durch, bei der wir die übrigen Symptome konstant hielten. Es zeigte sich, daß selbst bei Konstanthaltung der beiden anderen Symptome Patienten mit vergrößerten Ventrikeln vermehrt Negativsymptome aufwiesen. Halluzinationen und Wahnvorstellungen waren ebenfalls häufiger. Wir fanden keine Korrelation zwischen vergrößerten dritten Ventrikeln und negativen Symptomen. Es zeigte sich lediglich, daß Patienten mit einer Vergrößerung des dritten Ventrikels öfter an Halluzinationen und Wahnvorstellungen litten.

Wohlgemerkt, dies sind vorläufige Daten. Wir vermuten aber, daß strukturelle Anomalien nicht nur den negativen Symptomen zugrundeliegen, sondern der Erkrankung im allgemeinen. Möglicherweise bedingen sie sowohl den Schweregrad der negativen als auch der positiven Symptomatik.

Falls negative Symptome nicht auf morphologischen Veränderungen beruhen, könnte dann eine funktionelle Störung vorliegen? Wir versuchten, diese Frage mittels SPECT („single-photon-emission computertomography") zu klären, unter Verwendung von radioaktiv markiertem Xenon als Tracer. Bei kognitiver Aktivierung der Patienten, etwa durch Vorlegen einer Abbildung des Londoner Tower, nahm bei gesunden Kontrollpersonen die

Durchblutung in der linken Mesiotemporalregion zu. Bei chronischen Schizophrenen, die alle seit 3 Wochen ohne Medikation waren, zeigte sich keine Aktivierung. Die Analyse dieser Daten nach Aufteilung der Patienten entsprechend der Symptomausprägung zeigte, daß bei Patienten mit deutlichen negativen Symptomen die linke Mesiotemporalregion nicht aktiviert wurde. Patienten mit nur schwach ausgeprägten negativen Symptomen zeigten dagegen in sämtlichen Hirnregionen eine Aktivierung, ganz ähnlich den Kontrollpersonen.

Diese Befunde legen nahe, daß negative Symptome vielleicht eher auf einer funktionellen als auf einer morphologischen Störung beruhen. Trifft dies zu, dann wäre zu erwarten, daß sie therapeutisch beeinflußbar sind. Bei Berücksichtigung der vielfältigen frontalen Aktivitäten, wie abstraktes Denken, Gedankenfluß und affektive Reaktion, erscheint es durchaus einleuchtend, daß Hypofrontalität und Negativsymptomatik zusammenhängen können.

Zusammenfassung

Wir konnten zeigen, daß negative Symptome bei Schizophrenie sehr häufig auftreten und sich zuverlässig messen lassen. Sie sind für einen Großteil des Krankheitsbildes und der Funktionsstörungen der Schizophrenie verantwortlich. Untersuchungen der morphologischen und funktionellen Veränderungen brachten bisher kein schlüssiges Ergebnis. Es liegen jedoch einige Hinweise dafür vor, daß nicht morphologische, sondern funktionelle Störungen die Ursache sind. Für die Therapie ist es wichtig, nach sekundären Ursachen negativer Symptome zu suchen und sie entsprechend zu behandeln. Der überwiegende Teil der vorliegenden Daten zeigt, daß sowohl typische als auch atypische Neuroleptika negative Symptome günstig beeinflussen können, allerdings sprechen sie i.allg. etwas langsamer und möglicherweise auch weniger gut an als positive Symptome. Andere Substanzen sollten derzeit nur klinisch-experimentell eingesetzt werden. Schließlich dürfen auch andere Therapieformen bei negativen Symptomen im Rahmen der Schizophrenie nicht vernachlässigt werden. Die kognitive Therapie sowie berufliche und soziale Rehabilitation sind rationale Ansätze zur Behandlung „persistierender negativer Symptome", die auf eine alleinige pharmakologische Therapie nicht ansprechen.

Literatur

Andreasen NC (1982a) Negative symptoms in schizophrenia: definition and reliability. Arch Gen Psychiatry 39:784–788
Andreasen NC (1982b) Negative versus positive schizophrenia: definition and validation. Arch Gen Psychiatry 39:789–794
Andreasen NC (1983) The Scale for the Assessment of Negative Symptoms (SANS). University of Iowa, Iowa City

Andreasen NC (1984) The Scale for the Assessment of Positive Symptoms (SAPS). University of Iowa, Iowa City

Andreasen NC, Flaum M, Swayze VW, Tyrrell G, Arndt S (1990) Positive and negative symptoms in schizophrenia. A critical reappraisal. Arch Gen Psychiatry 47:615−621

Angrist B, Rotrosen J, Gershon S (1980) Differential effects of amphetamine and neuroleptics on negative versus symptoms in schizophrenia. Psychopharmacology 72:17−19

Arndt S, Alliger RJ, Andreasen NC (1991) The distinction of positive and negative symptoms: the failure of a two-dimensional model. Br J Psychiatry 158:317−322

Bleuler E (1950) Dementia praecox or the group of schicophreniacs. Translated by Zinkin J. International Universities Press, New York

Breier A, Wolkowitz OM, Doran AR, Roy A, Boronow J, Hommer DW, Pickar D (1987) Neuroleptic responsivity of positive and negative symptoms in schizophrenia. Am J Psychiatry 144:1549−1555

Carpender WT, Heinrichs DW, Alphs LD (1985) Treatment of negative symptoms. Schizophrenia Bull 11:440−447

Clark NL, Ray TS, Ragland RD (1963) Chlorpromazine in chronic schizophrenic women: rate of onset and rate of dissipation of drug effects. Psychosom Med 25:212−217

Coryell WH, Kelly MW, Perry PJ, Miller DD (1990) Haloperidol plasma levels and acute clinical in schizophrenia. J Clin Psychopharmacol 10:397−402

Crow TJ (1980) Molecular pathology of schizophrenia; more than one disease process? Br Med J 280:66−68

Docherty JP, Van Kammen DP, Siris SG et al. (1978) Stages of onset of schizophrenic psychosis. Am J Psychiatry 135:420−426

Fischer-Cornelssen KA, Ferner UJ (1976) An example of european multicenter trials: multi-spectral analysis of clozapine. Psychopharmacol Bull 12:34−39

Goldberg SC (1985) Negative and deficit symptoms in schizophrenia do respond to neuroleptics. Schizophr Bull 11:453−456

Gur RE, Mozley PD, Resnick SM et al. (1991) Relations among clinical scales in schizophrenia. Am J Psychiatry 148:472−478

Jackson JH (1875) On temporary mental disorders after epileptic paroxysms. West Riding Lunatic Asylum Medical Report 5:105−129

Johnstone EC, Crow TJ, Frith CD, Carney MWP, Price JS (1979) Mechanism of the antipsychotic effect in the treatment of acute schizophrenia. Lancet 1:848−851

Kane J, Honigfeld G, Singer J et al. (1988) Clozapine for the treatmentresistant schizophrenic. A double-blind comparison with chlorpromazine. Arch Gen Psychiatry 45:789−796

Kraepelin E (1919) Dementia praecox and paraphrenia. Barclay RB (ed) Livingston, Edinburgh

Marks RC, Luchins DJ (1990) Relationship between brain imaging findings in schizophrenia and psychopathology. A review of the literature relating to positive and negative symptoms. Mod Probl Pharmacopsychiatry 24:89−123

Meltzer HY (1991) Pharmacologic treatment of negative symptoms. In negative schizophrenic symptoms: pathophysiology and clinical implications. Greden JF, Tandon R (eds) American Psychiatric, Washington, DC

Meltzer HY, Bastani B, Young Kwon K et al. (1989) A prospective study of clozapine in treatment-resistant schizophrenic patients; I. preliminary report. Psychopharmacology 99:S68−S72

Meltzer HY, Sommers AA, Luchins DJ (1986) The effect of neuroleptics and other psychotropic drugs on negative symptoms in schizophrenia. J Clin Psychopharmacol 6:329−338

Naber D, Albus M, Burke H et al. (1985) Neuroleptic withdrawal in chronic schizophrenia: clinical and endocrine variables relating to psychopathology. Psychiatry Res 16:207−219

Serafatinides EA, Collins S, Clark MI (1972) Haloperidol, clopenthixol and chlorpromazine in chronic schizophrenia. J Nerv Ment Dis 154:31−42

Siris SG, Morgan V, Fagerstrom R et al. (1987) Adjunctive imipramine in the treatment of postpsychotic depression. Arch Gen Psychiatry 44:533−539

Tandon R, Goldman RS, Goodson J, Greden JF (1990) Mutability and relationship between positive and negative symptoms during neuroleptic treatment in schizophrenia. Biol Psychioatry 27:1323−1326

Diskussion zum Vortrag von Dr. Dr. D. Miller

Univ.-Doz. Dr. Fleischhacker

In den meisten Studien mit Patienten, die gleichzeitig positive und negative Symptome boten, besserten sich beide. Weit weniger ermutigend sind dagegen die Resultate von Studien, in denen die Patienten nach negativen Symptomen ausgewählt wurden. Die Ergebnisse der Pilotstudien sind meist günstig, lassen sich aber bei der Überprüfung im Doppelblindversuch oft nicht mehr bestätigen.

Mir scheint daher, auch aus ätiopathologischer Sicht handelt es sich hier um 2 völlig verschiedene Dinge. Es müssen 2 verschiedene Arten von Symptomen sein, die sich nur bei vielen Patienten kaum differenzieren lassen. Ich glaube, häufig sind sog. „negative Symptome", die durch positive Symptome ausgelöst sein können, nicht tatsächlich negative Symptome im strengen Sinne des Wortes. Ist ein Patient beispielsweise alogisch, so ist das möglicherweise auf den Wahn zurückzuführen, unter dem er steht. Vielleicht wagt er nicht zu sprechen, weil er fürchtet, sonst getötet zu werden. Ich würde aber die Alogie in diesem Fall nicht als negatives Symptom im strengen Sinne bezeichnen.

Dr. Dr. Miller

Mit diesem Problem ist jeder konfrontiert, der sich mit negativen Symptomen auseinandersetzt. Unsere Arbeitsgruppe hat gegenüber anderen Gruppen ein etwas abweichendes Konzept von Negativsymptomen. Wir bezeichnen auch durch positive Symptome ausgelöste Symptome als negativ, eben weil sie so schwer abzugrenzen sind. Woher will man beispielsweise wissen, daß die Antriebslosigkeit eines Patienten tatsächlich auf seinen positiven Symptomen beruht und nicht auf einer primären neuralen Anomalie? Selbst wenn man die nach neuroleptischer Behandlung eines Patienten persistierenden Symptome als primär ansieht, bleibt das Problem, daß einige der negativen Symptome durch die Pharmakotherapie induziert sein können.

Es ist sicher nicht einfach, aber ich glaube, man muß allen möglichen Ursachen nachgehen. Von Patienten mit ausschließlich negativen Symptomen liegen bisher kaum Daten vor. Selbst in Therapiestudien, in denen Patientengruppen mit negativen Symptomen identifiziert wurden, gab es meist auch einen recht hohen Anteil positiver Symptome, die sich bei Therapie ebenfalls besserten.

Wir haben versucht, diese Frage durch statistische Analyse unserer Clozapindaten zu klären. Bei einer Kovarianzanalyse unter Konstanthaltung der positiven Symptome fand sich immer noch eine signifikante Besserung der negativen Symptome. Es fragt sich allerdings, ob diese statistischen Ergebnisse klinisch überhaupt von Bedeutung sind.

Neuroleptische Rezidivprophylaxe — eine verpaßte Chance?

W. Kissling

Die Entwicklung der Rezidivprophylaxe schizophrener Psychosen innerhalb der letzten 40 Jahre bietet gleichermaßen Anlaß zu großer Befriedigung wie zu tiefer Enttäuschung. So muß man mit großer Befriedigung eine geradezu dramatisch zu nennende Verbesserung der prophylaktischen Behandlungsmöglichkeiten seit Einführung der Neuroleptika Mitte der 50er Jahre konstatieren. Überrascht und enttäuscht ist man allerdings, wenn man feststellt, daß trotz dieser ausgezeichneten Behandlungsmöglichkeiten auch heute noch jeder zweite schizophrene Patient bereits nach einem Jahr wieder ein Rezidiv seiner Psychose erleidet. Wie kommt es zu dieser paradoxen Situation?

Zuerst zur guten Nachricht, der 1952 gemachten Entdeckung eines neuen, hochwirksamen Behandlungsprinzips schizophrener Psychosen. Während die vor Einführung der Neuroleptika üblichen Schlaf-, Koma- oder Schocktherapien den Verlauf der schizophrenen Erkrankung kaum günstig beeinflussen konnten und die Patienten deshalb häufig lebenslang stationär untergebracht werden mußten, hat sich die Situation durch die Entdeckung der Neuroleptika schlagartig verbessert. Zum ersten Mal in der Geschichte der Psychiatrie steht mit den Neuroleptika eine Behandlungsmethode zur Verfügung, mit der sich nicht nur die akuten schizophrenen Schübe wesentlich rascher und wirksamer behandeln lassen, sondern mit deren Hilfe auch die früher übliche hohe Rezidivrate dieser schweren psychiatrischen Erkrankung drastisch gesenkt werden kann. In zahlreichen placebokontrollierten Studien konnte in den vergangenen Jahrzehnten diese hohe rezidivprophylaktische Effizienz mit einer Eindeutigkeit nachgewiesen werden, wie sie bei keiner anderen psychiatrischen Therapie erreicht wird. Wenn man die methodisch besten dieser Studien zusammenfaßt, so zeigt sich, daß durch Neuroleptika die Einjahresrezidivraten von ca. 75% auf 15% gesenkt werden können (Tabelle 1). Der Wirkungsgrad dieser Behandlung ist damit durchaus mit dem etablierter somatischer Behandlungsverfahren wie z.B. der Antibiotikatherapie vergleichbar (Davis et al. 1980).

Dieser Wirksamkeitsnachweis war so eindeutig geführt worden, daß in den letzten Jahren kontrollierte Studien zu diesem Thema (auch aus ethischen Gründen) kaum mehr durchgeführt wurden. Das Hauptproblem — die wirksame Prophylaxe schizophrener Psychosen — schien befriedigend gelöst, und das Forschungsinteresse verlagerte sich deshalb zunehmend auf die Frage, wie die Effizienz dieser neuroleptischen Basistherapie durch psychosoziale Zusatzbehandlungsmaßnahmen (Expressed-emotion-Konzept)

Tabelle 1. Einjährige placebokontrollierte Studien zur rezidivprophylaktischen Wirksamkeit der Neuroleptika

Autor		Rezidivrate in 1 Jahr	
	n	unter Placebo	unter Neuroleptika
Trochinsky et al. (1962)	43	63%	4%
Leff und Wing (1971)	35	80%	35%
Hogarty et al. (1974)	374	68%	31%
Chien (1975)	47	86%	12%
Rifkin et al. (1977)	73	75%	5%
Müller (1982)	50	72%	8%
	n = 622	$\bar{x}$ = 74%	$\bar{x}$ = 16%

bzw. durch modifizierte Behandlungsstrategien (Intervalltherapie) noch gesteigert werden kann.

Während also die rezidivprophylaktische Wirksamkeit der Neuroleptika in wissenschaftlichen Studien ausreichend und eindeutig nachgewiesen worden war, beschäftigen sich überraschend wenige Untersuchungen mit der Frage, wie denn nun tatsächlich der Verlauf schizophrener Psychosen unter Routinebehandlungsbedingungen aussieht. Aus der Sicht der Patienten, ihrer Familien und nicht zuletzt auch aus gesundheitspolitischer Sicht ist aber selbstverständlich die tatsächliche Rückfallhäufigkeit unter Routinebehandlungsbedingungen wesentlich relevanter als die Ergebnisse kontrollierter wissenschaftlicher Studien.

Und damit kommen wir zur schlechten Nachricht: Die tatsächliche Rezidivrate schizophrener Psychosen unter Routinebehandlungsbedingungen liegt 200% (!) über dem Wert, der eigentlich bei einer konsequenten prophylaktischen Behandlung erreichbar wäre. Statt der nachgewiesenermaßen erreichbaren Rückfallquote von ca. 15% (Tabelle 1) werden unter Routinebehandlungsbedingungen bei einer vergleichbaren Patientenpopulation Rückfallraten von ca. 50% im 1. Katamnesejahr beobachtet (Gaebel u. Pietzcker 1985). Auch im weiteren Verlauf rezidivieren diese Patienten so häufig, daß sie zwischen 15% und 20% ihrer Zeit in psychiatrischen Krankenhäusern zubringen müssen (Maurer u. Biehl 1988; Gmür u. Tschopp 1988). Selbst die immer als prognostisch besonders günstig eingestuften schizophrenen Ersterkrankten müssen innerhalb der ersten 5 Jahre nach ihrer Ersterkrankung bereits wieder 2mal stationär aufgenommen werden (Maurer u. Biehl 1988). Diese hohe Rezidivrate ist nicht nur für die direkt betroffenen Patienten und ihre Familien mit viel individuellem Leid verbunden, sondern sie ist auch – besonders bei der derzeitigen Knappheit an Pflegepersonal und öffentlichen Geldern – ein gesundheitspolitisches Problem erster Ordnung. Pietzcker bezifferte bereits 1987 die in der BRD pro Jahr anfallenden Schizophreniefolgekosten auf ca. 10 Mrd. DM und weist darauf hin, daß pro Jahr in der Bundesrepublik Deutschland 250000 Menschen wegen einer schizophrenen Psychose behandelt werden müssen und mittlerweile jedes dritte psychiatrische Bett von einem Schizophrenen belegt wird.

Die Rezidivprophylaxe schizophrener Psychosen befindet sich damit in einer paradoxen Situation, wie sie auch aus anderen medizinischen Disziplinen (z.B. der Herzinfarktprophylaxe, Diabetesbehandlung etc.) bekannt ist: Es steht zwar seit langem eine effiziente Prophylaxemöglichkeit zur Verfügung, von der aber aus den verschiedensten Gründen unter Routinebehandlungsbedingungen kaum Gebrauch gemacht wird. Im Gegensatz zur inneren Medizin aber, die auf diese Diskrepanz längst mit intensiven Prophylaxeprogrammen reagiert hat, hat die Psychiatrie dieses Problem noch kaum wahrgenommen. Die Tatsache, daß für eine der schwersten psychiatrischen Krankheiten eine eigentlich zur Verfügung stehende, effiziente Rezidivprophylaxe kaum durchgeführt wird und die Rückfallraten bei dieser Erkrankung deshalb nach wie vor erschreckend hoch sind, hat überraschenderweise bisher weder in der psychiatrischen Forschungspolitik noch in der praktischen Patientenversorgung entsprechende Gegenmaßnahmen ausgelöst. Dies ist um so überraschender, als eine Reduktion dieser hohen Rezidivraten nicht nur im Interesse der betroffenen Patienten und ihrer Familien, sondern auch zur Entlastung der chronisch überlasteten psychiatrischen Akutversorgungseinrichtungen dringend notwendig wäre. Um ähnlich wie in anderen medizinischen Disziplinen auch in der Psychiatrie die Aufmerksamkeit wieder mehr auf die Rezidivprophylaxe zu lenken, sollen im folgenden anhand empirischer Untersuchungen die wichtigsten Ursachen für das Versagen der Rezidivprophylaxe aufgezeigt und einige Strategien für ihre Senkung diskutiert werden.

Die Hauptursache für die hohe Rezidivrate schizophrener Psychosen ist sicher darin zu sehen, daß bei der Mehrheit dieser Patienten keine konsequente neuroleptische Rezidivprophylaxe durchgeführt wird. Die erwähnten naturalistischen Katamnesestudien zeigen übereinstimmend, daß unter Routinebehandlungsbedingungen nur ca. 40% bis 50% der Patienten, für die eine neuroleptische Rezidivprophylaxe eigentlich indiziert wäre, tatsächlich behandelt werden (Kane 1985; Maurer u. Biehl 1988). Bei schizophrenen Ersterkrankten ist die Behandlungsrate mit nur 25% sogar noch niedriger (Gaebel u. Pietzcker 1983). Wenn man die hohen Rezidivraten schizophrener Psychosen senken will, wird man deshalb möglichst detailliert untersuchen müssen, warum im einzelnen jeweils eine eigentlich indizierte prophylaktische Behandlung nicht durchgeführt wurde (s. Tabelle 2). Auf einige uns besonders relevant erscheinende Ursachen soll im folgenden etwas näher eingegangen werden.

Ursachen für die insuffiziente Rezidivprophylaxe schizophrener Psychosen

Auf seiten der Patienten: Die Versuchung ist groß, die Hauptverantwortung für die mangelhafte Durchführung einer neuroleptischen Rezidivprophylaxe auf die betroffenen Patienten bzw. auf die Grunderkrankung zu schieben. Generelle Vorurteile gegen eine medikamentöse Behandlung seelischer Krankheiten, fehlende Krankheitseinsicht, „falsche" Krankheitskonzepte,

Tabelle 2. Ursachen für insuffiziente Rezidivprophylaxe und Abhilfestrategien

Ursachen	Abhilfestrategien
Auf seiten der Patienten:	
– Skepsis gegenüber der Behandelbarkeit seelischer Erkrankungen durch Medikamente,	Intensivere Aufklärung der Patienten (z.B. durch psychoedukative Gruppen, Broschüren, Medien)
– mangelnde Krankheitseinsicht,	Intensivere Aufklärung der Patienten (z.B. durch psychoedukative Gruppen, Broschüren, Medien)
– compliancehemmende Krankheitskonzepte,	Intensivere Aufklärung der Patienten (z.B. durch psychoedukative Gruppen, Broschüren, Medien)
– (Angst vor) Nebenwirkungen	rechtzeitige und offene Aufklärung über mögliche Nebenwirkungen nebenwirkungsarme Behandlungsstrategien (Dosisreduktion, Biperiden, Clozapin etc.)
Auf seiten der Ärzte:	
– Indikation zur neuroleptischen Rezidivprophylaxe wird zu selten gestellt,	Fortbildungsmaßnahmen, therapeutische Standards
– Prophylaxe wird zu früh beendet,	Fortbildungsmaßnahmen, therapeutische Standards
– vermeidbare Nebenwirkungen werden nicht vermieden (z.B. durch Überdosierung, Verzicht auf Anti-Parkinson-Mittel, falsche Präparatewahl etc.),	Fortbildungsmaßnahmen, therapeutische Standards
– Skepsis gegenüber der Behandelbarkeit seelischer Erkrankungen durch Medikamente,	Fortbildung
– mangelhafte Aufklärung und Motivation der Patienten	Ökonomisierung der Aufklärungsarbeit durch psychoedukative Gruppen (für die eine Gebührenposition geschaffen werden muß)
– widersprüchliche ärztliche Prophylaxeempfehlungen	Konsens über therapeutische Standards
Auf seiten der Krankenkassen und Krankenhausträger:	
– Prophylaxeanstrengungen werden organisatorisch und finanziell nicht ausreichend gefördert	Kostenträger durch Pilotprojekte oder Modellrechnungen von der „Rentabilität" einer besseren Prophylaxe überzeugen

(übertriebene) Ängste vor Nebenwirkungen und nicht zuletzt schizophrenie-typische kognitive Einschränkungen sind wohl die am häufigsten genannten Ursachen für die Noncompliance der Patienten. Bei einem Großteil dieser Faktoren handelt es sich aber nicht um schicksalhafte, unüberwindliche Pro-phylaxehindernisse, sondern eher um Hemmnisse, die durch gezielte Auf-klärung und intensive Motivation überwunden werden können (siehe das Beispiel der Herz-Kreislauf-Prophylaxe oder der Diabetesbehandlung). Genaugenommen muß man deshalb auch diese Teilursachen so lange unter der Überschrift „ärztliche Noncompliance" aufführen, als von ärztlicher Seite nicht alles zu einer Überwindung dieser Prophylaxehemmnisse unternommen wurde. Schließlich wird kein Mensch mit einer Bereitschaft zur Prophylaxe geboren, sondern jeder muß dazu erst motiviert werden, und diese Motivationsarbeit ist genau so eine ärztliche Aufgabe wie die Durchführung der Behandlung selbst. Ob durch eine psychoedukative Aufklärungs- und Motivationsarbeit bei schizophrenen Patienten und ihren Angehörigen die Compliance gesteigert und die Rezidivraten gesenkt werden können, wird derzeit in 2 großen, vom Bundesministerium für Forschung und Technologie geförderten prospektiven Studien (Buchkremer 1990; Kissling 1990) untersucht. Erste Ergebnisse aus einer Pilotstudie (Bäuml et al. 1991) lassen bereits erkennen, daß durch derartige psychoedukative Gruppen die Motivationsarbeit ökonomisiert und die Compliance wirksam verbessert werden kann.

Auf seiten der Ärzte gibt es aber noch weitere und direktere Möglichkeiten, die Effizienz der Prophylaxe zu steigern und damit die Rezidivrate zu senken. So ist durchaus nicht immer der Patient dafür verantwortlich, wenn eine prophylaktische Behandlung unterlassen oder zu früh beendet wird. Eine von uns durchgeführte Erhebung bei deutschen Nervenärzten ergab, daß bereits von ärztlicher Seite die Indikation zur neuroleptischen Rezidivprophylaxe viel seltener gestellt wird und die Behandlung viel früher beendet wird, als dies z.B. in internationalen, empirisch gut begründeten Behandlungsrichtlinien empfohlen wird (APA 1989; Kissling 1991).

Wie in Tabelle 3 dargestellt, wird von jedem 4. deutschen Nervenarzt bei Ersterkrankten nicht die Indikation zu einer rezidivprophylaktischen Behandlung gestellt, und 90% dieser Nervenärzte empfehlen ihren Patienten bereits von sich aus nur sehr kurze Prophylaxezeiten, die z.T. weit unter der international empfohlenen Dauer liegen. Die Untersuchung ergab außerdem, daß diese seltene Indikationsstellung und die frühe Beendigung der Prophylaxe einhergeht mit einer drastischen Unterschätzung des Rezidivrisikos bei einer gleichzeitigen drastischen Überschätzung des Spätdyskinesierisikos durch die behandelnden Ärzte. So lagen jeweils ca. 40% der befragten Ärzte mit ihrer Schätzung des Rückfallrisikos deutlich unter den anerkannten Werten aus der wissenschaftlichen Literatur, weitere 30% konnten das Rückfallrisiko überhaupt nicht quantifizieren und nur ca. 20% hatten annähernd zutreffende Vorstellungen vom Ausmaß des Rückfallrisikos. Das Spätdyskinesierisiko wurde dagegen von mehr als 60% der Befragten überschätzt. Ein weiterer Umstand, der sich ebenfalls aus der genannten Untersuchung ergibt, dürfte zusätzlich zur Noncompliance der Patienten beitragen. So zeigte sich, daß die Behandlungsempfehlungen nicht nur sehr kurz ausfallen, sondern daß von den verschiedenen befragten Nervenärzten für die gleiche Indikation (z.B. schizophrene Ersterkrankung) sehr unterschiedliche Prophylaxeempfehlungen ausgesprochen werden (s. Tabelle 3). Es ist anzunehmen, daß diese Widersprüche zwischen den Ärzten erheblich zur Noncompliance der Patienten beitragen und möglicherweise dazu führen,

Tabelle 3. Empfehlungen zur Dauer der neuroleptischen Rezidivprophylaxe (NRP) bei schizophrenen Psychosen

Indikation	Prophylaxeempfehlungen deutscher Nervenärzte[a]		APA-Empfehlungen[b]	Konsensus-empfehlungen[c]
Nach einer schizo-phrenen Ersterkrankung	keine NRP <6 Monate <1 Jahr	25% 35% 30% } 90%		
	1–2 Jahre	10%	mindestens 1–2 Jahre	mindestens 1–2 Jahre
Bei Mehrfach-erkrankten (ab dem 2. Schub)	keine NRP <6 Monate <1 Jahr 1–2 Jahre	5% 17% 35% 40% } 97%		
	>2 Jahre	3%	mindestens 5 Jahre	mindestens 5 Jahre

[a] Zwischenauswertung einer eigenen, noch laufenden Untersuchung (n = 132).
[b] American Psychiatric Association Task Force on Treatment of Psychiatric Disorders, vol 2, 1989.
[c] Kissling W. (1991) (ed) Guidelines for neuroleptic relapse prevention. Proceedings of a Consensus Conference held April 19–20, 1989, in Bruges, Belgien. Springer, Berlin Heidelberg New York Tokyo.

daß verschiedene Ärzte gegeneinander ausgespielt werden und letztlich derjenige den „Zuschlag" erhält, der die kürzesten Prophylaxezeiten vorschlägt.

Aber selbst wenn ein Arzt die Notwendigkeit einer längerfristigen Prophylaxe bejaht, wird es ihm sehr schwer gemacht, den Patienten hierfür auch zu motivieren. Im Gegensatz z.B. zur Diabetesberatung (Jörgens et al. 1991) gibt es für den niedergelassenen Nervenarzt keine Gebührenposition, unter der er z.B. die sehr zeitaufwendigen psychoedukativen Prophylaxemotivationsgruppen für Patienten abrechnen könnte. Unter diesen Umständen ist es nur zu verständlich, daß derartige Bemühungen meist unterbleiben müssen.

Das heißt, auch von seiten der *Kostenträger* der ambulanten und stationären psychiatrischen Versorgung wird die Prophylaxe recht stiefmütterlich behandelt. Während psychosoziale und rehabilitative Anstrengungen von den Kostenträgern in den letzten Jahren zunehmend unterstützt werden, wird die wichtige Aufgabe einer verstärkten Motivation zur Rezidivprophylaxe noch kaum gefördert, obwohl durch eine effiziente Rückfallverhütung manche psychosozialen Interventionen und manche Rehabilitationsanstrengungen überflüssig gemacht werden könnten. Auch die Krankenhauskostenträger könnten vermutlich durch eine Förderung von Prophylaxeanstrengungen viel Geld und Personal im Bereich der Akutbehandlung einsparen.

Voraussetzung für das Funktionieren der oben beschriebenen Prophylaxeprogramme auf breiterer Ebene ist aber ein Konsensus über die praktisch wichtigen Einzelheiten der neuroleptischen Rezidivprophylaxe. Aufklärungsprogramme für Patienten, Fortbildungsmaßnahmen für Ärzte und auch die Einbeziehung der Krankenkassen ist in einem größeren Rahmen nur dann sinnvoll und effizient, wenn nicht in jeder Nervenarztpraxis und in jeder Klinikambulanz andere Vorstellungen über die optimale Prophylaxedurchführung herrschen (Tabelle 3). Wenn wir mit einer Verbesserung der Situation schizophrener Patienten nicht warten wollen, bis die Ursache der Schizophrenie entdeckt und kausale Behandlungsmethoden entwickelt wurden, müssen wir uns 40 Jahre nach Einführung der Neuroleptika endlich auf einigermaßen einheitliche Richtlinien für ihren Einsatz in der Rezidivprophylaxe einigen. Als Modell hierfür könnten die empirisch begründeten und ausreichend präzise formulierten Richtlinien der Konsensuskonferenz von Brügge dienen (Kissling 1991). Für die Umsetzung dieser Behandlungsrichtlinien in eine konsequente Rezidivprophylaxe könnte dann auf ärztlicher Seite durch geeignete Fortbildungsmaßnahmen und auf Patientenseite durch psychoedukative Motivationsarbeit und breit angelegte Prophylaxeprogramme geworben werden. Daß derartige Richtlinien oder therapeutische Standards von den Ärzten nicht als Bevormundung gesehen, sondern überwiegend als hilfreiche Vereinheitlichung bzw. als Arbeitserleichterung begrüßt werden, hat sich in der oben zitierten Umfrage gezeigt. 85% der befragten Ärzte erhoffen sich von derartigen Behandlungsrichtlinien eine Erleichterung ihrer Arbeit und sprechen sich dafür aus, daß die zuständigen Fachgesellschaften derartige Behandlungsrichtlinien formulieren. Auch die Öffentlichkeit mißt die Qualität einer medizinischen Disziplin mit Recht nicht nur am Niveau ihrer wissenschaftlichen Forschung, sondern auch daran, wie konsequent diese Forschungsergebnisse in die praktische (auch prophylaktische) Behandlung umgesetzt werden. Beispiele aus anderen medizinischen Disziplinen (vgl. z.B. die Diskussion um die perinatale Sterblichkeit) unterstreichen, daß Aktivitäten zur Verbesserung der Behandlungsqualität möglichst von den betroffenen Ärzten selbst ausgehen und nicht erst auf öffentlichen Druck erfolgen sollten.

Verbesserung der Rezidivprophylaxe schizophrener Psychosen

Obwohl uns also mit den Neuroleptika eine sehr wirksame Möglichkeit zur Rezidivprophylaxe schizophrener Psychosen zur Verfügung steht, ist der tatsächliche Verlauf der Schizophrenie unter Routinebehandlungsbedingungen nach wie vor sehr unbefriedigend und durch unnötig hohe Rezidivquoten gekennzeichnet. Angesichts der immensen psychosozialen Folgeschäden schizophrener Rezidive und nicht zuletzt auch angesichts der Tatsache, daß das psychiatrische Versorgungssystem zunehmend an die Grenze seiner Belastbarkeit kommt, erscheint eine Verbesserung der Rezidivprophylaxe schizophrener Psychosen unumgänglich. Die erforderlichen Maßnahmen sollten rasch ergriffen werden; es wird ein Vorgehen nach dem folgenden *Fünfpunkteplan* vorgeschlagen:

1. Formulierung von konsensfähigen Behandlungsrichtlinien für die neuroleptische Rezidivprophylaxe. Diese Behandlungsstandards sollten möglichst präzise Behandlungsempfehlungen zumindest zu den Bereichen
   Indikationsstellung, Behandlungsdauer und Mindestdosen enthalten.
   Die Ausarbeitung könnte und sollte relativ rasch durch die zuständigen
   Fachgesellschaften (z.B. DGPN, AGNP) erfolgen, möglichst in Anlehnung an internationale Richtlinien (siehe z.B. Kissling 1991).
2. Initiierung von complianceverbessernden und prophylaxefördernden
   Programmen auf breiter Basis (psychoedukative Aufklärungsgruppen für
   schizophrene Patienten und ihre Angehörigen, Einbeziehung der Medien
   etc.).
3. Fortbildungs- und evtl. auch Qualitätssicherungsmaßnahmen, die dazu
   beitragen, daß von ärztlicher Seite jedem Patienten, bei dem dies indiziert
   ist, eine neuroleptische Rezidivprophylaxe auch vorgeschlagen und diese
   lange genug durchgeführt wird.
4. Angemessene Honorierung dieser verstärkten Prophylaxebemühungen
   durch Schaffung einer eigenen Gebührenposition für ambulante psychoedukative Gruppenarbeit (in Anlehnung an das Diabetesmodell; vgl. Jörgens et al. 1991).
5. Umschichtung von Finanzmitteln und Personal vom Akutbehandlungsbe-
   reich in den Bereich der Rezidivprophylaxe.

Wieviel durch eine derartige Verbesserung der Prophylaxe zu gewinnen
wäre, zeigt eine Modellrechnung, die wir unter Zugrundelegung der Com-
pliancezahlen aus den genannten naturalistischen Studien und der Rezidivraten aus placebokontrollierten Untersuchungen durchgeführt haben. Dabei
zeigte sich, daß die Zahl schizophrener Rezidive praktisch um die Hälfte
gesenkt werden könnte, wenn es durch die geschilderten Maßnahmen
gelänge, eine konsequente neuroleptische Rezidivprophylaxe statt bei jetzt
40% in Zukunft bei 80% der Patienten durchzuführen. Wenn man bedenkt,
wieviel individuelles menschliches Leid, aber auch welch immense finanziel-
len Mittel hinter diesen nüchternen Prozentzahlen stecken, scheinen weitere
Anstrengungen in dieser Richtung sehr wünschenswert.

Literatur

APA, American Psychiatric Task Force on Treatments of Psychiatric Disorders (1989), vol
   2. APA, Washington
Bäuml J, Kissling W, Meurer C, Wais A, Lauter H (1991) Informationszentrierte Angehörigengruppen zur Complianceverbesserung bei schizophrenen Patienten. Psychiatr Prax
   18:48–54
Buchkremer G (1990) Kombination von psychoedukativem Medikamententraining, kognitiver Psychotherapie und Bezugspersonenberatung zur Rezidivprophylaxe bei schizophrenen Patienten. In: Projektträgerschaft Forschung im Dienste der Gesundheit (Hrsg)
   Klinische Studien in der Psychiatrie, Bd 14, Bonn
Davis JM (1980) Antipsychotic drugs. In: Kaplan HI, Freedman AM, Sadock BJ (eds)
   Comprehensive textbook of psychiatry III. Williams & Wilkins, Baltimore

Gaebel W, Pietzcker A (1985) One-year-outcome of schizophrenic patients — the inter-action of chronicity and neuroleptic treatment. Pharmacopsychiatry 18:235—239

Gaebel W, Pietzcker A (1983) Indikation zur neurologischen Langzeitmedikation — Stan-dardverfahren oder individualprognostisch geleitete Intervention? Nervenarzt 54:467—476

Gmür M, Tschopp A (1988) Die Behandlungskontinuität bei schizophrenen Patienten in der Ambulanz. Eine Fünfjahresnachuntersuchung. Nervenarzt 59:727—730

Jörgens V, Krimmel L, Flatten G (1991) Neue Möglichkeiten der hausärztlichen Betreuung von Typ-II-Diabetikern. Dtsch Ärztebl 88:982—984

Kane JM (1985) Compliance issues in outpatient treatment. J Clin Psychopharmacol 5:225—275

Kissling W (1990) Informationszentrierte Patienten- und Angehörigengruppen bei schizo-phrenen Psychosen. Auswirkungen auf Rückfallhäufigkeit, Compliance und Langzeit-prognose. In: Projektträgerschaft Forschung im Dienste der Gesundheit (Hrsg) Klinische Studien in der Psychiatrie, Bd 14, Bonn

Kissling W (1991) (ed) Guidelines for neuroleptic relapse prevention in schizophrenia. Springer, Berlin Heidelberg New York Tokyo

Maurer K, Biehl H (1988) Klinikaufenthalte und produktive Rückfälle bei ersterkrankten Schizophrenen. Determinanten des Zeitverlaufs zwischen stationären Aufnahmen bzw. schizophrenen Rezidiven über fünf Jahre. Nervenheilkunde 7:279—290

Diskussion zum Vortrag von Dr. Kissling

Prof. Dr. Rifkin

Die Differenzierung zwischen Nebenwirkungen und Krankheitssymptomen
ist häufig problematisch. Bei stabilen ambulanten Schizophrenen sollte man
negative Symptome bis zum Beweis des Gegenteils grundsätzlich als Nebenwirkungen ansehen. Die Klärung ist relativ einfach: Man erhöht die Dosierung des Anti-Parkinson-Mittels. Verschwinden die negativen Symptome,
ist die Sache klar. Verschwinden sie nach Reduktion der Neuroleptikadosis,
haben wir auch Klarheit. Wenn beide Maßnahmen nicht den gewünschten
Erfolg bringen, setzt man das Neuroleptikum am besten für einige Wochen
ab. Das Rezidivrisiko bei einem stabilen Patienten ist wahrscheinlich sehr
gering. Bleiben die negativen Symptome bestehen, dann sind es höchstwahr-
scheinlich keine Nebenwirkungen. Dann müssen differentialdiagnostische
Überlegungen folgen: Ist es Teil der Schizophrenie oder vielleicht eine
Depression?

Priv.-Doz. Dr. Linden

Bei unzureichendem Therapieerfolg spielen 3 Faktoren eine Rolle: erstens
die in bestimmten Fällen prinzipielle Wirkungslosigkeit der verfügbaren
Therapien, zweitens die Compliance des Patienten und drittens die Noncompliance des Therapeuten. Wo liegen denn Ihrer Meinung nach die Ursachen
dafür? Was könnte man anders machen? Bevor wir an die Therapie denken
können, müssen wir eine klare Diagnose haben.

Dr. Kissling

Die Diagnose ist vielleicht nicht einmal so problematisch. Es ist ja menschlich
verständlich, daß die Patienten nicht gerne Medikamente nehmen. Das geht
mir genauso. Wir sollten das aber nicht als unveränderbar hinnehmen, sondern durch psychoedukative Maßnahmen dem entgegenzuwirken versuchen. Wir müssen die Patienten informieren, warum es vorteilhaft für sie ist,
eine Prophylaxe mit Neuroleptika durchzuführen. Das geht aber nicht in 5
Minuten, wir brauchen dazu 8 einstündige Sitzungen, verteilt über mehrere
Monate. Hier wurde bisher nicht genug getan. Wir könnten hier eine ganze
Menge von der Diabetestherapie oder der Prävention der koronaren Herz-
krankheit lernen.

Mit derselben Intensität müssen wir uns und unsere Kollegen dazu motivieren, in der Therapie konsequenter und rationaler zu sein und die Patienten nicht so uneinheitlich zu behandeln, wie wir es momentan tun. Vielleicht

sollten wir auch eine Art Qualitätssicherung einführen, um die ärztliche Compliance etwas besser zu gewährleisten als es jetzt der Fall ist.

Univ.-Doz. Dr. Fleischhacker

Viele Ärzte – und das gilt wahrscheinlich für die gesamte Medizin – neigen dazu, eher ihrer eigenen Erfahrung zu vertrauen als der publizierten Literatur.

Univ.-Prof. Katschnig

Ich halte den Vergleich mit koronarer Herzerkrankung und Diabetes aus 2 Gründen für hilfreich: Er stellt die Unterschiede heraus, die wir berücksichtigen müssen, wenn wir schizophrene Patienten über die Therapie mit Neuroleptika aufklären. Es ist wahrscheinlich nicht nur ein individueller Wissensmangel bei Ärzten und Patienten, sondern es sind, wie Dr. Linden sagte, unterschiedliche Konzepte. Darüber hinaus gibt es eine Reihe von äußeren Einflüssen und Zwängen gesellschaftlicher und rechtlicher Art, denen sich Patienten und Ärzte schlecht entziehen können.

Der zweite Grund ist, daß man von der Diabetes- und KHK-Therapie etwas lernen kann. Hier gibt es standardisierte Richtlinien und Empfehlungen zur Lebensführung. Sollte das nicht auch bei psychiatrischen Patienten möglich sein? Vielleicht sollte man ihnen das kontrollierte Absetzen der Medikation beibringen als Möglichkeit, besser mit Nebenwirkungen fertig zu werden. Vielleicht braucht man gar nicht so viele Neuroleptika, sondern mehr Information der Patienten in dieser Hinsicht.

Dr. Kissling

Gegenstand der Konsensuskonferenz war die neuroleptische Rezidivprophylaxe. Trotzdem gehen die Konsensusrichtlinien auch auf die Lebensführung und auf andere psychosoziale Aspekte ein. Das Problem ist, daß unser Wissen auf diesem Gebiet noch nicht so groß ist wie auf dem pharmakologischen Sektor. Aber grundsätzlich stimme ich Ihnen völlig zu.

Ambulante Rezidivprophylaxe schizophrener Störungen — Verschiedene dosisabhängige medikamentöse Behandlungsstrategien

M. Osterheider

Einleitung

Die Bedeutung der Rezidivprophylaxe schizophrener Erkrankungen mit Depotneuroleptika ist unbestritten. Verschiedene Autoren (Kane et al. 1985; Johnson et al. 1987; Rifkin 1981) haben die neuroleptische Langzeitbehandlung einer kritischen Würdigung unterzogen. Es besteht kaum Zweifel, daß das Rückfallrisiko und die Zahl notwendiger Hospitalisierungen durch antipsychotische Medikation signifikant reduziert werden können.

Während die frühen Studien zur Frage der medikamentösen Rückfallverhütung vornehmlich das Auftreten sog. positiver Symptome als wesentliches Beurteilungskriterium in den Mittelpunkt der Betrachtung stellten und der psychosozialen Situation, den vorwiegend neurologischen Begleitwirkungen und der subjektiven Beeinträchtigung wenig Beachtung schenkten, haben gerade die letztgenannten Parameter in den vergangenen Jahren zunehmende Bedeutung gewonnen. Eine Vielzahl von Behandlungsstrategien wurde entwickelt und mit der Zielsetzung untersucht, das Nutzen-Risiko-Verhältnis einer Neuroleptikalangzeittherapie zu verifizieren.

Für die verschiedensten, unterschiedlichen Begleitwirkungen zeigte sich entweder die aktuelle oder die über einen Gesamtbehandlungszeitraum verabreichte Dosis als intervenierende Variable (Johnson 1985). Es schien daher zwingend, die für eine erfolgreiche Behandlung niedrigste Dosis zu bestimmen und einen entsprechenden „Therapiestandard" zu formulieren — eingedenk der Tatsache, daß eher ein definierter „Dosisbereich" den üblichen Therapiebedingungen gerecht würde, da fixe Dosisempfehlungen sicher nicht für alle Patienten gleichsam effektiv sind.

Ein kritischer Überblick und eine Zusammenfassung der verschiedenen Therapierichtlinien führt zu der Schlußfolgerung, daß viel geringere als die üblicherweise empfohlenen Dosen wirkäquivalent sein können (Tabelle 1) (Möller u. Zerssen 1986).

Hinzuzufügen ist, daß Dosis und andere Therapievariablen (z.B. Komedikation, Begleiterkrankungen etc.) sowie Umgebungsfaktoren (familiäres Klima — „expressed emotion" —, allgemeine psychosoziale Situation) in einer Art und Weise interagieren können, die in bestimmten Situationen eine deutliche Dosisreduktion möglich erscheinen lassen und in anderen nicht (Tabelle 2).

Tabelle 1. Langzeitverläufe schizophrener Erkrankungen

- Vollremission: 15–25%
- wiederholte Rezidive, aber nur geringfügige längerfristige Verschlechterungen
  des psychopathologischen und sozialen Status: 25–35%
- schlechte Prognose mit dauerhaften, deutlichen Beeinträchtigungen: 40–50%
- bei einigen Patienten auch nach mehreren Erkrankungsjahren noch Symptom-
  besserungen
- ca. ⅔ der an einer schizophrenen Psychose Erkrankten müssen wiederholt längerfristig
  oder dauernd Neuroleptika einnehmen

Tabelle 2. Vor- und Nachteile einer niedrigdosierten Neuroleptikalangzeittherapie

Vorteile	*Nachteile*
Geringere EPS	Häufigere Rezidive (u.U. besser kontrollierbar)
Geringeres Risiko einer TD	
Bessere soziale Integration	
Bessere Befindlichkeit	
Geringere pharmak. Depression	
Bessere Compliance	

Tabelle 3. Kontrollstudien „neuroleptischer Niedrigdosierung" – Schlußfolgerungen

- Reduktion der neuroleptischen Erhaltungsdosis auf ca. ⅕ der Standarddosis erhöht bei
  stabil remittierten Patienten das Rückfallrisiko nicht signifikant
- Reduktion ist für Patienten ohne stabile Remission nicht zu empfehlen
- eine Reduktion der sog. Standarddosis auf ca. ¹⁄₁₀ führt zu einem erhöhten Rückfallrisiko
  auch bei klinisch stabilen Patienten; eine Ausdehnung der Applikationsintervalle über
  6 Wochen hinaus kann ebenfalls nicht ohne ein erhöhtes Rückfallrisiko empfohlen
  werden
- UAW (v.a. EPS) geringer bei Niedrigdosierung

Die zusammenfassende Betrachtung der sog. Niedrigdosisstudien ergibt,
daß, bei Beurteilung des Rezidivs als alleinigem Kriterium des Behandlungserfolges, die Standarddosierung überlegen ist (Tabelle 3).

Andere Überlegungen gehen allerdings davon aus, daß das Nebenwir-
kungsrisiko geringer und das subjektive Befinden sowie die psychosoziale
Integrität der Patienten besser sein könnten bei Einsatz niedrigerer Behand-
lungsdosen. Zudem wurde konstatiert, daß ein aus einer Dosisreduktion
resultierender Rückfall klinisch weniger dramatisch verliefe, als ein Rezidiv
nach komplettem Absetzen der Medikation. Neuere Studien beschrieben
darüber hinaus Subgruppen von Patienten, die auch längerdauernd mit sehr
niedrigen Neuroleptikadosen stabil remittiert waren (McEvoy et al. 1991;
Fenton u. McGlashan 1991).

Die bisher erwähnten Resultate und Schlußfolgerungen basieren aus-
nahmslos auf Untersuchungen, die unter eng umschriebenen Studienbedingungen – mit der damit verbundenen Selektion der Patienten (z.B. Ein- und

Ausschlußkriterien, standardisierte Begleitmedikation, Dauer und Schwere der Erkrankung, definierter Altersbereich, Anzahl vorausgegangener Hospitalisationen etc.) — durchgeführt wurden und somit in wesentlichen Aspekten nicht mit der Standardversorgungssituation und entsprechenden Routineanwendungsbedingungen vergleichbar sind.

Ambulante Therapieforschung

Um die daraus resultierenden Diskrepanzen und Probleme zu klären, initiierten verschiedene Forschungsgruppen in der Bundesrepublik — zunächst in Berlin und München — in den letzten Jahren sog. Drug-monitoring-Projekte (Pietzcker et al. 1986). Neben der vorrangigen Aufgabe, klinisch adäquate Therapiestandards für die Langzeittherapie schizophrener Erkrankungen zu etablieren, war das weitere Ziel dieser Studien u.a. die Validierung der „akuten neuroleptischen Intervallbehandlung".

Die „Arbeitsgruppe Ambulante Therapieforschung" der Psychiatrischen Klinik Würzburg arbeitet in diesem Bereich in enger Zusammenarbeit mit niedergelassenen Nervenärzten sowie Praktikern und Internisten. Wir untersuchten u.a. — unter Routinebedingungen der Praxis — den Einsatz von Neuroleptika bei ambulant behandelten schizophrenen Patienten. Hierbei geht es auch um die Überprüfung vorgegebener Therapieempfehlungen und deren Einhaltung bzw. Abwandlung unter Praxisbedingungen.

Wie bereits die bisherigen relevanten Studien zeigten, wären vermehrt prospektive Untersuchungen zu Risiko und Nutzen eines Einsatzes von Depotneuroleptika wünschenswert. Entsprechende Untersuchungsdesigns implizieren jedoch ein gewisses Maß an Vorselektion bezüglich der zu beschreibenden Population — und zwar sowohl auf seiten der Patienten als auch von seiten der Therapeuten.

Eine retrospektive, naturalistisch angelegte Studie scheint u.E. notwendig, um erste Einsichten in die gängige klinische Alltagspraxis zu gewinnen.

Die Konsequenzen einer Dosisänderung oder des Absetzens einer Medikation werden in der Regel erst nach einem längeren Zeitraum sichtbar, entweder durch einen — u.U. ambulant zu beherrschenden — Rückfall und/oder durch erneute Klinikeinweisung.

Depotregistrationsprojekt

Der Einsatz eines Medikamentendokumentationssystems ermöglicht die genaue Analyse einer Patientenpopulation nach verschiedensten Kriterien (z.B. Beschreibung der Substanz- und Dosisparameter sowie der Krankheitsverläufe und psychosozialen Variablen bei Patienten unter Depotneuroleptika). Die Analyse kann neben operationalisierten Diagnosekriterien, Art der Depotmedikation und Effekten der Komedikation auch die Erfassung unerwünschter Arzneimittelwirkungen (UAW) beinhalten. Darüber hinaus bietet ein derartiges computergestütztes Informationssystem die Möglichkeit, Patientengruppen nach bestimmten Ein- und Ausschlußkriterien für Pilotprojekte im Rahmen weiterer wissenschaftlicher Untersuchungen zu definieren.

Langfristig wird u.a. zum Vergleich verschiedener institutionsabhängiger Vorgehensweisen die Kooperation mit anderen Einrichtungen (psychiatrischen Kliniken, Ambulatorien, Praxen) im Rahmen eines derartigen „Depotregistrationsprojekts" angestrebt. Eine entsprechende Datenbasis kann eine praxisorientierte Grundlage zur Entwicklung weiterer, entsprechend methodisch begründeter Analysestrategien pharmakologischer Langzeittherapien bieten.

Ein Beispiel dafür soll anhand des nachstehend beschriebenen Pilotprojekts gegeben werden.

Die von unterschiedlichen Bedingungen abhängigen, teils erheblich differierenden Verordnungsgewohnheiten für psychotrope Substanzen sind von verschiedenen Autoren ausführlich beschrieben worden (Kapfhammer u. Rüther 1988; Linden 1987; Osterheider 1991).

Vor allem forschungsorientierte Kliniker zeigen sich allgemein kritisch gegenüber den Verordnungsgewohnheiten niedergelassener Ärzte. Dies betrifft v.a. die teils hohe Inzidenz der Polypragmasie und Polypharmazie, die Häufigkeit bestimmter Verordnungen und Anwendungen ebenso wie scheinbar irrationale Arzneimittelkombinationen und inadäquate Dosierungen. Nur sehr selten allerdings wurden Patienten- und Krankheitsvariablen in ihrer Bedeutung für unterschiedliche Verordnungsgewohnheiten diskutiert, wohingegen dem Verordner selbst und seiner speziellen Situation und Eigenschaften ausreichend Aufmerksamkeit gewidmet wurde.

Das Ziel unseres „Depotregistrationsprojekts" war zunächst, Patienten zu identifizieren, die in einem 1-Jahres-Zeitraum längerdauernd Depotneuroleptika erhielten. Desweiteren sollten die unterschiedlichen verordneten Substanzgruppen sowie entsprechende Komedikation erfaßt, die mittlere Dosis und das durchschnittliche Injektionsintervall berechnet sowie evtl. bestehende „Hoch- bzw. Niedrigdosissubgruppen" beschrieben werden. Die routinemäßig erfaßten UAW sowie eine Beschreibung der psychosozialen Situation bilden weitere Variablen.

Ergebnisse

Im Jahreszeitraum 1989 konnten Therapieverläufe von 1081 Patienten analysiert werden, die in der Universitätspoliklinik (inkl. Konsiliardienst) behandelt wurden. Ca. 56% waren weiblich; das Durchschnittslater betrug ca. 42 Jahre (die weiblichen Patienten waren signifikant älter).

13% der Gesamtstichprobe erfüllten die Kriterien einer schizophrenen Psychose nach DSM-III-R (Gruppe A). Von diesen wiederum erhielten annähernd 85% Depotneuroleptika zur Langzeitprophylaxe (Gruppe B). Das Durchschnittsalter für diese Untergruppe betrug ca. 36 Jahre, statistisch

Tabelle 4. Depotdokumentation − Psychiatrische Poliklinik

Dokumentation	1. 1. 89−31. 12. 89
Patienten (gesamt)	1081 (inkl. Konsiliardienst)
weiblich	605 (55,9%)
männlich	476 (44,1%)
Ø Alter	41,7 J.
weibl.	47,3 J.
männl.	39,8 J.

A. schizophrene Patienten (DSM-III-R 295.x): 141 (13,1%)
B. schizophr. Pat. mit Depotneuroleptika: 119 (84,4%)
    Ø Alter (Gruppe B.) 35,8 J. (w = 36,9/m = 33,7)
    weibl. n = 40
    männl. n = 79

signifikante Unterschiede bezüglich des Geschlechts bestanden nicht. Die männlichen Patienten waren allerdings deutlich überrepräsentiert (männlich: n = 79; weiblich: n = 40) (s. Tabelle 4).

Der Großteil der Patienten (50%) erhielt Flupentixoldecanoat, in je 20% bzw. 25% wurde Haloperidol- bzw. Zuclopenthixoldecanoat gegeben. 10% waren auf Fluphenazin und lediglich 2 Patienten auf Fluspirilen − ein Diphenylbutylpiperidinpräparat, welches oft als „Neurolepttranquilizer" eingesetzt wird − eingestellt (Abb. 1).

Die mittlere Dosis und das mittlere Injektionsintervall − in bezug zur verordneten Komedikation − für die verschiedenen Substanzen (ohne Fluspirilen) sind Abb. 2 zu entnehmen.

Auffällig ist, daß die mittlere Dosis in der Gruppe der mit Depotneuroleptika *und* Komedikation behandelten Patienten für alle eingesetzten Präparate höher ist, als bei Patienten mit alleiniger Depotmedikation.

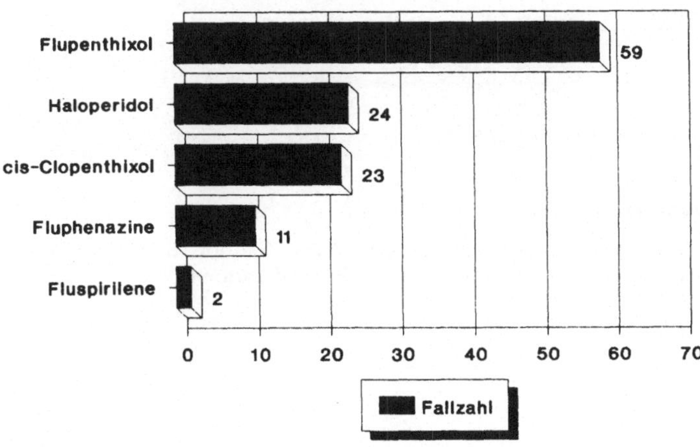

Abb. 1. Eingesetzte Depotneuroleptika (n = 119)

DEPOT	mitt. Dosis mg	mitt. Interv. Tage	Nlp. %	Anx. %	Antichl. %	andere %
FLX	022,49	19,57	13,6	30,5	28,8	15,3
HAL	079,85	21,63	37,5	45,8	41,7	20,8
CLOP	218,30	19,27	17,4	34,8	30,4	17,4
FLUPH	045,71	18,11	18,2	27,3	45,5	27,3

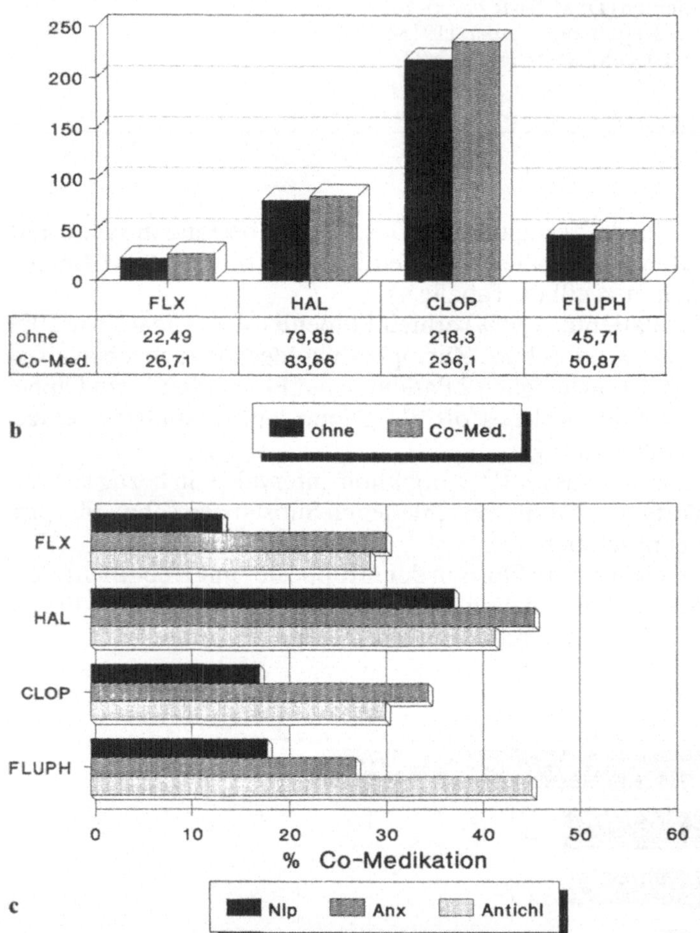

Abb. 2. a Dosierung, Applikationsintervall in bezug zur Komedikation. **b** Mittlere Dosierung mit/ohne Komedikation. **c** Depotneuroleptika und Komedikation (n = 117)

Eine genaue Klärung dieses Zusammenhangs ist von einer noch laufenden Einzelfallanalyse zu erwarten. Es könnte z.B. sein, daß in der Komedikationsgruppe gehäuft schwerwiegende Krankheitsverläufe mit der klinischen Notwendigkeit zur Multimedikation repräsentiert sind.

Andererseits wäre aber auch denkbar, daß durch übermäßige Multimedikation — durchaus im Sinne einer Polypragmasie — und nicht zuletzt durch zu hohe Dosierung der verordneten Depotneuroleptika die Häufigkeit und die Auswahl der Komedikation wesentlich mitbestimmt wird und somit ein Teil der verordneten Medikation aus klinischer Sicht nicht notwendig erscheint und u.U. nur zur Kupierung der durch die erhöhte Depotdosis verursachten Nebenwirkungen dient.

Auch die Tatsache, daß in nicht geringem Anteil (bis 37,5%) orale Neuroleptika zur „Basis"depotmedikation hinzuverordnet wurden, widerspricht den gängigen Lehrbuchempfehlungen, zeigt aber sicher recht genau die klinische Realität unter Routineanwendungsbedingungen.

Die verschiedenen Substanzgruppen unterscheiden sich zudem hinsichtlich der verordneten Zusatzmedikation.

In der Haloperidolgruppe zeigt sich eine signifikant höhere Rate der Komedikation, insbesondere für orale Neuroleptika und Benzodiazepintranquilizer, im Vergleich zu den anderen Substanzen.

Anticholinergika wurden in unserer Erhebung am häufigsten in der Fluphenazin- und der Haloperidolgruppe gegeben.

Sowohl bei den mit Flupentixol als auch mit Clopentixol behandelten Patienten zeigt sich eine deutliche geringere Verordnungshäufigkeit für orale Neuroleptika und insbesondere auch für Anticholinergika.

Ob es sich bei den beschriebenen Ergebnissen um substanzspezifisch und/ oder dosisabhängige Phänomene handelt, inwieweit die spezifische individuelle Situation des Patienten und das Behandlungssetting eine Rolle spielen, ist letztendlich z.Z. noch nicht ausreichend gesichert.

Um mögliche differentielle Effekte unterschiedlicher Dosierungsstrategien absehen zu können, teilten wir die verschiedenen Gruppen — in Anlehnung an die ermittelte durchschnittliche Dosis und einem entsprechend gewählten Cut-off-Punkt (25% über- bzw. unterhalb der mittleren Dosis) — in eine sog. „Niedrigdosis"- (LD-) und in eine „Hochdosis"-(HD-)Gruppe auf.

Die Rückfallquote (definiert als Rehospitalisierung im Erhebungszeitraum) war unter den Patienten, die hohe Dosen einnahmen größer als in der Niedrigdosisgruppe (im Mittel 2,1 vs. 1,3 Hospitalisierungen). Signifikante Unterschiede zwischen den Präparategruppen bestanden nicht.

Der mittlere GAS-Wert (Global Assessment Scale; Endicott et al. 1976), der den Gesamtzustand der Kranken auf einer Skala zwischen 0 (= extrem schwer krank) und 100 (= absolut gesund) einordnet, war bei Patienten unter niedrigen Neuroleptikadosen höher, d.h. es ging ihnen besser und sie zeigten sich psychosozial integrierter als Patienten unter hohen Dosen Depotneuroleptika.

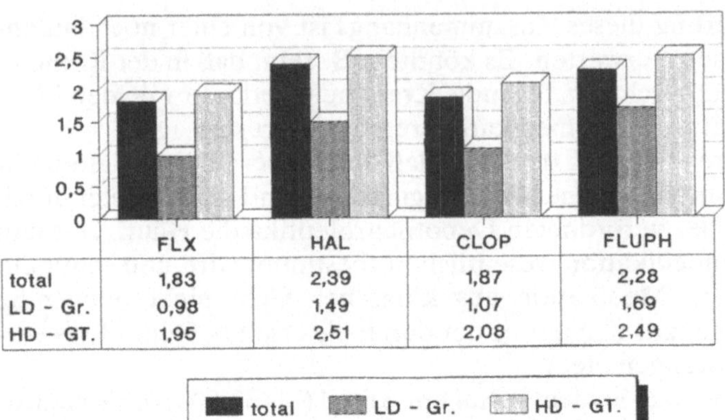

	FLX	HAL	CLOP	FLUPH
total	1,83	2,39	1,87	2,28
LD – Gr.	0,98	1,49	1,07	1,69
HD – GT.	1,95	2,51	2,08	2,49

Abb. 3. SKAUB-Mittelwerte in bezug zu verschiedenen Depotneuroleptika und LD-/HD-Untergruppen

Desgleichen konnte gezeigt werden, daß ältere Patienten im Mittel höhere Dosen bekamen als junge.

Unter Flupentixol- und Clopenthixoldecanoat machten sich extrapyramidale Nebenwirkungen (standardisiert erhoben mittels der Skala für abnorme unwillkürliche Bewegungen, SKAUB) weniger bemerkbar als unter Haloperidol und Fluphenazinpräparaten. Für alle vier Depot-Neuroleptika galt, daß höhere Dosen häufiger mit unerwünschten extrapyramidalen Symptomen einhergingen als niedrige Dosen (Abb. 3).

Zusammenfassung

Schlußfolgernd lassen sich die Ergebnisse der dargestellten naturalistischen Erhebung wie folgt zusammenfassen:

Zunächst haben wir nur einen ersten Einblick in verschiedene Verordnungs- und Verschreibungsweisen – hier anhand einer psychiatrischen Universitätsklinik – unter sog. Routinebehandlungsbedingungen gewonnen. Wir sehen unterschiedliche und in ihrer Abhängigkeit voneinander noch nicht ausreichend analysierte Zusammenhänge zwischen verschiedenen Depotneuroleptika, unterschiedlichen Dosierungen und ihrem Bezug zur verordneten Komedikation.

Ausführliche Einzelfallanalysen zur Sicherung der Zusammenhänge müssen folgen. Ebenso sollten – unter Nutzung von Datenträgersystemen – Vergleichserhebungen mit Daten aus ärztlichen Praxen durchgeführt werden.

Sicher läßt sich feststellen, daß die „Kluft" zwischen klinischer Erfahrung und Anwendung, empirischem Wissen und nicht zuletzt der gängigen „Lehrmeinung" groß ist.

Es ist aufgrund der vorgelegten Daten anzunehmen, daß vornehmlich individuelle Dosisstrategien, welche unterschiedliche Parameter einbeziehen („setting", psychosoziale Situation, Erkrankungsverlauf etc.), in der klinischen Praxis Anwendung finden bzw. dort finden sollten, wo „starre" Therapierichtlinien zur Anwendung kommen und daß diese Forderung durch Ergebnisse objektiver Therapieforschung unterstützt wird.

Ausblick

Um hierfür „Eckdaten" zu ermitteln, wurde eine prospektive doppelblinde Multicenterstudie mit insgesamt 120 Patienten begonnen (Budde u. Osterheider 1990).

Die Patienten erhalten über einen Zeitraum von 2 Jahren Flupentixoldecanoat in 3 unterschiedlichen Dosierungen:

- 20 mg alle 2 Wochen als „Standard";
- 10 mg alle 2 Wochen als niedrige Dosis;
- 5–40 mg alle 1–4 Wochen als „individuelles" Dosisregime – hierbei wird die Dosis im entsprechenden Bereich nach den klinischen Symptomen ausgerichtet (Abb. 4).

Um Aussagen in Hinblick auf eine Optimierung der neuroleptischen Dauertherapie bei chronisch-schizophrenen Patienten zu erhalten, sollen in dieser Studie explorativ anhand der 3 genannten Therapiearme neben den Aussagen zur Rezidivhäufigkeit v.a. die Befindlichkeit und das psychosoziale Verhalten sowie Minussymptomatik der Patienten geprüft werden.

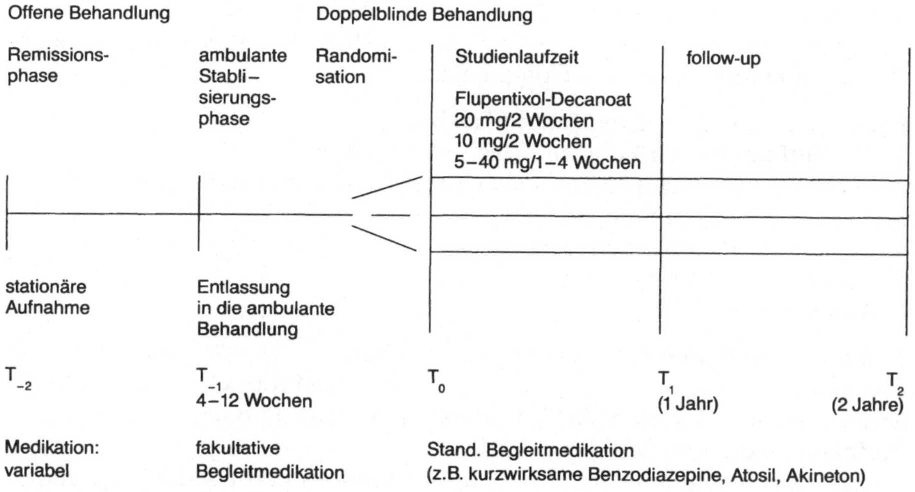

Abb. 4. Ablaufschema der Studie KF-Nr. 0754

	Aufnahmestatus T$_0$	Abstand in Monaten: 1		2		3		4			9		10		11		12	Follow-up-Untersuchungen
		Wochen: 2	4	6	8	10	12	14	15	----→	36	38	40	42	44	46	48	
AMD-P 1–3	x																x	
BPRS	x		x		x		x		x		x		x		x		x	
CGI	x		x		x		x		x		x		x		x		x	
AMD-P 4	x						x				x						x	
GAS	x		x		x		x		x		x		x		x		x	
SANS	x						x				x						x	
Strauss u. Carpenter	x						x				x						x	
PD-S	x		x				x				x				x		x	
EWL$_{60}$	x				x				x				x				x	
NW-Bogen	x		x		x		x		x		x		x		x		x	
AIMS	x						x				x						x	
Plasmaspiegel	x						x				x						x	
Klin. Labor	x						x				x						x	
KG	x						x				x						x	

Abb. 5. Zeitplan der Untersuchungen der Studie

Eine weitere Frage ist, ob durch eine generelle Verminderung der Neuroleptikadosis oder eine an die jeweilige klinische Situation angepaßte, vom Therapeuten zu bestimmende Dosis, ein gleiches oder sogar besseres Therapieergebnis erzielt werden kann, v.a. auch in Hinblick auf Nebenwirkungen, Patientenbefindlichkeit und Compliance.

Die zu prüfenden Zielkriterien sind (Abb. 5):
1. Verlauf der Erkrankung und Rezidivhäufigkeit,
2. Auftreten und Schweregrad von extrapyramidalen Nebenwirkungen,
3. Totale Neuroleptikadosis,
4. Patientenbefindlichkeit,
5. soziale Integration,
6. Compliance.

Männliche und weibliche Patienten im Alter von 18–50 Jahren, die mit einem akuten Rezidiv einer subchronisch oder chronisch rezidivierenden Schizophrenie oder einer Schizophrenie in Remission nach DSM-III-R zur Aufnahme kommen, werden rekrutiert.

Eine Erfassung aller im Erhebungszeitraum in den beteiligten Zentren aufgenommenen Patienten mit psychotischen Erkrankungen soll letztendlich eine ausreichend genaue Aussage über die Grundgesamtheit, aus der die Studienpopulation rekrutiert wurde, zulassen, so daß die gewonnenen Daten auch Repräsentativitätsansprüchen genügen.

Obwohl eine Fülle relevanter Ergebnisse über den Verlauf schizophrener Erkrankungen und den Nutzen einer neuroleptischen Langzeitbehandlung vorliegen (Möller u. Zerssen 1986), ist es aufgrund vielfältiger methodischer und auch praktischer Probleme bis heute leider nur in Ansätzen möglich, einen „therapeutischen Standard" zu definieren, der auch unter Routinebehandlungsbedingungen anwendbar wäre.

Die individuelle Situation der Patienten, die unter einer schizophrenen Psychose leiden, muß uns Anlaß genug sein – gerade im Sinne einer rationalen Arzneimitteltherapie – der Nutzen-Risiko-Analyse unterschiedlicher Behandlungsverfahren (insbesondere langzeitiger Anwendungen) sowohl unter klinisch-empirischen, kasuistischen Betrachtungen als auch unter differenzierten Studienbedingungen (z.B. im Rahmen der Phase-IV-Forschung) mehr Beachtung zu schenken.

Literatur

Budde G, Osterheider M (1990) Doubleblind comparison of different flupenthixol-decanoat dose regimes in the maintenance treatment of stabilised schizophrenic outpatients. Schizophrenia 1990: Poised for Discovery, Int. Conf. Vancouver 1990 PO. 38, 92
Fenton WS, McGlashan TH (1991) Natural history of schizophrenia subtypes: II. Positive and negative symptoms and long-term course. Arch Gen Psychiatry 48:978–986
Johnson DAW (1985) Observations on the use of long-acting depot neuroleptic injections in the maintenance therapy of schizophrenia. J Clin Psychiatry 46:13–21
Johnson DAW et al. (1987) Double-blind comparison of half-dose and standard-dose Flupenthixol decanoate in the maintenance treatment of stabilised out-patients with schizophrenia. Br J Psychiatry 151:634–638
Kane JM et al. (1985) High-dose versus low-dose strategies in the treatment of schizophrenia. Psychopharmacol Bull 21:29–42
Kapfhammer H-P, Rüther E (1988) Depot-Neuroleptika. Springer, Berlin Heidelberg New York Tokyo
Linden M (1987) Phase-IV-Forschung. Springer, Berlin Heidelberg New York Tokyo
McEvoy JP et al. (1991) Optimal dose of neuroleptic in acute schizophrenia: A controlled study of the neuroleptic threshold and higher Haloperidol dose. Arch Gen Psychiatry 48:739–745
Möller H-J, Zerssen D v (1986) Der Verlauf schizophrener Psychosen unter den gegenwärtigen Behandlungsbedingungen. Springer, Berlin Heidelberg New York Tokyo
Osterheider M (1991) Anxiolytika unter Langzeitperspektive. In: Linden M (Hrsg) Die jahrelange Behandlung mit Psychopharmaka. de Gruyter, Berlin, S 83–91
Pietzcker A et al. (1986) A German multicenter study on the neuroleptic long-term therapy of schizophrenic patients – preliminary report –. Pharmacopsychiatry 19:161–166
Rifkin A (1981) The risks of long-term neuroleptic treatment of schizophrenia: especially depression and akinesia. Acta Psychiatr Scand [Suppl 291] 63

Diskussion zum Vortrag von Dr. Osterheider

Dr. Kissling

Wenn ich richtig gerechnet habe, können Sie nur etwa 3% ihrer schizophrenen Patienten gescreent haben. Da stellt sich natürlich die Frage nach der Generalisierbarkeit der erhobenen Befunde.

Dr. Osterheider

Es sind nicht 3% der schizophrenen Patienten, es sind etwa 3% aller Patienten mit psychotischen Syndromen, nicht nur der schizophrenen. Ihre Bedenken sind natürlich begründet, und wir teilen diese Bedenken. Unsere Absicht war, einen Querschnitt der Population zu ermitteln, aus der wir unsere Patienten rekrutieren. Viele publizierte Studien haben den gleichen Schwachpunkt: Es sind keine Daten publiziert, aus denen hervorgeht, welcher Population die Patienten entstammten. Das ist aber ein wichtiger Punkt.

Natürlich kann man hier mit Kritik ansetzen, aber ich glaube, man muß solche Analysen durchführen. Eine Generalisierung ist sicher dann nicht möglich, wenn sich im Verlauf der Studie zeigt, daß die Daten nicht repräsentativ sind für die Population, aus der die Patienten rekrutiert wurden.

Univ.-Doz. Dr. Fleischhacker

Warum screenen Sie alle psychotischen Patienten, und nicht nur die schizophrenen? Die Studie zielt doch auf die Therapie der Schizophrenie. Ich glaube, Sie hätten es wesentlich einfacher, wenn Sie nicht alle psychotischen Patienten der Klinik screenen würden.

Mich hat auch die zimelich hohe Zahl von 85 Patienten überrascht, die aus nicht spezifizierten Gründen aus der Studie herausfielen.

Dr. Osterheider

Zur letzten Frage: Die hohe Drop-out-Rate müssen wir noch analysieren. Ich habe diese Daten gerade von der statistischen Auswertung erhalten.

Zur ersten Frage: Das hat ganz praktische Gründe. Wir möchten keinen potentiellen Patienten übersehen, der eine schizophrene Erkrankung haben könnte. Lieber nehmen wir den Mehraufwand in Kauf.

Univ.-Doz. Dr. Fleischhacker

Wenn man sich die Zahlen jetzt anschaut, scheint sich der Aufwand allerdings nicht gelohnt zu haben.

Dr. Osterheider

Leider. Wir müssen uns überlegen, ob es sinnvoll ist, so weiterzumachen.

Fr. Dr. Budde

Eine kurze Ergänzung: Sämtliche Ausschlußgründe der herausgenommenen Patienten sind bekannt. Für jeden einzelnen Fall liegen darüber genaue Angaben vor.

Priv.-Doz. Dr. Linden

Ich möchte unterstreichen, was Dr. Osterheider sagte. Es ist sehr wichtig, repräsentative epidemiologische Daten über die Population zu erhalten, aus der die Studienteilnehmer stammen, eben um die Frage beantworten zu können, inwieweit die erhobenen Befunde generalisierbar sind. Wenn der Einzugsbereich derartig groß ist wie hier, ist eine Generalisierung praktisch nicht möglich. Das ist ein prinzipielles Problem. Alle diese Patienten erhalten im täglichen Leben wahrscheinlich Neuroleptika. In kontrollierten Studien sehen wir nur einen sehr kleinen Teil dieser Gesamtheit. Ich halte es daher für einen großen Fortschritt, daß wir jetzt im Rahmen der GCP-Bestimmungen gezwungen sind, zukünftig in allen kontrollierten Studien auch epidemiologische Daten über die Ausgangspopulation zu liefern. Bei genauerer Betrachtung ist das also ein Pluspunkt für die Studie und kein Kritikpunkt.

Dr. Kissling

Ich habe überhaupt keine Einwände gegen die Dokumentation des Screenings. Aber man muß sich doch ernstlich fragen, ob die Einschluß- und Ausschlußkriterien richtig gewählt worden sind. Wenn Sie eine Studie durchführen, deren Ergebnisse nur für 3% der Population sicher gültig sind, dann ist es eben sehr fraglich, was man damit anfangen kann. Ich würde z.B. mehr Patienten in der Altersklasse über 40 Jahren aufnehmen und auch Patienten von weniger als 10 Jahren Krankheitsdauer zulassen. Bei so stringenten Einschlußkriterien wird die allgemeine Aussagekraft natürlich auch stark reduziert.

Univ.-Doz. Dr. Fleischhacker

Aus dem Flußdiagramm der Studie ging nicht hervor, daß akute extrapyramidalmotorische Symptome gemessen wurden. Sie haben lediglich die AIMS-Skala für die tardive Dyskinesie verwendet. Steckte dahinter eine bestimmte Absicht?

Dr. Osterheider

Wir haben diesen Punkt vor Beginn der Studie intensiv diskutiert. Ursprünglich wollten wir Ratingskalen mit Schwergewicht auf akuten Symptomen verwenden. In der Diskussion zeigte sich aber, daß die meisten Prüfzentren freie klinische Reports bevorzugten. Deshalb haben wir auf die Ratingskalen verzichten müssen.

Univ.-Doz. Dr. Fleischhacker

Als Komedikation waren u.a. Benzodiazepine und Anticholinergika zugelassen. Gab es definierte Kriterien für den Einsatz dieser Medikamente, oder blieb die Verwendung der Beurteilung des Klinikers überlassen?

Dr. Osterheider

Es gab feste Kriterien für den Einsatz einer Begleitmedikation, etwa das Auftreten einer Akathisie oder von Schlafstörungen. In jedem Falle waren Art, Dosis und Begründung der Begleitmedikation zu dokumentieren.

Prof. Dr. Rifkin

Nach welchen Kriterien wurde die individuelle Dosis festgelegt, und wie verhalten sich diese Dosen im Vergleich zu Fluphenazin oder Haloperidol?

Dr. Osterheider

Als Standarddosierung verwendeten wir Dosen, die in Deutschland normalerweise klinisch üblich sind. Daneben gab es die halbe Standarddosierung und individuelle Dosierungen im Bereich zwischen 5 und 40 mg. Der Vergleich mit äquivalenten Dosen von Haloperidol und anderen Depotneuroleptika ist sehr schwierig, das war auch nicht Ziel der Studie. Wir wollten wissen, welche unterschiedlichen Dosierungsschemata bei Patienten mit Flupentixoldecanoat möglich sind. Die Patienten wurden randomisiert 3 verschiedenen Dosierungen zugeteilt.

Prof. Dr. Rifkin

Ich habe keinerlei Erfahrung mit dieser Substanz. Können Sie mir vielleicht wenigstens einen Anhaltspunkt geben, welchen Haloperidoldosen diese Dosierungen entsprechen würden?

Dr. Osterheider

Die Standarddosis dürfte etwa 50 mg Haloperidol entsprechen, die Hälfte der Standarddosis entsprechend 25 mg Haloperidol. Die übliche Standarddosierung für Haloperidol in Deutschland beträgt 50 mg pro Monat.

Prof. Dr. Rifkin

Sowohl die Studie von Marder als auch die von Hogarty zeigten ähnliche Rezidivraten, aber eine bessere Sozialfunktion bei Verwendung einer 5fachen Verdünnung der Standarddosis. Ich frage mich, ob die Dosierungen von 50 mg und 25 mg weit genug auseinanderliegen, um zwischen ihnen ausreichend große klinische Unterschiede feststellen zu können.

Fr. Dr. Budde

Es gibt eine Untersuchung von Johnson, die dasselbe Dosierungsverhältnis verwendete, 10 mg und 20 mg, und die einen signifikanten Unterschied zwischen beiden Dosierungen feststellte.

Prof. Dr. Rifkin

Ja, aber soweit ich mich erinnere, wurden die Patienten in der Untersuchung zu Beginn so randomisiert, daß eine Hälfte die volle Dosis erhielt und die andere die halbe. Das war also ein anderes Vorgehen. Ich fürchte, Sie haben sich all die Mühe gemacht und werden wahrscheinlich doch keinen großen Unterschied sehen, weder in der Wirkung noch bei den Nebenwirkungen.

Priv.-Doz. Dr. Linden

Wie war denn die Fragestellung? Sollte nachgewiesen werden, daß die Dosierungen unterschiedlich wirksam sind oder daß sie gleich wirksam sind, so daß man eine niedrigere Dosierung im Vergleich zur derzeitigen Standarddosierung empfehlen könnte?

Dr. Osterheider

Das letztere. Beide Dosierungsstrategien sind in Deutschland gebräuchlich. Wir wollten wissen, ob die Ergebnisse hinsichtlich Wirkungen, Nebenwirkungen, psychosozialer Variablen, Befinden des Patienten usw. vergleichbar sind.

Prof. Dr. Rifkin

Mir erscheint der Nachweis, daß eine Dosierung wirksamer ist, zu weniger Rezidiven und besserer sozialer Funktion führt, allerdings interessanter und wichtiger.

Prof. Dr. Ereshefsky

Es gibt von Flupentixoldecanoat eine 2%ige und eine 10%ige Darreichungsform. Zumindest in einigen Ländern liegen die Dosen für akut kranke Patienten bei 100–200 mg alle 2–4 Wochen, was vermuten läßt, daß es einen etwa gleich breiten Bereich aufweist wie Haloperidol. Ausgehend davon vermute ich auch, daß die Differenz zwischen den beiden Dosierungen zu gering ist. Ich habe aber nicht genügend Daten gesehen, um das definitiv so sagen zu können.

Andererseits ist es aber zumindest beim Flupentixol so, daß sich das pharmakologische Profil anscheinend mit der Dosierung ändert, jedenfalls stärker, als mir das von anderen Standardneuroleptika geläufig ist. Dafür sprechen, soweit ich sie kenne, die Wirksamkeitsdaten von Flupentixol im niedrigen Dosierungsbereich, in dem die Substanz vorwiegend als Antidepressivum verwendet wird. Ich glaube nicht, daß das für Haloperidol in gleicher Weise zutrifft. Für die Planung einer Studie wäre es daher sicherlich auch nützlich zu wissen, bei welcher Dosierung Flupentixol vom vorwiegend antidepressiven Wirkungsbereich in den rein neuroleptisch wirksamen Bereich übertritt.

Dr. Osterheider

Das läßt sich aber nur klinisch entscheiden.

Über den Balanceakt zwischen psychiatrischer Klinik und empirisch naturwissenschaftlicher Forschung

M. A. Hagen

Die Geschichte der abendländischen und insbesondere der deutschen Psychiatrie ist durch den Hiatus zwischen biologischer sowie empirischer Forschung und einer mehr geisteswissenschaftlichen Richtung geprägt, die nach der basalen Abwandlung psychischer Existenz fragt, die das Symptom unterbaut.

Einen historischen Überblick geben Werke wie *Der Wahnsinn* von Leibrand, *Die Geschichte der endogenen Psychosen* von Wyrsch, *Allgemeine Psychopathologie* von Glatzel, die die Problematik kompetenter darstellen.

Der Streit zwischen Psychikern und Somatikern des 18. Jahrhunderts beeinflußt bis heute die Psychiatrie und ist kennzeichnend für das Dilemma der Psychowissenschaften. Dabei kommen aber die somatischen Modelle nicht ohne ein Maß an Metaphysik aus und die Psychiker entlehnen ihre Erklärungen gerne von den Naturwissenschaften.

Gemessen an anderen medizinischen Fachrichtungen ist die Psychiatrie als eigenständiges Gebiet sehr jung. Ihr Gegenstand ist komplex und der wissenschaftliche Zugang weitgehend ein vermittelter.

Je nach gewählter Zugangsweise wird Unterschiedliches kenntlich. Wie u.a. Erwin Strauß darstellt, beeinflußt schon die Untersuchungssituation selbst das Ergebnis.

Daß jeder methodische Zugang seine Grenzen hat, ist wissenschaftliches Allgemeingut. Gerade für die psychiatrische Forschung wäre es furchtbar, wenn die nebeneinander existenten Ansätze mehr als bisher Wissen voneinander übernehmen würden, um zu echten Erweiterungen ihrer Modelle zu gelangen, statt mit großer Energie und Zeitaufwand den eigenen Ansatz zu verteidigen.

Methoden und Ergebnisse

Eine wertende Übersicht des derzeitigen Wissenstandes gestaltet sich wie folgt:

Die Therapievaluation zwingt zur Erfassung standardisiert beschreibbarer Verhaltensparameter. Erfaßt wird die Symptomebene unter Verzicht auf den verständlichen Gesamtzusammenhang.

Die Transmitterforschung ist auf dem Stand einer Grundlagenwissenschaft, die, obwohl wertvoll, noch keinen verläßlichen Anschluß an die klinische Praxis gewonnen hat. Das Wissen über Pharmakogenetik und Pharmakodynamik läßt viele Fragen offen. Die Befunde der In-vitro- und In-vivo-Forschung müssen sich nicht entsprechen. Die Ergebnisse der biologischen Grundlagenforschung lassen derzeit nur spekulative Aussagen über nosologische, pathophysiologische und psychopathologische Zusammenhänge zu. Nicht umsonst spricht man z.B. von der „Dopaminhypothese".

Eine Forschung, die sich vom Gegenstand her dem naturwissenschaftlichen Modell verpflichtet fühlt, wird notwendigerweise auf Aussagen über das Wesen der Erkrankung verzichten müssen.

Psychologische Modelle andererseits werden jeweils nur das an Erkenntnis zeitigen können, was vom gewählten Zugangsweg her kenntlich wird. Vor einer Überpsychologisierung ist sicher zu warnen. Nach spontaner Remission einer Psychose tritt häufig eine vollkommen andere Persönlichkeitsstruktur zutage, als das Krankheitsgeschehen erwarten ließ. Das Feld der Psychologie ist das des Verstehens und Beschreibens, nicht das des Erklärens im Sinne Jaspers.

Der tätige Kliniker muß den Hiatus zwischen somatischer und psychologischer Zugangsweise wertfrei anerkennen. In der Praxis stellen uns die verschiedenen wissenschaftlichen Zugänge Informationen und teilweise gesicherte Daten zur Verfügung, es ergeben sich Hinweise und Handlungsanweisungen. Die Komplexität des Phänomens psychischen Andersseins kann jedoch nicht erfaßt werden. So ist man im klinischen Alltag häufig auf Intuition und die viel belächelte Kennerschaft angewiesen. Auch die ist zugegebenermaßen fragwürdig. Wollen wir ihr trotzdem einen gewissen Wert beimessen — und dem Praktiker bleibt häufig nichts anderes übrig — stellt sich die Frage, ob sie sich wissenschaftlich weiter aufschlüsseln läßt.

Möglicher Stellenwert der Psychopathologie heute

Nach wie vor stellt die Psychopathologie das Verbindungsglied zwischen psychiatrischer Forschung und Praxis dar. Gerade dort, wo sie über die Symptombeschreibung hinausgeht, könnte sie insbesondere auch das erfaßbar machen, was nicht der direkten Beobachtung zugänglich ist.

Wohl wissend, welchen Widerspruch diese These hervorruft, sei im folgenden versucht, sie durch die Anwendung auf eine mögliche Therapieevaluation zu rechtfertigen.

Die Erfolge medikamentöser Therapie zeigen, daß die strenge Unterscheidung zwischen neurotisch, endogen und organisch teilweise aufgehoben werden kann. Es handelt sich ohnehin, insbesondere im Bereich der endogenen Psychosen, nur um Differentialtypologien. Die Unspezifität von Einzelsymptomen im Hinblick auf hirnlokalisatorische wie auch nosologische Zusammenhänge sind dem Psychopathologen lange bekannt. Psychopharmaka wirken symptomsuppressiv, z.T. rezidivprophylaktisch, sind jedoch nicht krankheitsspezifisch.

Im Bereich einer differentiellen pharmakologischen Langzeittherapie könnte die spezielle Psychopathologie mit der Beschreibung psychischer Tatbestände in ihrem je eigenen psychischen Kontext von Interesse werden. Die allgemeine Psychopathologie erlaubt die Auswahl des jeweils angemessenen Zugangswegs. Der Praktiker wechselt die Methode am Patienten häufig unreflektiert und größtenteils mit Erfolg.

Für die Frage der Therapieevaluation bietet sich die phänomenologische Psychopathologie im Sinne Karl Jaspers an.

Es ist also zu fragen, was das Symptom in seinem Aussage- und Ausdruckswert beinhaltet, auf was es zurückverweist und ob sich daraus nosologisch-nosographische Hinweise ergeben.

Bisher steht der experimentelle Nachweis von spezifischen Wirkprofilen einzelner Neuroleptika noch aus. May u. Goldberg (1978) und Davis et al. (1980) führen dafür folgende Gründe an:

Heterogenität und Selektion der Stichproben,
nicht kontrollierbare Einflußfaktoren, z.B. Stationsmilieu,
Einfluß der Familie und der Bezugspersonen,
keine fixen und äquivalenten Dosierungen,
hohe interindividuelle Streubreite der neuroleptischen Wirkung,
die meßtheoretische Validierung ist unzureichend.

Trotzdem scheint eine differenzierte Indikationsstellung für einzelne Neuroleptika möglich (z.B. Tegeler et al. 1982). Wir wissen auch, daß die Langzeitprognose sowohl von symptomatologischen wie auch biographischen Daten beeinflußt wird: Akuter Krankheitsbeginn, floride Symptomatik stellen global eine gute Prognose dar. Schleichender Verlauf und nur wenige positive Anfangssymptome weisen auf eine eher ungünstige Prognose hin (Langenfeld 1937). Menschen, die vor der erkennbaren psychotischen Erkrankung eine gute, gefestigte Persönlichkeitsstruktur aufwiesen, zeigten einen günstigeren Krankheitsverlauf (Möller, Charles, v. Zeersen 1985; Huber et al. 1979; Leonhard 1982). Leonhard weist darauf hin, daß bei hebephrenen Verläufen die Erblichkeit eher gering ist, der ungünstige Verlauf lebensgeschichtlich bedingt sein dürfte. Es stellt sich also die Frage, ob eine Therapieevaluation die Lebensgeschichte und Struktur der Vorpersönlichkeit außer acht lassen kann.

Bumke schrieb 1949, daß der Wahn nicht ist, sondern wird. Blankenburg (1952), Janzarik, Huber, wiesen darauf hin, daß unauffälligere Verläufe wesentlicheres über die Genese der Schizophrenie aussagen können als die akute lärmende Psychose. Die Autoren beziehen sich im wesentlichen auf den Zusammenhang zwischen Grundstörung und schizophrener Symptomatologie; Janzarik deutet einen Zusammenhang zwischen der Struktur der Vorpersönlichkeit und der psychotischen Erkrankung an.

Bisher nahezu unausgeschöpft blieben die Gedanken Jaspers, daß von der Kenntnis der Zusammenhänge ein Licht zurückfallen kann auf den Tatbestand selber, wodurch in dessen Erscheinung die Verschiedenheiten bemerkt werden, welche beim ersten Zugriff unsichtbar blieben. Die Wirklichkeit, die sich hinter den äußerlichen Tatbeständen verbirgt, ist heterogen. Was Karl Jaspers unter phänomenologischer Einstellung begreift, deckt sich mit dem Begriff der Phänomenologie, den Husserl anfänglich als „deskriptive Psychologie der Bewußtseinserscheinungen" beschreibt. Phänomenologie ist für Jaspers ein empirisches Verfahren, das allein durch das Faktum der Mitteilung seitens des Kranken in Gang gehalten wird. Dieses psychologische Verfahren unterscheidet sich von naturwissenschaftlichen Beschreibungen. Das, was im anderen vorgeht, ist uns niemals unmittelbar zugänglich, sondern wir erfahren Fremdseelisches durch einfühlendes Vergegenwärtigen eigenen Empfindens. Die angewandten logischen Prinzipien von Naturwissenschaft und phänomenologischer Forschungsrichtung sind jedoch gleich.

Eigener Ansatz

Dies bedeutet für das zu behandelnde Thema: Die Auswahl eines Medikaments, das für die individuelle Langzeittherapie geeignet erscheint, richtet sich nach der aktuellen Symptomatik und ihrem therapeutischen Ansprechen auf Neuroleptika, nach dem Versuch-Irrtum-Verfahren sowie der Erfahrung des Praktikers mit den einzelnen Neuroleptika.

Aussagen über Wirkspektren von Medikamenten, die in Studien und auf naturwissenschaftlichem Wege gewonnen sind, bieten wichtige Hinweise, haben sich aber in der Praxis zu beweisen. Die Erfahrung zeigt, daß Psychopharmaka mit gleichem Wirkspektrum im Einzelfall nicht willkürlich gegeneinander ausgetauscht werden können.

Die Frage ist, gibt es einen psychopathologischen Zusammenhang zwischen der Intuition des Psychiaters und den empirischen Erkenntnissen? Dieser könnte sich auf psychische Auffälligkeiten beziehen, die sich mit dem herkömmlichen Untersuchungsinstrumentarium — wie es insbesondere bei empirischen Arbeiten angewandt wird — nicht so leicht erfassen lassen.

Die Vorgehensweise legt nahe, auf Pathographien von Patienten zurückzugreifen, die mit Erfolg mit einem bestimmten Medikament behandelt wurden und sie mit solchen zu vergleichen, die mit dem gleichen Medikament bei ähnlicher Symptomatik nicht erfolgreich behandelt werden konnten.

Da hier nicht nach einem generellen Wirksamkeitsnachweis gefragt ist, kann das Problem der ausreichenden Dosierung sowie der dosisabhängigen Effekte des Neuroleptikums vernachlässigt werden. Es ist für eine differentielle Indikationsstellung unergiebig.

Eine phänomenologisch-psychopathologische Untersuchung kann nur einen Hinweis für weitere empirische Bemühungen bieten. Von daher ist die Anzahl der untersuchten Patienten zunächst weniger wichtig als die Genauigkeit der Beschreibung. Es soll versucht werden, anhand psychopathologischer Auffälligkeiten, die nicht die akute Symptomatik betrafen, zu differenzieren, welche Patientengruppe von dem Thioxanten Flupentixol am ehesten profitieren könnte.

Der Untersuchungsansatz bezieht sich im wesentlichen auf die Langzeittherapie. Er dürfte im Wert für die Behandlung akuter Psychosen aus dem schizophrenen Formenkreis gering bleiben, da er im wesentlichen die Kenntnis des Patienten und seiner Biographie voraussetzt. In der Akutbehandlung, insbesondere der Klientel einer Landesnervenklinik, bietet sich Flupentixol allein von der Darreichungsform weniger an.

Die Wahl des möglichst optimalen Neuroleptikums für die Langzeittherapie ist aber für die Compliance und die Lebensqualität des Erkrankten von entscheidender Bedeutung.

Fallbeispiel 1

Die nunmehr 36jährige S. B. studiert Grafik und Design, nachdem sie ein Kunststudium für den Lehrberuf erfolgreich abgeschlossen hat. Sie ist die Jüngste von 3 Geschwistern, von denen der ältere Bruder schizophren erkrankt ist; die Schwester zeigt Verhaltensauffälligkeiten.

Prodromalstadien zeigten sich im 17. Lebensjahr und verliefen unter dem Bild einer akzentuierten und krisenhaft verlaufenden Pubertätsentwicklung. Damals war der 2 Jahre ältere Bruder wegen einer schweren anorektischen Symptomatik in internistisch stationärer Behandlung.

Sie opponierte gegen die Eltern, kleidete sich entgegen dem familienüblichen Stil. Insbesondere die Prinzipientreue und Ordnungsliebe der Eltern erschienen ihr zu eng.

Der Vater war Allgemeinmediziner in einer mittelgroßen Stadt. Er wurde als strenger Mann geschildert, der von seinen Gefühlen nur wenig preisgeben konnte, durch seine Härte wie auch eine aufbrausend heftige und verletzende Art einschüchternd wirkte.

Die Mutter war Hausfrau, half in der Praxis mit. Vom Naturell her wurde sie als ordnungsliebend und überkorrekt, dabei konfliktvermeidend geschildert. Sie sorgte für die Kinder, war zugleich kontrollierend. In Auseinandersetzungen konnte sie sich bis zum Weinkrampf steigern, wurde vorwurfsvoll. S. B. lehnte die „bürgerliche Denkweise" der Eltern ab. Sie blieb der Familie jedoch emotional stark verhaftet, kehrte oft und gerne ins Elternhaus zurück und legte großen Wert auf das elterliche Urteil.

Die eigene Lebensgestaltung paßte sie dem künstlerischen Milieu an. Dort war einerseits Problematisierung der eigenen Person, andererseits sozial inkonformes Verhalten die Norm. Die in diesen Kreisen übliche Hochstilisierung der eigenen Anschauung, verbunden mit einer Abwertung anderer Lebensformen und auch der Leistungen anderer brachten sie in konstanten inneren Konflikt zwischen Familien- und Umweltnormen. Dies erschütterte die psychische Struktur.

Von der Persönlichkeit her war sie kontaktfreudig, im Prinzip sehr einfühlsam. Ihre eigene Meinung wurde durch die Ansichten anderer schnell erschüttert. Sie war einerseits von erstaunlicher Rationalität, kundig, durchsetzungsfähig und konnte ihr eigene Werte beharrlich verfolgen. Sowie sie sich emotional involviert fühlte, gab sie häufig nach, befürchtete, mit Forderungen im Unrecht zu sein. Die überdauernde Grundhaltung war eher von Skrupeln geprägt und der Sorge, anderen Unrecht zu tun.

Im Beruflichen war sie gleichwertig als Malerin und im grafisch-zeichnerischen Bereich begabt. Sie experimentierte mit unterschiedlichen Darstellungsweisen und setzte sich häufig dem Vorwurf aus, sie habe keinen erkennbaren eigenen Stil.

Von einem wohlmeinenden Lehrer zur Auflösung der Formen ermutigt, stellte sie nach einigen Experimenten fest: „Ich habe den Eindruck, ich begebe mich in eine Welt der verschwimmenden Formen und des kreisenden Nebels. Es tut mir nicht gut."

In der Anlaufphase der akuten produktiven Psychose war sie zunächst vermehrt irritierbar, ein Hang zum Eigenbezug und zur paranoiden Verarbeitung verstärkten sich. In den Äußerungen der Umgebung wurde nur das Ablehnende wahrgenommen, jede von ihrer Meinung abweichende Argumentation wurde als Abwertung und Feindseligkeit empfunden. Sie kompensierte dies zunächst mit vermehrtem Beharren auf dem eigenen Standpunkt und dem Versuch, durch Leistung zu beweisen, was sie wert sei. Dabei war sie eigenartig hektisch und fahrig. Zur gleichen Zeit trat im Künstlerischen eine mangelhafte Prägnanz und eine Auflösung der Formen auf.

Innerlich fühlte sie sich gequält, zunehmend von Zweifeln an sich selber zerrissen. Im weiteren Verlauf nahmen eine Angst vorm Alleinsein und die Umphysiognomierung der Umwelt ins Feindliche zu. Danach hatte sie den Eindruck, man spreche über sie, mache sich über sie lustig. Zuletzt traten akustische Halluzinationen in Form kommentierender Stimmen auf.

Nach Abklingen von Wahn und Halluzinationen wurde sie depressiv, litt unter vitalen Verstimmungszuständen. Nach der ersten produktiv psychotischen Erkrankung stand sie in kontinuierlicher psychiatrischer Behandlung. So konnten die schizophrenen Episoden auf dem oben geschilderten Niveau kupiert werden. Die Ersterkrankung war wesentlich heftiger verlaufen: Sie fühlte sich bedroht und verfolgt, litt unter abnormem Bedeutungserleben, fühlte sich in einem Kampf zwischen Kommunisten und Kapitalisten, verkannte Kommilitonen, wähnte, diese wollten sie umbringen. Weiter traten optische Halluzinationen von szenisch oneiroidem Charakter auf. So sah sie den Kühlschrank mit Ostereiern angefüllt, alle mit einem Bändchen verziert. Nach Abklingen der akuten Psychose wurde sie antriebs- und interessenverarmt, lag in der Kreativität darnieder. Insbesondere am Schlaf-Wach-Übergang sah sie ängstigende, sie bedrohende zweidimensionale Bilder, die als Pseudohalluzinationen gewertet werden müssen. Sie fühlte sich unförmig, dick und leer, sie versuchte der autopsychischen Depersonalisation mit Nahrungsrestriktion und Erbrechen entgegenzuwirken, so daß oberflächlich eine anorektische Symptomatik imponierte.

S. B. beklagt, daß sie die frühere Ideenfülle und Tatkraft seither nie mehr erreicht habe. Auch objektiv imponiert eine vermehrte Ermüdbarkeit, insbesondere eine nicht vorbestehende Schwäche in Konzentration und ausdauernder Willensentfaltung und eine diskrete Entspannung des intentionalen Bogens.

Die weiteren ca. 10 Episoden verliefen eher unter dem Bild einer getriebenen Reizbarkeit mit Selbstzweifeln, diskretem Beeinträchtigungserleben und angedeutet nihilistischen Wahninhalten sowie depressiv gefärbten Bildern wie bereits oben erwähnt.

Behandlungsversuche mit Butyrophenonen sowie mit einer Kombinationsbehandlung zwischen Butyrophenonen und Antidepressiva verliefen unbefriedigend. Die Patientin wurde in den letzten 3 Jahren erfolgreich mit Flupentixol behandelt. Dabei konnten sowohl die Phasen der gereizten Getriebenheit wie auch die eher depressiv unterlegten mit Angst, Insuffizienzgefühlen, nihilistischem Wahn und Körperbeschwerden gut behandelt werden. Die Dosierung blieb während dieses Zeitraums annähernd gleich.

Es seien nun Besonderheiten im Verhalten referiert: Die Patientin tendierte dazu, wichtige wie unwichtige Begebenheiten so zu berichten, als ob sie sie dem Gegenüber zur Interpretation darlegen wollte. Sie sammelte quasi die Wertungen der Umwelt und machte sich daraus ihr eigenes Bild. Im Gespräch war sie deutlich emotional beteiligt, ihre Reaktionen waren gefühlsbetont, z.T. heftig. Sie konnte der gleichen Person gegenüber in schneller Abfolge Zu- und Abneigung äußern, ohne daß man i. allg. den Eindruck hatte, die Regungen fänden Anschluß an tiefere Persönlichkeitsanteile.

Unter dieser bewegten Oberfläche verfügte sie über klare innere Urteile und Werthaltungen, die sie jedoch selten, am ehesten noch im künstlerischen Bereich, zur Durchsetzung brachte.

Diese Patientin zeigt prägnanztypisch Eigenschaften, die wir auch bei anderen Patienten fanden, die von einer Langzeitbehandlung mit Flupentixol profitierten. Es imponieren ein Bedürfnis nach Anlehnung, Weichheit neben einem hohen Maß an Eigenwilligkeit. Eine Ambivalenz der Einstellungen durchzieht fast alle Lebensbereiche. Die Ansichten bleiben sehr lange Zeit einer Korrektur von außen zugänglich. Fast hat man den Eindruck einer zu hohen Impressibilität. Die Selbstwahrnehmung ist gut. Es imponieren ein hohes Maß an affektiver wie kognitiver Ambivalenz, die der Betroffenen über weite Strecken bewußt bleiben. Der Kontaktverlust mit der Wirklichkeit, Autismus, ist nur geringfügig ausgeprägt, deutlich nur in der akuten Psychose.

Fallbeispiel 2

Die folgende Pathographie der Patientin M. M. soll zeigen, daß die angestrebte Unterscheidung zwischen „Flupentixol" und „Butyrophenon" Patienten nicht in der affektiven Tönung liegt, sondern vorwiegend in dem Ausmaß von Ambitendenz versus Autismus.

Die 24jährige Medizinstudentin M. M. erkrankte im 17. Lebensjahr. Sie fühlte sich innerlich leer, hatte jeglichen gefühlshaften Zugang zur Umwelt verloren. Symptomatisch imponierte eine krisenhafte Pubertätsentwicklung.

Sie stammt aus einer traditionsreichen Familie. Der Vater ist von Beruf Bankdirektor, er ist vom Wesen ruhig und ausgeglichen, ein guter Beobachter und über die Maßen einfühlsam. Zur Familientradition gehört auch eine ausgeprägte und gelebte humanistische Einstellung.

Die Mutter ist eine ruhige, eher selbstunsichere Frau, nachgiebig, ganz der Erziehung der Kinder gewidmet. Ihre klaren Urteile und Werthaltungen äußert sie eher gefühlsbetont, ohne sie auf ihre rationalen Ursprünge zurückzuverfolgen. Sie ist stärker als der Ehemann in der eigenen Familientradition verpflichtet.

Die Patientin selber brach zunächst vollkommen mit den Werten der Familie, wandte sich alternativen Kreisen zu. Dort wurden Meinungen wesentlich rigider als im Elternhaus vertreten. Sie versuchte sich vollkommen vom Lebensstil ihrer Eltern zu lösen.

Als Kind wird sie als sehr liebesbedürftig geschildert, wobei sie andere sehr unter ihren Willen zu zwingen suchte. Bis heute verbindet sie Liebe mit Wunscherfüllung.

Schon prämorbid wurde sie als wenig vermittelnd geschildert, das eigene Erleben prädominierte so, daß ihr die Gefühle anderer kaum deutlich wurden.

Der Schwerpunkt der Person liegt im Intellektuellen. Eine musische Veranlagung ist vorhanden, jedoch ohne besondere Ausprägung.

Sie ist im primären Kontakt gewinnend und charmant. Doch zogen sich Freunde, von ihrer Dominanz und mangelnden Einfühlung verletzt, bald zurück. Ihr selber blieb das Verhalten der anderen unbegreiflich. Um das 19. Lebensjahr entwickelte sich eine coenästhetische Symptomatik. Die Oberschenkel fühlten sich schwer und aufgebläht an. Sie empfand sich als avital und leblos. Diesem Zustand wollte sie mit diätetischen Maßnahmen und übertriebenem Körpertraining entgegenwirken. Obwohl sie Medizin studierte, waren ihre Vorstellungen über den eigenen Körper ungenau und abwegig. Sie fühlte sich schwer leidend und suchte verzweifelt nach Hilfe. Sie war dabei so sehr auf den ihr eigenen Weg fixiert, daß sie gegenteilige Meinungen und therapeutische Maßnahmen global verwarf. Aus Mißtrauen gegen die herkömmliche Psychiatrie wandte sie sich an einen Psychotherapeuten mit religiösem Gepräge. Er sollte sie zu sich selber und gleichzeitig zu Gott führen. Sie wähnte, mit einem Erfassen göttlichen Sinns seien ihre Lebensprobleme gelöst und es gäbe dann eine feste Handlungsanweisung für sie. So verband sie mit dem Therapeuten eine übermäßige Heilserwartung und hing an seinen Worten mit fast religiöser Gläubigkeit.

Sie konnte den Sinn von Gesagtem nur schwer erfassen. Aussagen wurden nicht im situativen Kontext erfaßt. Der eigenen emotionalen und gedanklichen Starre zufolge konnte sie nicht mitfühlen, was im anderen vorging. Sie beharrte auf der eigenen Sichtweise, wollte im eigenen Fühlen und Wollen global verstanden werden und erlebte gegenteilige Meinungen als Lieblosigkeit und Verrat. So artete die Therapie zum konstanten Streit aus. Der Therapeut fühlte sich von ihr überfordert und vereinnahmt, brach die Verbindung zu ihr ab. Sie wechselte nun in eine therapeutische Wohngruppe. Der Aufenthalt wurde aus den gleichen Gründen zum Debakel.

Als die Patientin in unsere Behandlung kam, war sie sehr abgemagert. Sie füllte den Tag mit abstrusen Diäten und Körperübungen. Thematisch war sie auf das Erleben des mangelnden Lebenssinns und der Brüchigkeit der eige-

nen Existenz eingeengt. Sie litt unter ihrer hohen Ermüdbarkeit und Freud-
losigkeit, dem Versiegen von Ideen und Gedankenfülle. Jeder Gedanken-
gang mußte selbst gegen Widerstand zu Ende geführt werden, ehe sie Neues
auffassen konnte. In Gedanken, Fühlen, Wollen und Handeln war sie ausgesprochen festgelegt. Abweichungen von ihrer eigenen Meinung und ihr ent-
gegengesetzte Wünsche anderer beantwortete sie mit vehementen Gefühls-
ausbrüchen.

Unter dem Eindruck des vorwiegend depressiv gefärbten Bildes wurde
zunächst eine Therapie mit Flupentixol versucht. Die Symptomatik remit-
tierte nur unwesentlich.

Erst der Verlauf zeigte, wie grundlegend die Sinnerfassung gestört war.
Betroffen war das Wahrnehmen von Gemeintem, der Bezug einer Aussage
zur momentanen Situation, deren Handlungsrelevanz für sie bzw. für den
anderen. Der transzendentale Sinnentwurf war auf die Kategorien gut und
böse reduziert und wie eine Klammer um das gesamte Dasein gelegt. Sinn
wurde nicht empfunden, sondern nur intellektuell konstruiert.

Eben noch gegebene Beweise der Zuneigung konnten in Wut und lautes
Schreien umschlagen. Anschließend waren ihr weder die Situation noch ihre
eigenen Affekte weiter zugänglich.

Im Gegensatz zu S. B. lebte sie mehr in ihrer Vorstellung von Tatbeständen, als in der Realität. Der Kontext zwischen den eigenen fluktuierenden
Gefühlen und der jeweils gelebten Existenz war sehr mangelhaft zugänglich.

Die Mutter berichtete, daß sie den Brüdern gegenüber Formen von Liebe
und Zuwendung zeigte, die sonst nur zwischen Verliebten üblich seien. Sie
wollte bei ihnen auf dem Schoß sitzen, sie streicheln und auf den Mund küs-
sen. Die libidinösen Wünsche wurden partiell ausgelebt, ohne Rücksicht-
nahme auf die Inadäquanz der Partnerwahl.

Die Wechsel zwischen Zuneigung und Zorn standen in engem Zusammenhang mit den Forderungen der Patientin. Da sie ihre Umwelt im wesentlichen nicht erfaßte, konnte sich eine Ambivalenz kaum herausbilden. Sie
war ganz auf die eigenen Wertungen und Einstellungen sowie Wünsche
zurückgeworfen. So imponiert als Grundzug der Erkrankung ein ausgeprägter Autismus. Dieser ging so weit, daß sie den ebenfalls schizophren erkrankten Bruder, selbst in der beginnenden paranoiden Symptomatik, als wesentlich gesünder, nahezu ungestört erlebte.

Diskussion

Es wurde versucht, an 2 beispielhaften Pathographien darzustellen, daß sich
für die Behandlung, genauer gesagt für die Langzeitbehandlung evtl. 2 Gruppen von schizophrenen Erkrankten ergeben könnten, die sich in der Ausprägung von Ambivalenz und Autismus unterscheiden. Auch bei 4 weiteren
Patienten, die erfolgreich mit Flupentixol behandelt wurden, zeigte sich
gegenüber der Butyrophenongruppe eine deutlichere Ambivalenz des Den-
kens und Handelns. Von der Grundpersönlichkeit her waren sie eher auf

Ausgleich bedacht, die Einfühlung in andere gelang gut. Die Patienten verfügten über klar umrissene Werte und Urteilsmaßstäbe, waren aber sehr geneigt, sich am Gegenüber zu orientieren. Sie bezeichneten sich als anderen eher unterlegen. Über weite Strecken der Behandlung blieb die Realitätserfassung nahezu ungetrübt. Sie litten an der Diskrepanz zwischen eigenem Fühlen, Wollen und Handeln sowie den Maßstäben ihrer Umwelt. Deren „Gleichberechtigung" machte ihnen zu schaffen. Man könnte sagen die Ambivalenz war Lebenshaltung, nicht so sehr Symptom. Die Neigung zu schnellem unverbundenem Umschlag der Affekte hatte keinen Hinweiswert.

Bei 2 der Patienten war zudem ein mangelndes Ansprechen auf Butyrophenone sowie ein erhebliches Ausmaß an unerwünschten Arzneimittelwirkungen bekannt.

Unter den 3 Patienten der Butyrophenongruppe fanden sich einige mit einem hohen Ausmaß an produktiver Symptomatik und besserer Symptomremission als im gewählten Beispiel. Auch diese hatten ein wesentlich höheres Vertrauen in das eigene Urteilsvermögen, die Realitätserfassung ging früher verloren, das Verschwimmen der Gedankengänge war deutlicher und trat im Krankheitsverlauf früher auf. Alle zeigten einen höheren Autismusgrad. Ambitendenz als Haltung war kaum vorhanden, auf der Symptomebene war sie nicht obligat, z.T. nur angedeutet.

Schlußbemerkungen

Der vorgelegte Versuch, psychopathologische Auffälligkeiten mit Medikamentenwirksamkeiten zu korrelieren, ist sicher sehr vorläufig. Ein Aussagewert ist ihm sicher noch nicht beizumessen. Es ist sicher nicht leicht, die getroffenen Aussagen empirisch zu überprüfen und zu erhärten. Trotzdem sei die These gewagt, daß eine Verbindung zwischen phänomenologischer Psychopathologie respektive einer hermeneutischen Zugangsweise die empirische Forschung im Bereich der Psychiatrie durchaus befruchten und neue Wege weisen könnte. Wo die zergliedernde Psychologie keine weiteren Ergebnisse zeitigen kann, tut sicher eine Rückbesinnung auf die Ganzheit menschlicher Existenz Not.

Literatur

Blankenburg W (o.J.) Was heißt Anthropologische Psychiatrie. In: Kraus A (Hrsg) Leib, Geist Geschichte. Hüthig, Heidelberg
Bleuler E (1983) Lehrbuch der Psychiatrie, 15. Aufl. Springer, Berlin Heidelberg New York Tokyo
Dilthey W (1894) Ideen über eine beschreibende und zergliedernde Psychologie. Sitzungsbeitr. Preuss. Akad. Wiss. Philos.-Hist. Kl. Berlin
Glatzel (1978) Allgemeine Psychopathologie. Enke, Stuttgart
Glatzel (1981) Spezielle Psychopathologie. Enke, Stuttgart
Janzarik W (1988) Strukturdynamische Grundlagen der Psychiatrie. Enke, Stuttgart

Jaspers K (1912) Die phänomenologische Forschungsrichtung in der Psychopathologie. Z Ges Neurol Psychiatr 9:391−408
Jaspers K (1973) Allgemeine Psychopathologie, 9. Aufl. Springer, Berlin Heidelberg New York
Kapfhammer HP, Rüther E (1988) Depot-Neuroleptika. Springer, Berlin Heidelberg New York Tokyo
Leibrand W, Wettley A (1961) Der Wahnsinn. Geschichte der abendländischen Psychopathologie. Alber, Freiburg München
Leonhard K (1978) Zur nosologischen Differenzierung der endogenen Psychosen und der Neurosen. Nervenarzt 49:461−467
Moeller HJ, Zeersen D v (1985) Vorhersage des Therapieerfolgs unter neuroleptischer Akutbehandlung. Fortschr Neurol Psychiatr 53:370−383
Strauß E (1978) Vom Sinn der Sinne, 2. Aufl. Springer, Berlin Heidelberg New York
Wyrsch J (1956) Zur Geschichte und Deutung der endogenen Psychosen, 1. Aufl. Thieme, Stuttgart

Diskussion zum Vortrag von Frau Dr. Hagen

Prof. Dr. Rifkin

Ich habe mit Ihren Ausführungen die gleichen Probleme wie bei der Lektüre von Karl Jaspers. Ich habe einmal gezählt, wieviele Arten von auditiven Halluzinationen er unterscheidet: 26. Ich frage mich wozu? Wer braucht heute schon 26 Arten auditiver Störungen, um eine Schizophrenie zu diagnostizieren? Es bringt uns keinen praktischen Nutzen. Wenn wir auf einfachere Weise zur selben klinischen Diagnose gelangen, wozu brauchen wir dann derartig komplizierte Klassifikationen? Auch in der klinischen Diagnostik scheint mir die Ökonomie des Aufwandes ein wesentlicher Gesichtspunkt.

Vielleicht liegt es an meinem mangelhaften Verständnis dessen, was Jaspers als „Verstehen" und „Erklären" bezeichnet. Er nimmt an, daß Dinge, die sich im subjektiven Erfahrungsbereich befinden, einer wissenschaftlichen Validierung nicht zugänglich sind: Wenn man beleidigt wird, wird man wütend. Das kennen wir aus Erfahrung, dafür brauchen wir keinen wissenschaftlichen Beweis. Und auf gleiche Weise entziehen sich nach Jaspers alle subjektiv empfundenen Geschehnisse der wissenschaftlichen Nachprüfbarkeit.

Ich sehe aber nicht, warum das wahr sein sollte. Warum sollten die Gedanken einer Person nicht wissenschaftlich beweisbar sein? Wieso ist die Frage, ob Beleidigung Wut auslöst, nicht wissenschaftlich untersuchbar? Wir erfahren von den Patienten, was sie fühlen, welche Symptome sie haben. Solange ihre Schilderungen überhaupt noch in einer einigermaßen realen Beziehung zu ihren Empfindungen stehen, lassen sich diese Informationen ebenso für ein wissenschaftliches Experiment verwenden wie beispielsweise ein pH-Meßgerät.

Entscheidend für die Wissenschaft ist meiner Ansicht nach nicht, woher die Daten kommen, sondern wie prädiktiv sie sind, um uns weiterzuhelfen. Ich glaube daher, diese Trennung zwischen Außen- und Innenwelt ist ein falscher Ansatz.

Fr. Dr. Hagen

Ich glaube, was Karl Jaspers mit „Verstehen und Erklären" meint ist folgendes: naturwissenschaftliche Methoden erlauben es, konkrete Sachverhalte nachzuprüfen, Rahmenbedingungen zu definieren, logische Kausalketten aufzubauen und so ihr Verhalten zu „erklären". Psychologische Phänomene sind nicht auf diese Art faßbar, wir kennen nicht die Bedingungen, unter denen Emotionen entstehen. Wir können nur akzeptieren, daß es so ist, wie es ist, ohne es „erklären" zu können. „Verstehen" kann man nur, was man selbst fühlt, was man selbst erfahren hat. Man kann die Empfindungen einer anderen Person in diesem Sinne nie „verstehen", man kann lediglich deren

Beschreibungen als gegeben hinnehmen und damit arbeiten, als seien sie bewiesen. Dieses Vorgehen ist aber im strengen Sinne nicht wissenschaftlich, darüber muß man sich klar sein.

Ich wollte zeigen, daß die empirische Forschung die Symptome immer nur von außen betrachten kann. Aber Depression ist nicht gleich Depression, sie hängt vielmehr von der Persönlichkeit des Patienten ab. Durch empirische Methoden ist das nicht zu differenzieren.

Priv.-Doz. Dr. Linden

Wenn man zu standardisieren versucht und sich auf bestimmte Kategorien konzentriert, die uns als Prädiktoren in unseren Entscheidungen leiten könnten, erhebt sich immer die Frage: Sind dies die am besten geeigneten Kategorien? Hier müßte man also fragen: Welches ist die am besten geeignete Kategorie für die neuroleptische Therapie? Behandeln wir die Erkrankung oder Symptome, und wenn ja, welche Symptome? Es ist bezeichnend, daß mit der Einführung der nosologischen Kriterien des DSM III, DSM III-R usw. zugleich die Diskussion über eine Denosologisierung eingesetzt hat. Hier bestehen also gewisse bipolare Strömungen.

Prof. Dr. Rifkin

Ich glaube, das hat weniger mit der Frage Wissenschaft oder Nichtwissenschaft zu tun als mit der Frage, welcher der zu messenden Parameter der wichtigste ist, dieses Symptom oder jenes Symptom? Wie soll das Symptom definiert werden? Es gibt wahrscheinlich beliebig viele Möglichkeiten zu messen, was man messen möchte. Man muß eine auswählen und sehen, wie sie funktioniert.

Verlaufsausgang und Verlaufsprädiktoren schizophrener Erkrankungen unter neuroleptischer Behandlung

W. Gaebel

Einleitung

Der Verlauf schizophrener Erkrankungen stellt ein Kontinuum dar. In diesem Kontinuum werden relativ willkürlich verschiedene Krankheitsphasen bzw. -stadien mit unterschiedlichen therapeutischen Erfordernissen abgegrenzt. Eine geläufige, klinisch-praktischen Bedürfnissen folgende Einteilung unterscheidet akute und postakute Krankheitsphasen. Da mit wiederholtem Auftreten akuter Phasen der postakute Verlauf eine krankheitsbedingte Abwandlung erfahren kann (schubförmiger Verlauf), müssen über die genannte Einteilung hinaus Früh- und Spätstadien der Erkrankung unterschieden werden. Im Sinne dieser Verlaufsbesonderheiten sind unter prognostischem Aspekt Schub-, Strecken- und Richtungsprognose abgrenzbar.

Der spontane Krankheitsverlauf ist die entscheidende prognostische Bezugsgröße, da nur in Kenntnis der Spontanprognose die Indikation zu wirksamen therapeutischen Maßnahmen rational gestellt und neue Therapieverfahren adäquat evaluiert werden können. Unter den gegebenen Versorgungsverhältnissen westlicher Industrienationen ist der unbehandelte Spontanverlauf schizophrener Erkrankungen allerdings kaum noch verläßlich abzuschätzen. Längerfristig angelegte Therapieevaluationen erfolgen daher gegen kontrollierte Standardtherapie. In der kurzfristig kontrollierten Therapieevaluation stellt die Placebobehandlung (soweit ethisch vertretbar) eine Möglichkeit dar, den Effekt einer therapeutischen Maßnahme mit dem „Spontanverlauf" zu vergleichen.

Verlaufsuntersuchungen zur Erfassung des Verlaufs*kontinuums* sind nur prospektiv und longitudinal durch Mehrfachmessungen möglich. Wählt man ein angemessenes Zeitraster, dann läßt sich der zeitliche Verlauf definierter Merkmale annähernd realistisch und in seiner kontextuellen Einbettung erfassen (Strauss et al. 1985). Der Verlaufs*ausgang* erfaßt demgegenüber nur einen Querschnitt zu einem bestimmten Verlaufszeitpunkt, wobei mehrere Querschnitte wiederum zu einer Verlaufsgestalt zusammengesetzt werden können. Methodisch entscheidend ist, daß Verlauf wie Verlaufsausgang nur mit einem mehrdimensionalen Verlaufskonzept differenziert zu erfassen sind. Wesentliche Verlaufsaspekte sind abhängig von der Krankheitsphase und vom Krankheitsstadium psychopathologische *Symptomatik, Rezidivhäufigkeiten,* stationäre *Wiederaufnahme* und deren Gesamtdauer im Verlaufszeitraum, *soziale Integration* wie Arbeitsfähigkeit und soziale Kontaktfähigkeit, *subjektive Befindlichkeit* und ggf. *Behandlungsnebenwirkungen.*

Zunehmend wird auch versucht, die im Schnittpunkt verschiedener Verlaufsmerkmale stehende *Lebensqualität* der Patienten zu berücksichtigen und mit Skalen zu erfassen (Heinrichs et al. 1984).

Schizophrene Erkrankungen zeigen aufgrund ihrer komplexen Bedingungsstruktur sehr variable Verläufe. Zur Aufklärung dieser Verlaufsvielfalt orientiert sich die Verlaufsforschung am Konzept der multifaktoriellen Genese psychischer Störungen (Hippius u. Matussek 1978). Charakteristika des Patienten selbst wie die seiner Krankheit und spezifischen Umwelt müssen hierbei berücksichtigt und in ihrer prognostischen, d.h. verlaufsbeeinflussenden Wirksamkeit abgeschätzt werden. Derartige potentielle Prädiktormerkmale sind aber bisher nur in geringem Umfang in Therapiestudien einbezogen worden (Carpenter et al. 1981).

Im folgenden werden Verlaufsausgang und Verlaufsprädiktoren schizophrener Erkrankungen unter Akut- und Langzeitaspekt dargestellt und an eigenen Forschungsergebnissen exemplifiziert.

Akutverlauf schizophrener Erkrankungen

Unbehandelter Verlauf

Die akute schizophrene Episode verläuft unbehandelt in abgrenzbaren Dekompensationsstadien mit großer Variabilität in der Episoden- und Stadienlänge. Angst et al. (1973) berichten über produktiv-psychotische Episoden von weniger als 6 Monaten Dauer in 70–80% der Fälle (ohne Angabe der Therapie). Huber et al. (1979) finden in ihrem Krankengut bei dem besonders günstigen Verlaufstyp „monophasisch zur Vollremission" eine durchschnittliche Phasenlänge von 17,2 Monaten. Diese Angaben differieren weit aufgrund unterschiedlicher Episodendefinition. Schwierigkeiten bei der Abgrenzung von Schub oder Phase begründen die Suche nach objektiven episodenspezifischen Kenngrößen („state-" bzw. „episode-marker"; Zubin et al. 1985).

Untersuchungen zur Schub- und Streckenprognose des spontanen Krankheitsverlaufs liegen kaum vor. Immerhin kann in einem Prozentsatz von 10–15% (Vaillant 1963) bzw. 22% (Bleuler et al. 1976) mit einem phasisch-remittierenden (also schubprognostisch günstigen) Krankheitsverlauf gerechnet werden. Aus placebokontrollierten neuroleptischen Akutbehandlungsstudien sind Besserungsraten von etwa 25% unter Placebo bekannt (Davis et al. 1980). Allerdings lassen verschiedene Studien vermuten, daß ausbleibende oder verspätete neuroleptische Akutbehandlung die Schub-, Strecken- und Richtungsprognose eher ungünstig beeinflußt (May et al. 1976; Huber et al. 1979; Nedopil et al. 1980; Crow et al. 1986).

Neuroleptisch behandelter Verlauf

Die antipsychotische Wirksamkeit der Neuroleptika in der Akutbehandlung schizophrener Psychosen ist durch kontrollierte Studien gut belegt. Besserungsraten einer 6wöchigen Akutbehandlung liegen bei 75% unter Verum (gegenüber 25% unter Placebo), wobei unter Verum so gut wie keine, unter Placebo hingegen in 50% Verschlechterungen beobachtet werden (Davis et al. 1980). Bedeutsam für die Bewertung derartiger Befunde beim Vergleich von Studienergebnissen ist die Berücksichtigung des gewählten Effizienzkriteriums. Neben der Stichprobenselektion spielen Zeitfenster (z.B. 4, 6 oder 8 Wochen), Operationalisierung des Zielsyndroms und Responsedefinition eine Rolle für den Ausfall der Responseraten.

Prädiktoren des Verlaufs

Die interindividuelle Variabilität unbehandelter und behandelter Akutverläufe begründet die Suche nach prognostisch relevanten Einflußgrößen. Hier sind zunächst wiederum einige methodische Gesichtspunkte zu berücksichtigen (Helmchen 1983). Bei der nach verschiedenen Kriterien definierten Besserung kann es sich um eine Spontanremission, um eine Placebo- oder spezifische therapeutische Response handeln. Bei ausbleibender Besserung hingegen kann es sich entweder um inadäquate Behandlung (z.B. Unterdosierung) oder behandlungsresistente Nonresponse handeln.

Potentielle Einflüsse auf den Verlaufsausgang können in Charakteristika des *Patienten,* seiner *Erkrankung,* seiner *Umwelt,* in *Behandlung* und *Behandler* gesucht werden. Die Erhebung von potentiellen Prädiktoren am Patienten umfaßt v.a. folgende Merkmale (Tabelle 1).

Die klinisch-demographische Beschreibungsebene bei Krankheitsausbruch oder vor Behandlungsbeginn erfaßbarer „statischer" Variablen wird zunehmend um die Ebene biologischer Variablen erweitert. Provokationstests, Testdosis- oder Probebehandlungen runden das Arsenal potentieller

Tabelle 1. Patienten- und Krankheitsmerkmale als potentielle Prädiktoren von Verlaufsausgang und Therapieansprechen

- Alter
- Geschlecht
- soziale Anpassung
- Persönlichkeit
- Familienanamnese
- auslösende Ereignisse
- Krankheitsverlauf
- Symptomatik
- Diagnose
- biologische Merkmale
  a) vor Behandlung
  b) nach Testbehandlung

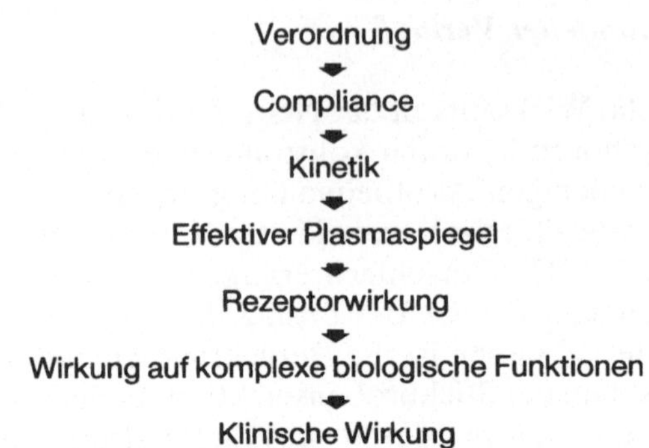

Abb. 1. Einflußgrößen zur Erklärung der interindividuellen Variabilität von Neuroleptikawirkungen (mod. nach Murphy et al. 1978)

Prädiktoren um daraus ableitbare funktions„dynamische" Variablen ab. Diese Erweiterung des statischen Prädiktionsmodells ist notwendig geworden, da einerseits die „klassischen" Prädiktoren nur begrenzte Verlaufsvorhersagen ermöglichen und andererseits nur durch den Einbezug und die gezielte Beeinflussung biologischer Variablen eine an biologischen Krankheitsmodellen orientierte Prädiktorforschung möglich ist.

Zur Verdeutlichung interindividueller Reaktionsunterschiede sei auf das modifizierte Schema von Murphy et al. (1978) verwiesen (Abb. 1).

In dem Prozeß von der Verordnung eines Neuroleptikums bis zur beobachteten Wirkung im Erleben und Verhalten des Patienten sind eine Reihe von Einflußgrößen abgrenzbar, durch die die substanzeigene Wirkung modifiziert werden kann. Als hieran anknüpfendes Verfahren zur Optimierung der Responsevorhersage sei das sog. „Testdosismodell" vorgestellt (May et al. 1976a; May u. Goldberg 1978). Bei diesem Ansatz wird auf verschiedenen Wirkebenen, z.B. anhand klinischer, psychophysiologischer, neuroendokrinologischer und pharmakokinetischer Indikatoren die Reaktion des Organismus auf die Einzeldosis eines Pharmakons („Testdosis") getestet. Aus der initialen Verlaufscharakteristik einzelner Parameter wird der weitere Behandlungsverlauf prädiziert. In kybernetischer Sicht wird das psychobiologische System „Patient" einem definierten therapeutischen Eingriff unterzogen und aus dessen Reagibilität auf seine potentielle Veränderungsbereitschaft geschlossen. Zum Ausgangspunkt prognostischer Erwägungen wird die Regulationsdynamik „starrer" bzw. „flexibler" Systeme (Selbach u. Selbach 1956). Klinisch eröffnet sich damit die Möglichkeit, Therapieentscheidungen zu einem frühen Zeitpunkt empirisch geprüft beizubehalten oder zu revidieren.

In einer eigenen Studie an 50 akuten schizophrenen Patienten (Gaebel et al. 1988) wurden innerhalb von 48h nach einer Testdosis des Neuroleptikums Perazin pharmakokinetische Parameter sowie psychopathologische und elektroenzephalographische Veränderungen registriert und der weitere Behandlungsverlauf über 4 Wochen unter einer semiflexiblen offenen Pera-

Tabelle 2. Diskriminanzanalytische Ergebnisse zur prädiktiven Klassifikation von Respondern *(R)* und Nonrespondern *(NR)* mit Hilfe psychopathologischer, pharmakokinetischer und elektroenzephalographischer Merkmale (n = 50)

Variablen	Prädiktiver Beitrag [%]	Korrekte Klassifikation		
		gesamt [%]	R [%]	NR [%]
– EEG vor Testdosis	10			
– EEG 2 h nach Testdosis	11	85	80	91
– Psychopathologie vor Testdosis	32			
– Psychopathologische Besserung 48 h nach Testdosis	32			
– Perazinserumspiegel 2 h nach Testdosis	15			

zinmedikation dokumentiert. Nach Aufteilung der Patienten in Responder und Nonresponder anhand eines definierten Besserungskriteriums (mindestens 66%ige Abnahme des schizophrenietypischen BPRS-Scores) fand sich eine Responserate von 54%. Eine korrekte Responsevorhersage durch Kombination psychopathologischer, pharmakokinetischer und elektroenzephalographischer Parameter gelang diskriminanzanalytisch in 80% der Fälle, Nonresponse konnte sogar in 91% der Fälle korrekt prädiziert werden (Tabelle 2). Ein prädiktiv besonders bedeutsames und einfach zu erfassendes Einzelmerkmal war dabei die klinische Initialresponse 48 h nach Testdosis. Frühes Therapieansprechen ist in Übereinstimmung mit den Ergebnissen anderer Autoren ein wichtiger Responseprädiktor (z.B. Möller et al. 1983; Awad u. Hogan 1985).

In einer Replikationsstudie wurden 48 Patienten der gleichen Prozedur unterworfen und mit Hilfe desselben Prädiktionsalgorithmus wurde prospektiv eine Responsevorhersage getroffen (Gaebel et al. 1990). Es zeigte sich, daß (nach gewissen Modifikationen) erneut überzufällig häufig eine richtige Vorhersage getroffen werden konnte. Darüber hinaus fand sich, daß eine Teilgruppe als potentieller Nonresponder prädizierter Patienten nach früher Umstellung auf ein anderes Neuroleptikum (Haloperidol) respondierte. Diese bisher an einer kleinen Stichprobe gewonnenen Befunde bedürfen der weiteren Absicherung. Die Ergebnisse weisen aber darauf hin, daß mit Hilfe interventionsbezogener Parameter Einblick in den Prozeß des Therapieansprechens gewonnen und prädiktorisch gültige Aussagen abgeleitet werden können.

Langzeitverlauf schizophrener Psychosen

Unbehandelter Verlauf

Aus dem deutschsprachigen Raum liegen eine Reihe von langfristigen Verlaufsstudien vor. Beispielhaft seien die Untersuchungen von Bleuler und Huber genannt. In einer gemeinsamen Publikation (Bleuler et al. 1976) fas-

Tabelle 3. Querschnittkorrelation von 4 Outcomemerkmalen an 86 Schizophrenen (ICD-9) 1 bzw. 3 Jahre nach Klinikentlassung

	Nichthospi-talisierung	Soziale Kontakte	Beschäfti-gung	Fehlen von Symptomatik
Nichthospitalisierung	1,00	NS/NS	NS/0,37[c]	0,25[a]/0,26[a]
Soziale Kontakte		1,00	0,29[b]/0,30[b]	NS/0,27[a]
Beschäftigung			1,00	0,37[c]/0,59[c]
Fehlen von Symptomatik				1,00

[a] $p < 0,05$; [b] $p < 0,01$; [c] $p < 0,001$

sen die Autoren ihre Studienergebnisse zusammen: Vom 5. Jahr nach Krankheitsbeginn verschlimmert sich der Zustand der Kranken im Durchschnitt nicht mehr, viel eher bessert er sich noch. Ungefähr die Hälfte aller früheren Patienten bleiben langdauernd erwerbstätig. Bei mehr als ¼ aller Erkrankten zeigen sich selbst nach vieljähriger Krankheitsdauer noch dramatische Änderungen im Befinden, die übrigen Kranken erreichen nach einigen Jahren einen ziemlich stabilen Zustand; davon zeigen ¼ der Fälle eine dauernde Heilung. Unter allen Schizophrenen ist akuter Beginn der Psychose häufiger als chronischer, Verläufe mit akuten Episoden sind häufiger als ein chronischer Verlauf ohne akut psychotisches Geschehen. In ungefähr ⅕ aller Fälle tritt nach einer oder mehreren akuten Psychosen immer wieder Heilung auf.

Der relativ günstige Verlaufsausgang dieser Studien wird auch durch amerikanische Langzeitstudien (Tsuang et al. 1979; Harding et al. 1987) gestützt. Insbesondere die im Rahmen der International Pilot Study of Schizophrenia (WHO 1979) durchgeführten 2- und 5-Jahres-Follow-up-Untersuchungen zeigten, daß die „Outcome"merkmale Hospitalisierungsdauer, soziale Kontakte, Beschäftigung und Symptomatik nur mäßig miteinander korrelierten. Aus diesen Befunden sowie den ausgeprägteren longitudinalen Beziehungen innerhalb der verschiedenen Verlaufsbereiche wurde ein systemtheoretisches Verlaufskonzept offener, longitudinal relativ stabiler und partiell abhängiger Verlaufs„systeme" abgeleitet (Strauss u. Carpenter 1972, 1977). Dieses Konzept konnte von uns in einer 1- und 3-Jahres-Follow-up-Untersuchung an einer deutschen Stichprobe validiert werden (Tabelle 3, 4; Gaebel et al. 1986).

Tabelle 4. Längsschnittkorrelation von 4 Outcomemerkmalen an 86 Schizophrenen (ICD-9) 1 und 3 Jahre nach Klinikentlassung

	Nichthospita-lisierung	Soziale Kontakte	Beschäfti-gung	Fehlen von Symptomatik
Nichthospitalisierung	0,35[c]	NS	NS	NS
Soziale Kontakte	NS	0,36[c]	NS	NS
Beschäftigung	0,22[a]	NS	0,63[c]	0,40[c]
Fehlen von Symptomatik	0,26[a]	0,20[a]	0,52[c]	0,38[c]

[a] $p < 0,05$; [b] $p < 0,01$; [c] $p < 0,001$

Bezüglich der Rückfallraten unter Placebo im Rahmen doppelblindkontrollierter Neuroleptikastudien haben Davis et al. (1980) 29 kontrollierte Studien von mindestens einem Monat Dauer aus unterschiedlichen Settings zusammengestellt. Es fand sich eine Rückfallrate von 55% nach durchschnittlich 6 Monaten. Davis (1985) kalkuliert eine monatliche Rückfallrate von ca. 10% unter Placebo.

Neuroleptisch behandelter Verlauf

Symptomsupression, Rezidivprophylaxe oder Verschlechterungsprophylaxe (Helmchen 1978) sind je nach Verlaufsform die Hauptindikationen einer neuroleptischen Langzeitbehandlung. Die bereits erwähnte Übersicht von Davis et al. (1980) ergab eine Rückfallquote von 19% unter Neuroleptika. Allerdings müssen diese Ergebnisse im Hinblick auf die Behandlungsdauer relativiert werden. Die monatliche Rückfallrate unter Neuroleptika liegt bei ca. 2—3% (Davis 1985). Auch bis zu 5 Jahre unter Neuroleptika rezidivfrei gebliebene Patienten zeigen beim Absetzen noch Rezidivquoten über 60% (Hogarty et al. 1976; Cheung 1981), was die Annahme einer jahre- bis jahrzehntelangen Wirksamkeit rezidivprophylaktischer Behandlung stützt.

Trotz dieser günstigen Befunde ist auch unter den modernen Behandlungsbedingungen der Verlaufsausgang schizophrener Erkrankungen insbesondere im sozialen Bereich unbefriedigend. Bei einer groben Dreiteilung der Phänomenologie schizophrener Erkrankungen in Positiv-, Negativ- und soziale Symptomatik (Strauss et al. 1974) bildet Positivsymptomatik (deren Reduktion oder Prophylaxe) das Zielsyndrom neuroleptischer Behandlung. Aber auch Negativsymptomatik ist nicht völlig unresponsiv (Carpenter et al. 1985; Goldberg 1985). Was die soziale Symptomatik anlangt, so werden hier keine primären neuroleptischen Behandlungseffekte beobachtet. Allerdings bessert sich im Gefolge von Symptomreduktion und Verhinderung von Rückfällen sekundär oft auch die Lebensqualität der Patienten (Stevens 1973; Barnes et al. 1983).

Prädiktoren des Langzeitverlaufs

Alle Merkmale, die in der Prädiktion des Akutverlaufs untersucht worden sind, sind auch für die Prädiktion des Langzeitverlaufs herangezogen und z.T. in Form von Prädiktorenskalen kombiniert worden (Gaebel u. Pietzcker 1987). Seit den Arbeiten Langfeldts (1937) gelten u.a. eine emotional und intellektuell gut entwickelte prämorbide Persönlichkeit, auslösende Faktoren, akuter Beginn, psychopathologische Beimischung affektiver Züge sowie intakte soziale Umgebung vor und nach dem Ausbruch der Erkrankung als prognostisch günstige Kriterien. Trotz dieser und einer Fülle weiterer zum Verlauf in Beziehung stehender Variablen lassen sich insbesondere bei einer Erstmanifestation keine sicheren Angaben über den Verlauf und den langfristigen psychopathologischen und sozialen Ausgang der Erkrankung machen. Der Einbezug eines Chronizitätskriteriums in die Diagnostik (z.B. DSM-III-R) erlaubt zwar bessere Verlaufsvorhersagen, engt aber deren Repräsentativität ein. Bleuler et al. (1976) bemerken hierzu, daß Verlaufsuntersuchungen sinnlos wären, wenn man einen ungünstigen Ausgang als Kriterium für die Diagnose verwenden würde. Auch mit multivariaten statistischen Verfahren kombinierte Prädiktoren führen i. allg. zu nicht mehr als 40% Aufklärung der Verlaufsvarianz (Bland 1982). Hinzu kommt, daß viele der in derartigen Untersuchungen gefundenen Prädiktorenmuster Replikationsversuchen nicht Stand gehalten haben. Wie sich zeigt (Tabelle 4), werden bestimmte Verlaufsdimensionen am besten durch analoge Merkmale prädiziert. Der beste „Prädiktor" für das Ausbleiben eines Rückfalls ist allerdings eine regelmäßige neuroleptische Medikation. Umgekehrt ist Noncompliance, die abhängig vom Setting Häufigkeitsraten bis zu 50% erreicht (Johnson 1984), ein sehr verläßlicher Rückfallprädiktor.

Ausgehend von diesen Befunden und der Tatsache, daß Rückfälle sich erst mit Latenz im Laufe einiger Tage zum Vollbild entwickeln und häufig von unspezifischen Prodromalsymptomen eingeleitet werden, wurden alternative neuroleptische Behandlungsstrategien evaluiert, die unter den Begriffen „Intervalltherapie" oder neuroleptische „Frühintervention" bekannt geworden sind (Übersicht bei Schooler 1991). Unter der Vorstellung einer günstigeren Risiko-Nutzen-Relation (geringere Gefahr von tardiven Dyskinesien durch Reduktion der Neuroleptika bei gleich guter Rezidivprophylaxe) werden bei dieser Therapiestrategie die Neuroleptika schrittweise abgesetzt und bei Auftreten von Prodromen eines Rezidivs wieder angesetzt. Im Rahmen einer deutschen Multizenterstudie wurde diese Therapiestrategie auch von uns im Vergleich zur Langzeitmedikation im 2-Jahres-Verlauf untersucht (Pietzcker et al. 1986). Die an dieser Stichprobe (n = 364) erhobenen Prodromalsymptome zur Rezidivprädikation und Therapiesteuerung zeigt Tabelle 5.

Die vorläufigen Ergebnisse dieser Untersuchungen zeigen nicht nur, daß die Rückfallrate unter Intervallmedikation höher als unter Langzeitmedikation liegt (Gaebel et al. 1991), sondern auch, daß Rezidive aus Prodromen nicht verläßlich vorhergesagt werden können. Angesichts dieser Befunde scheint der routinemäßige Einsatz dieser Therapiestrategie für die Mehrzahl

Tabelle 5. Prozentuale Häufigkeit Rückfällen vorausgehender unspezifischer Prodromalsymptome bei 364 Schizophrenen (RDC)

Prodromalsymptome	[%]
– Schlafstörungen	83
– Unruhe	81
– Konzentrationsstörungen	77
– Gespanntheit und Nervosität	76
– Interessenverlust	59
– depressive Verstimmung	51

der Patienten nicht indiziert, auch wenn es hinsichtlich anderer Zielvariablen (z.B. sozialer Outcome, Nebenwirkungen) keine Unterschiede zwischen Standard- und Intervallbehandlung zu geben scheint und eine Reduktion der neuroleptischen Gesamtdosis erzielt werden kann. Allerdings müssen weitere Analysen zeigen, ob möglicherweise eine Subgruppe von Patienten von dieser Behandlungsstrategie profitiert. Aufgrund klinischer Erfahrungen kann kein Zweifel daran bestehen, daß bei einigen Patienten unspezifische Prodrome mit Sicherheit ein Rezidiv vorhersagen und daher als Frühsymptome für eine neuroleptische Intervention oder Dosiserhöhung benutzt werden können.

Schlußfolgerungen

Neuroleptika vermögen den Spontanverlauf schizophrener Psychosen sowohl in akuten wie postakuten Krankheitsphasen durch Symptomreduktion und Rezidivprophylaxe günstig zu beeinflussen. Dieser Einfluß auf der Symptomebene ist Voraussetzung für das Gelingen einer sozialen (Re)integration. Ungenügendes Therapieansprechen bei ca. 25–30% sowie unzureichende Compliance bei bis zu 50% der Patienten verhindern allerdings, daß alle Patienten von dieser Behandlung profitieren. Neben der Erfordernis, einerseits neue und bessere Therapieprinzipien zu entwickeln und andererseits Standardtherapien patientengerechter zu modifizieren, bleibt es eine wesentliche Aufgabe künftiger Forschung, individualisierte Verfahren zur Identifikation von Risikopatienten mit ungünstigen Verlaufsformen weiterzuentwickeln und entsprechende Therapierationale darauf abzustellen. Die eigentliche Aufgabe der Prädiktorforschung wäre erst dann erfüllt, wenn sie die therapeutische Indikationsstellung im Einzelfall anzuleiten vermag. Trotz eines großen Fundus an Prognoseliteratur zur Schizophrenie sind in dieser Richtung erst wenige Schritte gemacht.

Literatur

Awad AG, Hogan TP (1985) Early treatment events and prediction of response to neuroleptics in schizophrenia. Prog Neuropsychopharmacol Biol Psychiatry 9:585–588
Barnes TRE, Milavic G, Curson DA, Platt SD (1983) Use of the social behavior assessment schedule (SBAS) in a trial of maintenance antipsychotic therapy in schizophrenic outpatients: pimozide vs fluphenazine. Soc Psychiatry 18:193–199
Bland RC (1982) Predicting the outcome in schizophrenia. Can J Psychiatry 27:52–62
Bleuler M, Huber G, Gross G, Schüttler R (1976) Der langfristige Verlauf schizophrener Psychosen. Nervenarzt 47:477–481
Carpenter WT, Heinrichs DW, Hanlon TE (1981) Methodological standards for treatment outcome research in schizophrenia. Am J Psychiatry 138:465–471
Carpenter WT, Heinrichs DW, Alphs LD (1985) Treatment of negative symptoms. Schizophr Bull 11:440–452
Cheung HK (1981) Schizophrenics fully remitted on neuroleptics for 3 to 5 years – to stop or continue drugs? Br J Psychiatry 138:490–494

Crow TJ, Macmillan JF, Johnson AL, Johnstone EC (1986) II. A randomised controlled trial of prophylactic neuroleptic treatment. Br J Psychiatry 148:120—127

Davis JM (1985) Maintenance therapy and the natural course of schizophrenia. J Clin Psychiatry 46:18—21

Davis JM, Schaffer CB, Killian GA, Kinard C, Chan C (1980) Important issues in the drug treatment of schizophrenia. Schizophren Bull 6:70—87

Gaebel W, Pietzcker A, Baumgartner A (1986) 3-Year Follow-up of schizophrenic patients — Outcome dimensions and neuroleptic treatment. Pharmacopsychiatry 19:208—209

Gaebel W, Pietzcker A (1987) A prospective study of the course of illness in schizophrenic patients. Part II: prediction of the outcome one year after clinic discharge. Schizophr Bull 13:299—306

Gaebel W, Pietzcker A, Ulrich G, Schley J, Müller-Oerlinghausen B (1988) Predictors of neuroleptic treatment response in acute schizophrenia: results of a treatment study with perazine. Pharmacopsychiatry 21:384—386

Gaebel W, Pietzcker A, Ulrich G, Müller-Oerlinghausen B (1990) The test dose approach in predicting neuroleptic nonresponse in schizophrenia. Schizophrenia 1990 — An International Conference July 15—18, 1990, Vancouver, Canada

Gaebel W, Köpcke W, Linden M, Müller P, Müller-Spahn F, Pietzcker A, Tegeler J (1991) 2-Year-outcome of intermittent vs. maintenance neuroleptic treatment in schizophrenia. Schizophr Res 4:288—289

Goldberg SC (1985) Negative and deficit symptoms in schizophrenia do respond to neuroleptics. Schizophr Bull 11:453—456

Harding CM, Brooks GW, Ashikaga T, Strauss JS, Breier A (1987) The Vermont longitudinal study of persons with severe mental illness. I. Methodology study sample, and overall status 32 years later. Am J Psychiatry 144:718—726

Heinrichs DW, Hanlon TE, Carpenter WT (1984) The quality of life scale: an instrument for rating the schizophrenic deficit syndrome. Schizophr Bull 10:388—398

Helmchen H (1978) Forschungsaufgaben bei psychiatrischer Langzeitmedikation. Nervenarzt 49:534—538

Helmchen H (1983) Prediction of course and therapeutic response in psychiatric diseases. Pharmacopsychiatry 16:173—174

Hippius H, Matussek N (1978) Bemerkungen zur Biologischen Psychiatrie. Nervenarzt 49:650—653

Hogarty GE, Ulrich RF, Mussare F, Arishgueta N (1976) Drug discontinuation among long term, successfully maintained schizophrenic outpatients. Dis Nerv Syst 37:494—500

Huber G, Gross G, Schüttler R (1979) Schizophrenie: Eine Verlaufs- und sozialpsychiatrische Langzeitstudie. Springer, Heidelberg New York

Johnson DAW (1984) Observations on the use of long-acting depot neuroleptic injections in the maintenance therapy of schizophrenia. J Clin Psychiatry 45:13—21

Langfeldt G (1937) The prognosis in schizophrenia and the factors influencing the course of the disease. Acta Psychiatr Neurol [Suppl 13]

May PRA, Tuma AH, Yale C, Potepan P, Dixon WJ (1976a) Schizophrenia — a follow-up study of results of treatments. II. Hospital stay two to five years. Arch Gen Psychiatry 33:481—506

May PRA, Putten van T, Yale C, Potepan P, Jenden DJ, Fairchild MD, Goldstein MJ, Dixon WJ (1976b) Predicting individual responses to drug treatment in schizophrenia: a test dose model. J Nerv Ment Dis 162:177—183

May PRA, Goldberg SC (1978) Prediction of schizophrenic patients' response to pharmacotherapy. In: Lipton MA, Dimascio A, Killam KF (eds) Psychopharmacology: a generation of progress. Raven, New York, pp 1139—1153

Möller HJ, Kissling W, Zerssen von D (1983) Die prognostische Bedeutung des frühen Ansprechens schizophrener Patienten auf Neuroleptika für den weiteren stationären Behandlungsverlauf. Pharmacopsychiatry 16:46—49

Murphy DL, Shiling DJ, Murray RM (1978) Psychoactive drug responder subgroups: possible contributions to psychiatric classification. In: Lipton MA, Dimascio A, Killan KF (eds) Psychopharmacology: a generation of progress. Raven, New York

Nedopil N, Rüther E, Strauss (1980) Zum Zeitverlauf der antipsychotischen Wirkung von Neuroleptika bei akuten Psychosen. In: Kryspin-Exner K, Hinterhuber H, Schubert H (Hrsg) Therapie akuter psychiatrischer Syndrome. Schattauer, Stuttgart New York

Pietzcker A, Gaebel W, Köpcke W, Linden M, Müller P, Müller-Spahn F, Schüssler G, Tegeler J (1986) A german multicenter study on the neuroleptic long-term therapy of schizophrenic patients. Pharmacopsychiatry 19:161–166

Schooler NR (1991) Maintenance Medication for Schizophrenia: Strategies for Dose Reduction. Schizophr Bull 17:311–324

Selbach C, Selbach H (1956) Phenothiazinwirkung und somato-psychische Dynamik. Nervenarzt 27:145–149

Stevens BC (1973) Role of fluphenazine decanoate in lessening the burden of chronic schizophrenics on the community. Psychol Med 3:141–158

Strauss JS, Carpenter WT (1972) The prediction of outcome in schizophrenia. I. Characteristics of outcome. Arch Gen Psychiatry 27:739–746

Strauss JS, Carpenter WT (1977) Prediction of outcome in schizophrenia. III. Five-year outcome and its predictors. Arch Gen Psychiatry 34:159–163

Strauss JS, Carpenter WT, Bartko JJ (1974) The diagnosis and understanding of schizophrenia. Part III: speculations on the processes that underlie schizophrenic symptoms and signs. Schizophr Bull 11:61–69

Strauss JS, Hafez H, Lieberman P, Harding CM (1985) The course of psychiatric disorder. III: longitudinal principles. Am J Psychiatry 142:289–296

Tsuang MT, Woolson RF, Fleming JA (1979) Long-term outcome of major psychoses. I. Schizophrenia and affective disorders compared with psychiatrically symptomfree surgical conditions. Arch Gen Psychiatry 39:1295–1301

Vaillant GE (1963) The natural history of the remitting schizophrenias. Am J Psychiatry 120:367–376

World Health Organization (WHO) (1979) Schizophrenia. In international follow-up study. Wiley & Son, Chichester New York Brisbane

Zubin J, Steinhauer SR, Day R, Kammen van DP (1985) Schizophrenia at the crossroads: a blueprint for the 80s. Compr Psychiatry 26:217–240

Diskussion zum Vortrag von Prof. Dr. Gaebel

Prof. Dr. Straube

Welche Ergebnisse zeigten die EEG-Untersuchungen? In einer eigenen psychophysiologischen Studie erwies sich Hypoarousal, gemessen an der Hautleitfähigkeit, als ein Prädiktor des Kurzzeitergebnisses. Höheres Arousal zeigte schlechtere Erfolge an. Haben Sie ähnliches gefunden?

Prof. Dr. Gaebel

Wir waren lediglich an den interhemisphärischen Beziehungen und an den Beziehungen zwischen anterioren und posterioren Ableitungen einiger EEG-Variablen interessiert. Frühere Untersuchungen hatten nämlich gezeigt, daß diese Variablen mit dem Behandlungserfolg korrelieren. Wir stellten fest, daß die Reaktivität in den gemessenen Variablen bei den Respondern stärker ausgeprägt war.

Dies entspricht den Befunden anderer Autoren, wonach Patienten mit hohen Krankheitsscores und akuter, dramatischer Symptomatik eine günstige Prognose aufweisen; diese Patienten remittieren häufig. Bei Patienten mit schleichendem Verlauf ist die Prognose dagegen oft schlecht. Diese Befunde passen zu unserem Konzept.

Univ.-Doz. Dr. Fleischhacker

Haben Sie beim Auftreten von Prodromalzeichen interveniert?

Prof. Dr. Gaebel

Wenn man interveniert, weiß man nie, ob es ohne Intervention zu einem Rezidiv gekommen wäre. Aus diesem Grunde verwendeten wir in unserer Studie neben der Erhaltungstherapie und der Frühintervention eine dritte Behandlungsstrategie, die wir „Krisenintervention" nannten. Dabei reagierten wir nicht auf Prodromi, sondern warteten ab, ob es zum Rezidiv kam oder nicht. Mit dieser Strategie sollte es am ehesten möglich sein, die Frage zu beantworten, ob sich ein Rezidiv anhand von Prodromalzeichen vorhersagen läßt.

Univ.-Doz. Dr. Fleischhacker

Haben Sie statt dessen nichtpharmakologisch interveniert? Worin bestand die Krisenintervention?

Prof. Dr. Gaebel

Krisenintervention bedeutet, daß wir pharmakologisch intervenierten, nachdem das Rezidiv auftrat. Bis zum definitiven Eintritt des Rezidivs wird nichts unternommen. Wir hatten in dieser Studie kein standardisiertes psychotherapeutisches oder soziotherapeutisches Interventionsprogramm.

Univ.-Doz. Dr. Fleischhacker

Halten Sie es für empfehlenswert, bei Prodromalzeichen einfach abzuwarten und zu beobachten, was geschieht? Es gibt hier ja die unterschiedlichsten Empfehlungen, etwa Benzodiazepine einzusetzen und Neuroleptika zu vermeiden oder aber sofort hochdosiert Neuroleptika zu geben.

Prof. Dr. Gaebel

Mir scheint es nach diesen Daten nicht sinnvoll, zu intervenieren, solange man noch nichts Genaues weiß. Wenn man sichergehen möchte, dann sollte man intervenieren. Meine Interpretation der Ergebnisse ist: Die Rezidivraten steigen von der Erhaltungstherapie über die Frühintervention zur Krisenintervention. Die durch Krisenintervention behandelten Patienten zeigten die höchsten Rückfallquoten. Es scheint, als spiele die Neuroleptikamenge, die während eines bestimmten Zeitraums verabreicht wird, eine besondere Rolle. Gerät man unter eine bestimmte Schwelle, so daß die Dosis pro Zeiteinheit zu gering wird, dann treten gehäuft Rezidive auf. Insgesamt erhalten Patienten bei einer Intervalltherapie eine geringere Menge an Neuroleptikum als bei einer Erhaltungstherapie.

Priv.-Doz. Dr. Heininger

Haben Sie das Metabolitenmuster der mit Perazin behandelten Patienten untersucht? Auch daraus könnte sich ein Hinweis für die Vorhersage der Response ergeben.

Prof. Dr. Gaebel

Das haben wir getan, und wir fanden keine Beziehung. Das Verhältnis zwischen der Ausgangssubstanz und den inaktiven Hauptmetabolisten korrelierte nicht erkennbar mit dem Behandlungsergebnis.

Priv.-Doz. Dr. Heininger

Könnte es sein, daß die inaktiven Metaboliten zwar an den D_2-Rezeptor binden, dort aber keinen pharmakodynamischen Effekt auslösen?

Prof. Dr. Gaebel

Gewiß, aber wenn das der Fall wäre, dann würde ich erwarten, daß Patienten mit hohem Metabolitenanteil und nur wenig Ausgangssubstanz schlechter ansprechen. Tatsächlich fanden wir aber genau das Gegenteil: Diese Patienten sprachen eher besser an. Ich weiß nicht, ob sich das replizieren läßt, aber so haben wir es jedenfalls gefunden.

Univ.-Prof. Katschnig

Die Idee hinter diesem Test ist sicher faszinierend. Es würde mich jedoch interessieren, wie groß der Prozentsatz der korrekt vorhergesagten Ergebnisse ist. Immerhin liegt die Trefferquote auch bei zufälligem Tippen schon bei 50%. Überdies zeigten Sie nur 5 ausgewählte Variablen, einschließlich einiger komplizierter EEG-Messungen. Da muß ich mich fragen, wie es denn mit der Praktikabilität unter den Bedingungen des klinischen Alltags aussieht.

Prof. Dr. Gaebel

In unserer Stichprobe lag die korrekte Prädiktionsquote bei 80−85%. Bei der Replikation war sie nicht ganz so gut. Sie haben recht mit Ihrem Einwand, daß dieser Test unter Alltagsbedingungen nicht praktikabel ist wegen der komplexen EEG-Messungen und der Plasmaspiegelbestimmungen. Die wichtigste Variable für die Prädiktion ist aber das frühe klinische Ansprechen nach 3 Tagen. Ich glaube, diesen Faktor könnte man durchaus routinemäßig überwachen.

Mit ist bewußt, daß Neuroleptika laut Lehrbuch eine Latenzzeit bis zum Eintritt der Wirkung aufweisen. Ich kann nicht erklären, wie die Tatsache, daß wir bereits nach 24 h in spezifischen psychopathologischen Bereichen ein Ansprechen gesehen haben, in dieses Konzept paßt. Es handelt sich nicht nur um einen unspezifischen sedativen Effekt, das ist zumindest mein Eindruck.

Ich denke also, es wäre nützlich, auf das frühe Ansprechen zu achten, denn die Daten zeigen, daß Patienten, die nicht nach 3 Tagen respondieren, häufig Problemfälle sind. Üblicherweise stellen wir aber nach 3 Tagen noch nicht auf ein anderes Neuroleptikum um, sondern wir warten noch einige Wochen ab in der Hoffnung, daß sich der Erfolg doch noch einstellt.

Dr. Osterheider

Wie definieren Sie die Response nach 3 Tagen? Anhand psychopathologischer Messungen?

Prof. Dr. Gaebel

Ja. Wir benutzten nicht den allgemeinen BPRS-Score, sondern den sog. schi-
zophreniespezifischen Score, der lediglich die positiven Symptome berücksichtigt.

Prof. Dr. Ereshefsky

Die Wahl von Perazin als Studienmedikation ist interessant. Perazin ist eins
der ersten Neuroleptika, die hinsichtlich ihrer Dosis-Wirkungs-Beziehungen
untersucht wurden. Man fand ein therapeutisches Fenster, was vermutlich
Ihren Befunden entspricht.

Das Konzept der Testdosis, das Sie erwähnten, stammt von Ted van Putten. Er entwickelte es zunächst als ein Art Marker für die subjektive Verträglichkeit von Neuroleptika, insbesondere hinsichtlich der Akathisie. Deshalb
bin ich nicht ganz sicher, ob das, was Sie als Response am 3. Tag sehen, nicht
vielleicht extrapyramidalmotorische, akathisiegetragene Symptome sind, die
auf eine simple Tranquilisierung des retikulären Systems prompt reagieren.

Man darf m.E. nicht alle positiven Symptome in einen Topf werfen. Wenn
Sie davon ausgehen, daß die positiven Symptome einschließlich Spannung,
Hostilität usw. rasch und dosisabhängig auf Neuroleptika ansprechen, dann
müssen Sie sich fragen, ob sie möglicherweise unterschiedlich ansprechen.
Es gibt kein homogenes, monotones Responsemuster. Man muß den Zeit-
verzögerungsfaktor trennen von Response. Das Auftreten von Nebenwirkungen halte ich nach wie vor für ein wichtiges prädiktives Kriterium.

Prof. Dr. Gaebel

Sie haben recht, subjektives Ansprechen war das entscheidende Kriterium
für van Putten. Es hat sich aber im Laufe der Zeit gezeigt, daß dies kein
Responseprädiktor ist. Es ist vielleicht ein Prädiktor der Noncompliance:
Wer das Medikament nicht mag, der nimmt es nicht. Als prädiktiv für das
spätere klinische Ansprechen erwies sich die frühe Response, gemessen an
der BPRS-Skala.

Zum Punkt Nebenwirkungen: Wir haben die Akathisie nicht mit der Aka-
thisieskala überprüft, weil wir nicht davon ausgegangen sind, daß man schon
nach 3 Tagen eine Akathisie sehen kann. Wir haben aber in beiden Gruppen

Handschriftstests durchgeführt. Danach wurde die neuroleptisch wirksame Schwelle in beiden Gruppen nach 28 Tagen erreicht. Responder und Nonresponder reagierten gleich in bezug auf die Handschrift. Auch die mit der Simpson-Angus-Skala gemessene extrapyramidale Symptomatik unterschied sich in beiden Gruppen nicht.

Prof. Dr. Rifkin

Van Puttens prädiktiver Faktor war das subjektive Ansprechen, nicht die Symptome. Er führte die Studie mit stationären Patienten durch, Compliance war daher kein Thema. Er spekulierte auf der Basis seiner Ergebnisse, daß bei nichtcomplianten, ambulanten Patienten dieser Faktor eine Rolle spielen könnte.

Wichtig scheint mir aber folgendes: Wenn wir einen positiven oder negativen Prädiktor für den Therapieerfolg finden, dann bedeutet das nicht zwangsläufig, daß eine andere Therapie besser wäre. Das müssen wir erst beweisen. Wir sollten also nicht voreilig schließen, daß eine Behandlung falsch ist.

Prof. Dr. Gaebel

Ganz recht. Aus diesem Grunde haben wir die Patienten auf eine andere Medikation umgestellt, eben um das zu demonstrieren. Aber die Stichprobe ist für verläßliche Aussagen zu klein. Entscheidend ist die Frage, wie wir uns klinisch verhalten. Normalerweise steigern wir die Dosis, und ich bin mir nicht sicher, ob dieses Vorgehen richtig ist.

Wir haben die subjektive Messung von van Putten übernommen. Es ist eine einfache Skala mit 4 Items, die kaum für akut schizophrene Patienten zu gebrauchen ist, weil viele Patienten es ablehnen, sie auszufüllen oder Unsinn eintragen. Die Stichprobengröße ging daher zurück, als wir diese Skala verwendeten. Wir haben aber keine Beziehung zum Ansprechen feststellen können.

Prof. Dr. Böker

Wie lang war die mittlere Behandlungsdauer bei der pharmakologischen Intervention?

Prof. Dr. Gaebel

Vier Wochen.

Dr. Kissling

Kann man wirklich noch von einer Prädiktion des Therapieerfolges sprechen, wenn ein Patient am 3. Tag eine Besserung zeigt? Ich meine, das ist
doch im Grunde schon der Therapieerfolg selbst, zumindest sein Beginn.
Wenn man sich allerdings auf den Standpunkt stellt, daß nichts den Therapieerfolg so gut voraussagt wie der Therapieerfolg, dann haben Sie natürlich
recht.

Prof. Dr. Gaebel

Einschneidende Ereignisse vorauszusehen ist immer schwieriger als die Vorhersage, daß alles so bleibt. Ein Rezidiv ist also schwieriger vorauszusagen
als die Aussage zu treffen, daß chronische Patienten i.allg. auch morgen noch
chronisch sind. Jemand, der nie Geige gespielt hat, wird dies vermutlich auch
morgen nicht tun, wie Hollister es ausgedrückt hat.
Ich bin mir daher nicht sicher, was dieses Konzept im Grunde bedeutet.
Ich glaube, es gibt verschiedene verwandte Konzepte. Ist beispielsweise
männliches Geschlecht ein Risikofaktor oder ein Prädiktor? Ich denke, wir
müssen uns diese Prozesse mehr als funktionelle Systeme vorstellen, dann
können wir vielleicht mehr darüber lernen.

Sind die Verlaufsprädiktoren für akut und chronisch Erkrankte gleich?*

E. Straube, G. Polzer und G. Buchkremer

Einleitung

Eine der schwierigsten Fragen der Schizophrenieforschung ist die Prädiktion des weiteren Verlaufs der Erkrankung. Es ist zu vermuten, daß diese Schwierigkeiten der Heterogenität des Erscheinungsbildes zuzuschreiben sind bzw. der Tatsache, daß die bisher beschriebenen Verlaufsprädiktoren in unterschiedlichen Stichproben erhoben worden sind. Wir haben uns deshalb in der vorliegenden Analyse zur Aufgabe gemacht, stationär aufgenommene akut erkrankte Patienten mit remittierten, chronisch Erkrankten zu vergleichen. Die Studien an den akut erkrankten stationär aufgenommenen Patienten wurde in Tübingen durchgeführt, und die Erhebung an den chronisch erkrankten entlassenen Patienten wurde in Münster vorgenommen. Bei der Anlage der beiden Studien war ein solcher Vergleich nicht geplant, deswegen können die beiden Studien nur in Teilaspekten miteinander verglichen werden. Wir interessierten uns insbesondere dafür, ob und welche psychopathologischen Merkmale, welche psychosozialen Merkmale und welche Merkmale der familiären Interaktion den Zweijahresverlauf (nach der Indexerkrankung) voraussagen.

Methode

Stichprobenbeschreibung

Tübingen-Stichprobe
Die Tübinger Stichprobe bestand aus 45 neu aufgenommenen schizophrenen Patienten aus der Psychiatrischen Universitäts-Klinik. Die Auswahl der Patienten erfolgte nach verschiedenen Forschungskriterien (CATEGO des PSE sowie der Carpenter Flexible Checkliste). Ein Vergleich der Patienten der Stichprobe mit allen zum Zeitpunkt der Untersuchung aufgenommenen akuten Patienten (welche aber nicht in die Studie aufgenommen werden konnten) zeigt, daß die Stichprobe für an der Psychiatrischen Universitäts-Klinik aufgenommene Patienten repräsentativ war. Die Untersuchung der Patienten erfolgte bei der Aufnahme, d.h. *bevor* die Patienten Neuroleptika

---

* Prof. Christian Müller zum 70. Geburtstag gewidmet.

Tabelle 1. Übersicht über die wichtigsten Stichprobencharakteristika der Tübinger Studie und der Münster-Studie (*Werte in Klammern* Standardabweichung). In der letzten Zeile sind für die Münster Studie und für die Tübinger Studie die Werte aus der Global Assessment Scale (GAS) vor und nach Neuroleptikatherapie angegeben

	Tübingen		Münster
n	45		89
n, Frauen	17		27
n, Männer	28		62
$\bar{X}$, Alter	26,5 (5,6)		30,5 (13,4)
$\bar{X}$, Vorherige Klinikaufnahmen	0,6 (1,0)		2,7 (1,3)
Rezidive im Katamne-Zeitraum			
(2 Jahre) 0:	31%		42%
1 u. >:	69%		58%
	vor	nach	
	Neuroleptikatherapie		
$\bar{X}$, GAS	24,6 (6,6)	45,3 (12,9)	53,1 (15,2)

oder andere Psychopharmaka erhalten hatten. (Die Patienten mußten bis 6 Wochen vor einer Aufnahme neuroleptikafrei gewesen sein.) Die Patienten erhielten eine Haloperidolstandardtherapie (15–45 mg) über 4 Wochen. Eine genauere Beschreibung der Stichprobe findet sich in Tabelle 1. Die für die vorliegende Analyse relevanten Indexerhebungen fanden vor und nach 4wöchiger Neuroleptika-Behandlung statt.

Münster-Stichprobe
89 schizophrene Patienten wurden untersucht. Es handelt sich um Patienten, welche mindestens 2 Jahre erkrankt waren und sich psychopathologisch in einem stabilen Zustand befanden. Alle Patienten waren nicht stationär aufgenommen. Das Ende des letzten stationären Aufenthaltes sollte 2 Monate und länger zurückliegen. Die stabile Phase sollte wenigstens 4 Wochen andauernd.

Im Projekt von Münster wurden nur Patienten in die Studie aufgenommen, welche bei Angehörigen lebten. In der Tübinger Studie war dies nicht zum Auswahlkriterium gemacht worden. Nur 20 der 45 Patienten der Tübinger Studie lebten bei Angehörigen. (Weitere Stichprobeninformationen sind Tabelle 1 zu entnehmen.)

Skalen und Fragebogen

In *beiden* Studien wurden folgende Skalen verwendet: GAS (Global Assessment Scale, Endicott et al. 1976) Prognoseskala von Strauss u. Gaebel (1978). Die (emotionale) Einstellung der Angehörigen zum Patienten wurde mit dem Camberwell Family Interview (CFI) erhoben.

In der *Tübinger* Studie wurde die Psychopathologie mit dem PSE (Present State Examination, Wing et al. 1973) und der BPRS (Brief Psychiatric Rating Scale) von Overall u. Gorham (1962) eingestuft. In der Münster Studie wurde das AMDP-System der Arbeitsgemeinschaft für Methodologie und Diagnostik in der Psychiatrie eingesetzt. Um eine größtmögliche Vergleichbarkeit hinsichtlich der erhobenen psychopathologischen Merkmale zu gewährleisten, wurden aus den in Tübingen und Münster verwendeten Skalen die Syndromscores mit der größten Übereinstimmung für die weitere Berechnung ausgewählt.

Der Schwerpunkt der *Münster*-Studie war die Prädiktion des weiteren Verlaufs aufgrund der Interaktion in der Familie und der familiären Konfliktlage. Aus diesem Grund wurden in der Münster-Studie neben dem CFI auch der von Buchkremer u. Schulze-Mönking (1986) entwickelte Münsteraner Familienbogen eingesetzt. Dieser Bogen erfaßt das emotionale Klima in der Familie durch direkte Verhaltensbeobachtung während des Hausbesuchs. (Im Gegensatz dazu findet beim CFI nur eine Befragung eines Angehörigen hinsichtlich seiner Einstellung zum Patienten ohne direkte Beobachtung der Interaktion in der Familie statt.) Familiäre Konflikte wurden zusätzlich noch mit dem Familienkonfliktinventar von Kreisman et al. (1979) erfaßt.

Prädiktoren, Zielkriterium, statistische Auswertung

Die oben genannten Variablen bilden die potentiellen Prädiktoren. Zielkriterien für die Zwei-Jahres-Follow-up-Periode waren in der hier durchgeführten Auswertung: Ein oder mehrere Rückfälle versus kein Rückfall.

Wir beobachteten in beiden Studien den sog. „natural course" der Erkrankung, d.h. die Patienten waren in keinen Depotbehandlungsplan eingebunden und erhielten nur im Bedarfsfalle Medikamente bzw. nahmen teilweise nur zeitweilig Medikamente. 39% der Patienten in der Tübinger Studie nahmen kontinuierlich Neuroleptika und 54% zeitweise − zusammen also 93% der Patienten. In der Münster-Studie wurde nicht nach zeitweiliger und kontinuierlicher Medikamenteneinnahme differenziert. Hier zeigte sich, daß 84% der Patienten im Katamnesezeitraum Neuroleptika genommen hatten und 16% keine Medikamente.

69% der Patienten hatten in der Tübinger Studie und 58% der Patienten hatten in der Münster-Studie ein oder mehrere Rückfälle innerhalb von 2 Jahren. Zum Vergleich: In der Untersuchung von Crow et al. (1986) war es bei 58% der dauermedizierten zu Rückfällen innerhalb von 2 Jahren gekommen; im Gegensatz zu 70% der Patienten, wenn Placebo gegeben wurde.

Offensichtlich spielt die Tatsache der Neuroleptikaeinnahme für längere Katamnesezeiträume (2 Jahre und mehr) eine geringere Rolle als bei kürzeren Katamnesezeiträumen (s. dazu z.B. Schied 1990).

Der Zusammenhang zwischen Prädiktoren und Zielkriterium (Rückfall) wurde in beiden Studien mittels logistischer multipler Regressionsanalysen ermittelt. (Logistische Analysen wurden durchgeführt, da das Zielkriterium nicht kontinuierlich verteilt, sondern dichotom war — Rückfall/kein Rückfall.) Die multiple Regressionsanalyse gibt Aufschluß über die Stärke des Zusammenhangs zwischen Prädiktorvariablen und Zielkriterium. Die Höhe des R^2-Wertes zeigt das Ausmaß der gemeinsamen Varianz zwischen Prädiktorenvariablen und Zielkriterium an. Für die einzelnen Variablen innerhalb des Prädiktorensatzes gibt die Signifikanz eines Beta-Gewichtes einen Hinweis auf die Bedeutung einer Prädiktorenvariablen. Weitergehende Darstellungen der Stichprobencharakteristika sowie Darstellung weiterer Analysen finden sich in Publikation des erstgenannten und letztgenannten Autors zusammen mit Mitarbeitern (z.B. Straube et al. 1989; Straube 1991; Buchkremer et al. 1991).

Ergebnisse

Aus statistischen Gründen konnten nicht alle potentiellen Prädiktoren in einem einzigen Rechengang gegeneinander getestet werden. Die Prädiktoren wurden deshalb nach inhaltlichen Gesichtspunkten in 6 verschiedene Datensätze gruppiert. Folgende Datensätze wurden hinsichtlich ihrer Prädiktoreigenschaft mittels der multiplen Regressionsanalyse überprüft:

1. Demographische Angaben und Krankheitsbeginn,
2. genetische Belastung, Lebensereignisse und vorheriger Verlauf der Erkrankung,
3. soziale und berufliche Situation vor der Indexuntersuchung,
4. Schwere der Erkrankung bei der Indexuntersuchung,
5. Plus- und Minussyndrome,
6. Interaktionen und Einstellungen in der Familie.

Berechnung des Zusammenhanges zwischen Prädiktorvariablen und Zielkriterium (Rückfall)

Demographische Angaben und Krankheitsbeginn
Weder in der Tübinger Studie noch in der Münster-Studie waren Alter, Geschlecht, Zugehörigkeit zu einer sozialen Klasse oder das Alter bei Krankheitsbeginn ein Prädiktor für den 2-Jahres-Verlauf der Erkrankung.

Genetische Belastung, Lebensereignisse,
Anzahl und Länge der früheren Krankenhausaufenthalte
Die entsprechenden Skalenwerte wurden in beiden Studien über die Strauss-Carpenter-Skala erhoben. Hier ergibt sich nur in der Tübinger Studie ein einzelner signifikanter Zusammenhang. Allerdings ist dieser Zusammenhang mit einer aufgeklärten Varianz von 13% recht gering. Der Zusammenhang wird hauptsächlich durch das Item „die Länge der früheren Krankenhausauf-

enthalte" bestimmt, d.h. nur für dieses Item ergibt sich ein signifikantes Beta-Gewicht in der multiplen Regressionsanalyse. Die anderen Variablen haben in beiden Studien keine Bedeutung für die Prädiktion.

Soziale und berufliche Situation vor der Index-Untersuchung
Die Einstufungen auf der Strauss-Carpenter-Skala bilden hier ebenfalls die Berechnungsgrundlage. Der Datensatz besteht aus den Items: „Qualität und Häufigkeit sozialer Kontakte" sowie „Qualität und Häufigkeit heterosexueller Partnerschaften" und „Ausmaß qualitativ zufriedenstellender Arbeit" (4 Items). Nur für die Münster-Studie ergibt sich ein Zusammenhang zwischen aktueller sozial-beruflicher Situation und dem weiteren Verlauf der Erkrankung (Rückfälle). Immerhin werden 28% der Varianz durch diese Variable aufgeklärt. Bei Durchsicht der Beta-Gewichte für die 4 Items ergibt sich, daß das Item: „Ausmaß qualitativer Arbeit" offensichtlich den größten Beitrag hierzu leistet, da diesem Item ein hoch signifikantes Beta-Gewicht durch die multiple Regressionsanalyse zugewiesen wird.

Schwere der Erkrankung bei der Indexuntersuchung
Hier wurden 2 verschiedene Indikatoren der Erkrankungsschwere gemessen. In der Tübinger Studie war es der Totalscore der BPRS und in der Münster Studie der Totalscore des AMDP-Systems. Ferner wurde in beiden Studien der GAS-Score ermittelt. Zusätzlich interessierten wir uns für die Rolle der globalen psychosozialen Entwicklung vor der Indexuntersuchung. Dies wurde durch den Totalscore der Strauss-Carpenter-Skala erhoben. Aus Tabelle 2 ist zu ersehen, daß der GAS-Score in der Tübinger Studie ein gewisser Hinweis auf die weitere Krankheitsentwicklung bei akut Erkrankten bietet (signifikanter Beta-Wert). Die erklärte Varianz ist mit 16% auch für die zweite Indexmessung (nach der Behandlung) jedoch relativ gering. Immerhin zeigen die Beta-Werte eine leichte Steigerung in der Prädiktionskraft des Datensatzes nach der Behandlung im Vergleich zur Situation vor der Behandlung an. Vergleicht man diesen Wert mit den Ergebnissen aus der Münster-Studie, zeigt sich, daß bei stabilisiertem psychopathologischen Zustand eine wesentlich höhere Varianzaufklärung durch die Erkrankungsschwere und die Schwere des bisherigen Krankheitsverlaufs (psychosoziale

Tabelle 2. Schwere der Erkrankung als Prädiktor für Rezidive im Katamnesezeitraum. Ergebnis der logistischen multiplen Regressionsanalyse.
Prozentangaben: Ausmaß der erklärten Varianz durch den Prädiktorensatz. * Betagewicht der Prädiktorvariablen ist auf dem 5%-Niveau signifikant; (*) 10%-Niveau

	Tübingen		Münster	
	vor	nach Neuroleptikatherapie		
BPRS/AMDP Totalscores	−	−	−	
GAS	(*) } 8%	* } 16%	− } 44%	
Strauss-Carpenter-Totalscore	−	−	*	

Faktoren) erreicht wird (44%ige Varianzaufklärung). Dies wird v.a. durch den Beitrag der Global-Scores der Strauss-Carpenter-Skala bei dieser Patientengruppe bewirkt (signifikantes Beta-Gewicht).

Plus- und Minussymptome
Entsprechende Symptome wurden für die Tübinger Studie aus der BPRS und für die Münster-Studie aus dem AMDP-System zusammengestellt. Ausnahme bildet hier das Syndrom „Aufmerksamkeits- und Konzentrationsstörungen". Dies wurde in der Tübinger Studie mit einer separaten Skala gemessen. Die Aussagekraft eines solchen Vergleichs ist natürlich beschränkt. Wie aus Tabelle 3 hervorgeht, läßt sich wieder bei den symptomatisch stabilisierten Patienten der Münster-Studie am besten der weitere Verlauf aufgrund der aktuell vorhandenen Symptome ermitteln. Die gemeinsame Varianz zwischen aktuellen Syndromen und weiterem Verlauf (Rückfall) beträgt immerhin 33%. Da die Beta-Gewichte der einzelnen Symptome und Syndrome jedoch nicht das 5%-Signifikanzniveau erreichen (das Symptom „Affektverflachung" verfehlt nur knapp das 5%-Niveau), ist es eher die gesamte Konfiguration der gemessenen Syndrome (Plus- und Minussymptome), welche zur Prädiktion beiträgt. In der Tübinger Studie ergibt sich erst wieder nach der Behandlung ein Zusammenhang (23% erklärte Varianz), welcher als statistisch befriedigend anzusehen ist. Vor der Behandlung ist der entsprechende Wert sehr gering. Nach der Behandlung zeigt sich in der Tübinger Studie, daß das Symptom „Affektverflachung" — wie in der Münster-Studie angedeutet — einen deutlichen Beitrag zur Prädiktion liefert, während vor der Behandlung das Ausmaß paranoider Symptomatik den größten Beitrag liefert, was jedoch nicht durch die Ergebnisse der Münster-Studie bestätigt wird.

Interaktion und Einstellungen in der Familie
Hier sind die Datensätze zwischen den beiden Studien am wenigsten vergleichbar. Zwar wurde in beiden Studien das Camberwell Family Interview

Tabelle 3. Syndrome als Prädiktoren für Rezidive im Katamnesezeitraum. Ergebnis der logistischen multiplen Regressionsanalyse. Prozentangaben: Ausmaß der erklärten Varianz durch den Prädiktorensatz. * Betagewicht der Prädiktorvariable ist auf dem 5%-Niveau signifikant; (*) 10%-Niveau (weitere Erklärungen s. Text)

	Tübingen				Münster	
	vor		nach			
	Neuroleptikatherapie					
Apathie	–		(*)		–	
Affektverflachung	–		*		(*)	
Halluzinationen	–		–		(*)	
Paranoide Symptomatik	*	16%	–	23%	–	33%
Denkstörungen	–		–		–	
Aufmerksamkeits-/Konzentrationsstörungen	–		–		(*)	

Tabelle 4. Interaktion in der Familie als Prädiktor für Rezidive im Kantamnesezeitraum. Ergebnis der logistischen multiplen Regressionsanalyse. Prozentangaben: Ausmaß der erklärten Varianz durch den Prädiktorensatz. * Betagewicht der Prädiktorvariable ist auf dem 5%-Niveau signifikant; (*) 10%-Niveau (weitere Erklärungen s. Text)

	Tübingen	Münster	
Camberwell Family Interview (CFI), EE-Score	–	–	
Münster Familien Interview (Total)	(nicht erhoben)	–	27%
Münster Familien Interview „Resignation"	(nicht erhoben)	*	
Kreisman-Familienkonfliktskala (Familienprobleme)	(nicht erhoben)	*	

zur Einschätzung emotional betonter Einstellung der Angehörigen („expressed emotion") eingesetzt, jedoch konnten in der Tübinger Studie nur 20 Patienten mit dem Camberwell Family Interview eingeschätzt werden, da die übrigen Patienten nicht bei Angehörigen lebten. In beiden Studien spielt offensichtlich der Einfluß des „expressed emotion" der Angehörigen auf den Verlauf im Vergleich zu den anderen potentiellen Prädiktoren eine relativ geringe Rolle (s. dazu Tabelle 4). Jedoch errechnet die Münster-Studie ein $R^2 = 27$, d.h. 27% erklärte Varianz, wobei der Faktor „Resignation" ermittelt mit dem Münsteraner Familienbogen und der Faktor „Familienprobleme" ermittelt mit der Kreisman-Skala die größten Beiträge zur Voraussage von Rückfällen leisten (signifikante Beta-Gewichte).

Diskussion der Ergebnisse

Die Ergebnisse deuten an, daß die psychopathologischen Befunde bei den schizophrenen „outpatients" einen Hinweis auf den weiteren Verlauf liefern können. Dies steht im Gegensatz zu der Rolle der psychopathologischen Befunde bei den akut erkrankten Patienten. In dieser Gruppe wird nur ein weit geringerer Varianzanteil durch die Psychopathologie abgedeckt. Dieses Ergebnis ist in sofern überraschend, als es sich bei der akuten Schizophreniegruppe um psychopathologische Befunde im „Reinzustand" handelt; denn in der ersten Indexerhebung waren die Patienten über 6 und mehr Wochen vor der Erhebung nicht behandelt worden. (61% der Patienten waren noch niemals neuroleptisch behandelt worden.) Mit anderen Worten: In der Tübinger Studie waren diese Symptome nicht durch Behandlungsmaßnahmen „verfälscht". Da jedoch die Vorhersagekraft des Symptome *nach* der Behandlung bei den akuten Patienten steigt, (4 Wochen Neuroleptikastandardbehandlung), kann man unter Einschluß der Ergebnisse für die chronische Gruppe aus Münster die Hypothese aufstellen, daß erst *nach* durchgeführten Behandlungsmaßnahmen eine Vorhersage des weiteren Verlaufs möglich ist. Es ist möglich, daß psychosoziale Faktoren, Lebensereignisse oder sonstige psychosoziale Bedingungen Art und besonders das Ausmaß der Symptomatik bei den akut erkrankten Patienten modifizierten. Hierfür spricht, daß die Schwere der Erkrankung am Beginn der Aufnahme bei den akut Patienten keine wesentliche Rolle für den weiteren Verlauf spielt, daß aber nach 4wöchiger Behandlung sich eine leichte Steigerung der Vorhersagekraft andeutet. (Allerdings ist der entsprechende R^2-Wert nicht signifikant.) Dasselbe Bild ergibt sich für den Datensatz „Syndrome": Für die akute Gruppe ist der R^2-Wert mit $R^2 = 16$ vor der Behandlung niedriger als nach der Behandlung, $R^2 = 23$, und nähert sich damit dem Münsteraner Wert mit $R^2 = 33\%$, d.h. die nach 4wöchiger Behandlung noch bestehende Restsymptomatik bzw. die bei chronischen Gruppen noch bestehende Symptomatik zeigt eine bessere Voraussagemöglichkeit als die sog. Reinsymptomatik bei Aufnahme noch vor Beginn der Behandlungsmaßnahmen. Bezüglich der einzelnen Symptome ergeben sich für diejenigen Syndrome hohe Beta-Gewichte (in beiden Patientengruppen) für die dies aufgrund der mehrfach replizierten Originalarbeit von Carpenter et al. (1974) zu erwarten ist. Hohe Beta-Werte erhalten „flacher Affekt" und der psychosoziale prämorbide Verlauf (letzterer allerdings für die chronische Gruppe).

Von den von uns geprüften Einzelvariablen der Strauss-Carpenter-Skala hebt sich lediglich die berufliche Situation als bedeutsame Variable bezüglich ihres (signifikanten Beta-Gewichtes) von den anderen Variablen ab. Hier ist jedoch ein Wort der Warnung zur Interpretation der Beta-Werte angebracht: Hohe und signifikante Beta-Werte bedeuten noch nicht automatisch, daß die *einzelne* Variable mit dem Zielkriterium (Rückfall oder kein Rückfall) hoch korreliert; z.B. korriliert das Item „Ausmaß nützlicher Arbeit" der Strauss-Carpenter-Skala nur mit $r = -0,24$ mit dem Zweijahresverlauf – wie zusätzliche Berechnungen zeigen. Dasselbe gilt für die einzelnen Syndrome, d.h. es läßt sich nur für den *gesamten* Bereich (Datensatz) eine Aussage bezüglich der Bedeutsamkeit des Zusammenhangs machen (z.B. 33%, für *alle* Syndrome, s. Tabelle 3) nicht aber für einzelne Variablen. Die Beta-Gewichte zeigen in der Regel nur die Bedeutung bzw. das Gewicht der jeweiligen Variable *innerhalb* des jeweiligen Datensatzes an.

Der Datensatz „familiäre Situation" ist der interessanteste Datensatz in Hinblick auf die Prädiktion des weiteren Verlaufs. Zwar ist der berechnete R^2-Wert relativ niedrig im Vergleich zu den anderen Datensätzen, jedoch ergeben sich hier innerhalb des Datensatzes interessante Verschiebungen, welche die in der Literatur berichteten Zusammenhänge (vgl. z.B. Leff u. Vaughn 1985) in einem neuen Licht erscheinen lassen. Im Gegensatz zu den aus der Literatur abgeleiteten Erwartungen kommt dem EE-Faktor (ermittelt mit dem Camberwell Family Interview) nur eine geringe Bedeutung zu im Vergleich zu dem Faktor „Resignation", welcher mit dem Münster-Familienbogen gemessen wurde und dem Ausmaß und der Anzahl der Konflikte, welche mit der Kreisman Family Conflict Scale gemessen wurden. Es ist denkbar, daß der Münsteraner Beobachtungsbogen, welcher auf direkten Beobachtungen und Befragungen in der Familie unter Einschluß des Patienten beruht, eine bessere Abbildung der tatsächlichen familiären Konfliktsituation erbringt. Dasselbe gilt wohl auch für die Kreisman-Skala. Dies wirft evtl. ein Licht auf die Problematik der indirekten Erhebung, da in dem Camberwell Family Interview nur ein sog. „key-relative" hinsichtlich seiner Einstellung zu dem Patienten befragt wird. Allerdings konnten wir in einer bisher unveröffentlichten Studie einen deutlichen Zusammenhang zwischen EE-Wert und direkter Beobachtung konfliktreicher Interaktion zwischen Patient und „key-relative" feststellen (Schlenker et al. 1989). Somit läßt sich nur feststellen, daß der EE-Wert die tatsächliche Konfliktsituation zwar abbildet, daß dies aber durch andere Skalen evtl. valider und reliabler erhoben werden kann. Hierzu müßten weitere Vergleichsuntersuchungen durchgeführt werden.

Als kritischer Einwand gegen die hier dargestellten Ergebnisse läßt sich folgende Überlegung anführen: Hohe Resignation und hohe Konfliktlage könnten die *Folge* der Interaktion mit den Patienten sein, welche eine schwerere Symptomatik aufweisen. Daß dies so sein könnte, deutet sich dadurch an, daß zumindest in der chronisch erkrankten Gruppe ein Zusammenhang zwischen der Schwere der Erkrankung und Rezidiv innerhalb von 2 Jahren bestand.

Einschränkend muß natürlich auch darauf hingewiesen werden, daß andere Verlaufskriterien andere Prädiktorvariablen in den Vordergrund stellen. So ergibt eine weitere Analyse des Tübinger Materials, daß das Ausmaß der Positivsymptomatik ein Prädiktor für einen ungünstigen psychosozialen Verlauf der Erkrankung darstellt (Polzer 1991).

Die hier dargestellten Ergebnisse des Vergleichs zwischen einer akut erkrankten und einer chronisch erkrankten Gruppe sind nur als vorläufig anzusehen. Sie können nur als Arbeitshypothesen für weiterführende Studien gelten, da der hier vorgenommene Vergleich post hoc durchgeführt wurde und die erhobenen Datensätze nicht in allen Fällen identisch waren. Es wäre für die Steigerung der Aussagekraft günstig, wenn die Erhebung nicht „cross-sectional" wäre, wie im vorliegenden Falle, sondern longitudinal, d.h. Messungen zu mehreren Zeitpunkten bei denselben Populationen über die Jahre hinweg, d.h. in unterschiedlichen Stadien der Chronifizierung des Leidens.

Literatur

Buchkremer G, Stricker K, Holle R, Kuhs H (1991) The predictability of relapse in schizophrenic patients. Eur Arch Psychiatr Clin Neurosci 220:292–300
Buchkremer G, Schulze-Mönking H (1986) Die Effizienz von therapeutischen Angehörigengruppen und Selbsthilfegruppen bei der Rezidivprophylaxe schizophrener Patienten. In: Böker W, Brenner HD (Hrsg) Die Bewältigung der Schizophrenie. Huber, Bern, S 113–120
Carpenter WT, Strauss JS, Bartko JJ (1974) Use of signs and symptoms for the identification of schizophrenic patients. Schizophr Bull 11:37–49
Crow TJ, McMillan JF, Johnson AL, Johnstone EC (1986) The Northwick Park study of first episodes of schizophrenia: II. A randomized controlled trial of prophylactic neuroleptic treatment. Br Psychiat 148:120–127
Endicott J, Spitzer RL, Fleiss JL, Cohen J (1976) The global assessment scale. Arch Gen Psychiatry 33:766–771

Kreisman DE, Simmens SJ, Joy VD (1979) Rejecting the patient. Preliminary validation of a self-report scale. Schizophr Bull 5:220−222

Leff, Vaughn (1985) Expressed emotion. Guilford, New York

Overall JE, Gorham DR (1962) The brief psychiatric rating scale. Psychol Rep 10:799−812

Pietzcker A, Gaebel W (1978) Übersetzung der Kurzform der Phillipsskala zur prämorbiden Anpassung (Harris 1975), Übersetzung der Prognose-Skala (Strauss-Carpenter 1974). Translation of a version published in Schizophr Bull 3:209−212

Schied H-W (1990) Psychiatric concepts and therapy, schizophrenia: concepts, vulnerability and intervention. In: Straube ER, Hahlweg K (eds) Schizophrenia concepts, vulnerability and intervention. Springer, Berlin Heidelberg New York Tokyo

Straube ER, Wagner W, Foerster K, Heimann H (1989) Findings significant with respect to short- and mediumterm outcome in schizophrenia − a preliminary report. Prog Neuropsychopharmacol Biol Psychiatry 13:185−197

Straube ER (1991) The heterogeneous prognosis of schizophrenia. Possible determinants of short-term and five years' outcome. In: Cromwell RL, Synder CR (eds) Schizophrenia: origins, process, treatment and outcome. Oxford University Press

Strauss JS, Carpenter WT (1974) The prediction of outcome in Schizophrenia II. Relationship between predictor and outcome variables. Arch Gen Psychiatry 31:37−42

Wing JK, Cooper JE, Satorius (1973) Die Erfassung und Klassifikation psychiatrischer Symptome. Beltz, Weinheim

Diskussion zum Vortrag von Prof. Dr. Straube

Univ.-Doz. Dr. Fleischhacker

Wie wurden die Behandlungsvariablen statistisch berücksichtigt?

Prof. Dr. Straube

Wir untersuchten zuerst, was mit den Patienten geschieht, die aus der Klinik in die Hände des niedergelassenen Arztes entlassen werden. Ist hier eine Vorhersage möglich? In der Tübinger Studie haben wir die Daten getrennt ausgewertet nach Patienten, die ihre Medikation regelmäßig nahmen oder nicht. Der Faktor Affektverarmung erwies sich als Prädiktor bei solchen Patienten, die ihre neuroleptische Medikation nicht regelmäßig nahmen.

Prof. Dr. Gaebel

Meine Frage geht in die gleiche Richtung: Das abhängige Kriterium war doch in beiden Gruppen die Rezidivrate, nicht wahr? Wie hoch waren denn die Rezidivraten? Vielleicht reicht die Varianz für die Anwendung des Tests nicht aus.

Prof. Dr. Straube

Die Rezidivquote für die stationären Patienten lag bei 70%, bei den ambulanten betrug sie 59%. Diese Varianz sollte für die Anwendbarkeit des Tests ausreichend sein.

Prof. Dr. Gaebel

Möglicherweise ist auch von Bedeutung, daß die eine Gruppe eher eine Landbevölkerung und die andere eine Stadtbevölkerung enthielt. Es ist bekannt, daß hier Unterschiede im Therapieerfolg und in der Aussagekraft von Prädiktoren existieren.

Prof. Dr. Rifkin

Wurden diese Patienten neuroleptisch behandelt oder nicht?

Prof. Dr. Straube

Wir entließen die Patienten, und sie wurden durch den niedergelassenen Psychiater weiterbehandelt. Es gab also kein reguläres Nachsorgeprogramm. Wir beobachteten das „natural course" der Erkrankung.

Prof. Dr. Rifkin

Aber Sie haben Daten über die medikamentöse Behandlung? War die Pharmakotherapie ein Prädiktor?

Prof. Dr. Straube

Ja. Die neuroleptische Therapie war weder in den Daten von Münster noch in den von Tübingen ein Prädiktor.

Prof. Dr. Rifkin

Gab es Patienten, die keine Medikation bekamen?

Prof. Dr. Straube

Alle Patienten wurden zu Beginn medikamentös behandelt, da sie an einen niedergelassenen Kollegen entlassen wurden. Aber nach einer Weile fielen sie aus der Behandlung heraus. Wir haben sogar die Gründe erfragt. Die meisten Patienten gaben an, daß es ihnen besser gegangen sei und sie daher keine Medikamente mehr brauchten. Nur einer gab Nebenwirkungen als Grund an.

Prof. Dr. Rifkin

Also war die Compliance kein Prädiktor?

Prof. Dr. Straube

Nein.

Prof. Dr. Rifkin

Das widerspricht allen Studien, die ich kenne. Die medikamentöse Behandlung hat sich in diesen Untersuchungen immer als der weitaus wichtigste Prädiktor erwiesen. Wie würden Sie dieses sehr untypische Ergebnis erklären?

Prof. Dr. Straube

Ich war ebenso überrascht davon wie Sie. Wir müssen davon ausgehen, daß viele Patienten die Medikamente nahmen, diese auch aufgrund ihrer anhaltenden Symptomatik benötigten, während andere die Medikamente von sich aus abgesetzt haben, weil es ihnen gut ging. Solche Effekte vergrößern die Varianz in Natural-course-Studien.

Prof. Dr. Rifkin

Wie haben Sie Rezidive gemessen? Kategorisch mit Ja oder Nein?

Prof. Dr. Straube

Anhand des Wiederauftretens der Symptomatik, die nach Einschätzung der Rater eine Klinikeinweisung erforderte. Wir haben diese Patienten nach der Zweijahresfrist bei uns gründlich untersucht und auch mit den Angehörigen geredet. Diese Daten sind somit von daher sehr zuverlässig.

Prof. Dr. Rifkin

Die Feststellung des Rezidivs war also eine klinische Beurteilung. Viele mir bekannte Follow-up-Studien unterteilen das Rezidiv in Typ I und Typ II, was sich als sehr nützlich erwiesen hat. Den Patienten vom Typ I geht es zuerst sehr gut, und danach verschlechtern sie sich wieder. Typ-II-Patienten werden überhaupt nicht mehr ganz gesund, verschlechtern sich aber auch etwas. Danach könnten sich ganz unterschiedliche Resultate ergeben.

Bei Prädiktionsstudien zählt v.a. die prädiktive Aussagekraft, denn die Regressionsanalyse oder der Prozentsatz der korrekten Einstufung hängt stark von der Ausgangslage ab. Mit anderen Worten: Wenn 80% der Patienten einen Rückfall erleiden und der Prädiktor liefert in 80% der Fälle ein richtiges Ergebnis, dann kann man genausogut raten.

Prof. Dr. Straube

In keinem Fall lieferte ein Prädiktor in 80% oder auch nur für 60% der Fälle eine exakte Prädiktion. Die Vorhersagekraft lag niedriger.

Priv.-Doz. Dr. Linden

Ich kann mir kaum vorstellen, daß diese ambulanten Patienten tatsächlich ihre Medikation abgesetzt haben, die wahrscheinlich schon seit langem bestand. Das ist eher die Ausnahme. Vielleicht neigen wir dazu, das zu glauben, weil wir nicht wahrhaben wollen, daß nicht der Patient die Schuld an dem Rezidiv trägt, sondern möglicherweise wir mit unserer Medikation.

Prof. Dr. Straube

Auch bei korrekter Therapie erleben wir immer wieder Rezidive, das dürfen wir nicht vergessen.

Univ.-Prof. Katschnig

In der Studie aus Münster kristallisieren sich anscheinend drei Variablen heraus: der Strauss-Carpenter-Gesamtscore, Resignation und Affektverarmung. Ich frage mich, ob diese Variablen implizit voneinander abhängen, weil Affektverarmung ja auch in der Strauss-Carpenter-Skala enthalten ist.

Prof. Dr. Straube

Richtig, aber nicht Affektverarmung war der beste Prädiktor, sondern der Strauss-Carpenter-Gesamtscore und die Resignation. Affektverarmung war in der *Tübinger* Untersuchung der stärkste Prädiktor.

Univ.-Prof. Katschnig

Negative Symptome führen oft zu Familienkonflikten. Diese Resultate sind somit vielleicht einfach psychopathologisch zu erklären.

Dr. Osterheider

Waren alle ambulanten Patienten an der Münster-Familienstudie beteiligt?

Prof. Dr. Straube

77 von 89.

Dr. Osterheider

Zu welcher Zeit ihrer Erkrankung wurden die Patienten geratet, nach der Entlassung?

Prof. Dr. Straube

Die stationären Patienten der Tübinger Studie wurden vor und 4 Wochen nach Beginn der Therapie geratet. In der Tübinger und in der Münster Studie wurden dann in der Regel bei entlassenen Patienten der psychopathologische Zustand beurteilt.

Die ambulante Behandlung schizophrener Patienten durch niedergelassene Nervenärzte und in einer Institutsambulanz*

W. Kaiser, M. Linden, M. Isermann-Gerke und H.-U. Wilms

Einleitung

In der Psychiatrieenquete von 1975 wurde vorgeschlagen, für die ambulante Behandlung psychisch Kranker ergänzend zu den niedergelassenen Kassenärzten auch sog. „Institutsambulanzen" an psychiatrischen Krankenhäusern einzurichten. Der empirische Hintergrund dafür war u.a. eine im Anhang der Enquete enthaltene Untersuchung von Bosch u. Pietzcker (1975), nach deren Ergebnissen anfangs der 70er Jahre insbesondere schizophrene Unterschichtpatienten auch in einem großstädtischen Versorgungsgebiet wie Berlin (West) nur unzureichend Zugang zu den nervenärztlichen Praxen fanden.

Auch die „Empfehlungen der Expertenkommission der Bundesregierung zur Reform der Versorgung im psychiatrischen und psychotherapeutisch/psychosomatischen Bereich" (Aktion Psychisch Kranke 1988) halten an diesem Vorschlag der Psychiatrieenquete fest und empfehlen speziell für die Langzeitbetreuung psychisch Kranker im ambulanten Bereich im wesentlichen ein duales Versorgungssystem von niedergelassenen Nervenärzten einerseits und Institutsambulanzen andererseits.

Da nach Auffassung der Autoren weiterhin „ein Anteil der chronischen und akuten Psychosen, insbesondere Schizophrenien, bei oft hochkomplexer psycho-sozialer Problematik, häufig mit sozialer Desintegration, sich der üblichen ärztlichen Betreuung entzieht" (S. 194) wird vorgeschlagen, daß diese Patienten vornehmlich in zweierlei Behandlungssettings betreut werden sollten: In einzelnen, spezialisierten, mit entsprechenden Abrechnungsmodalitäten versehenen „gemeindepsychiatrisch orientierten Nervenarztpraxen" (S. 211) und in Institutsambulanzen, die an jedem psychiatrischen Krankenhaus und an jeder psychiatrischen Krankenhausabteilung einzurichten seien. Letztere seien nicht als Poliklinik mißzuverstehen, sondern als „ein spezialisiertes Instrumentarium zur ambulanten Versorgung von psychisch Schwergestörten, Rückfallgefährdeten und solchen Kranken, die einer besonderen Behandlungsmotivation bedürfen und v.a. die Praxen der niedergelassenen Nervenärzte nicht oder nur in unzureichendem Ausmaß aufsuchen" (S. 216). Seit der Psychiatrieenquete hat sich die Zahl der niedergelassenen Nervenärzte — bei einem etwa konstanten Anteil von 10% von Psychosen aus dem schizophrenen Formenkreis in dem von ihnen behandelten

---

* Teilweise überarbeiteter Abdruck einer Arbeit aus: *Der Nervenarzt* (1991) 62:158−164.

Diagnosespektrum — auf ungefähr 4000 verdreifacht bei einer Versorgungsdichte von ca. 1/19000 Einwohner in Stadtstaaten (Bochmik 1989). Institutsambulanzen an psychiatrischen Krankenhäusern, die mit der Geltung des sog. „Gesundheitsreformgesetzes" (1. 1. 89) ohne weitere Bedarfsprüfung zur ambulanten Behandlung „wegen der Art, Schwere und Dauer ihrer Krankheit" darauf angewiesener Patienten zu ermächtigen sind (SGB V, §§ 118, 120), haben eine relative Verbreitung gefunden. Sie existierten Mitte 1988 an 40 psychiatrischen Krankenhäusern oder Abteilungen (Haeberle et al. 1988).

Es stellt sich deshalb die Frage, ob unter realen Versorgungsbedingungen die von der Expertenkommission erwartete selektive Attraktion von Patienten in verschiedenen Behandlungseinrichtungen sich tatsächlich ausbildet und welche Erkrankungsverläufe dort jeweils beobachtet werden können, wobei die schizophrenen Erkrankungen von besonderem Interesse sind.

Da es im Bereich der Versorgungsforschung nur schwer möglich ist, Patienten nach der Art eines randomisierten, doppelblinden Zuweisungsverfahren alternativen Behandlungsinstitutionen zuzuteilen, um deren therapeutische Effizienz zu untersuchen, und da der Prozeß der selektiven Attraktion, d.h. der Verbleib eines Patienten in einer bestimmten Behandlungseinrichtung, bereits selbst Teil der therapeutischen Wirkungen ist, sind vergleichende deskriptive Untersuchungen von Patientenpopulationen in alternativen Behandlungsinstitutionen wichtige Informationsquellen, um die empirische Basis für Strukturüberlegungen zur Versorgung psychisch Kranker zu verbreitern. In diesem Sinne sollen im folgenden vergleichende Daten aus einer Institutsambulanz an einem psychiatrischen Krankenhaus und aus Praxen einer Gruppe niedergelassener Nervenärzte in einem großstädtischen Versorgungsgebiet einander gegenübergestellt und diskutiert werden.

Methode

Die Institutsambulanz an der für die Pflichtversorgung von 3 Berliner Bezirken zuständigen Nervenklinik Spandau besteht seit 1978. Darin arbeiten je ein Facharzt, eine Arzthelferin, eine Sozialarbeiterin, ein Krankenpfleger und ein klinischer Psychologe. Pro Quartal werden ca. 250 Patienten, die überwiegend im Bezirk Spandau leben (210000 Einwohner/9 Nervenarztpraxen), betreut — davon ca. 65% wegen Psychosen aus dem schizophrenen Formenkreis. Zuweisungskriterien liegen im wesentlichen in einer trotz rezidivierenden Verlaufs nicht existenten, ambulanten Behandlungsbeziehung. Eine enge Verzahnung besteht zum psychiatrischen Hilfsverein der Klinik, über den ein Teil der Patienten (20% der hier untersuchten Stichprobe) im Sinne des „betreuten Einzelwohnens" und in Wohngemeinschaften betreut wird.

Die Praxen der niedergelassenen Nervenärzte, aus denen die Vergleichsstichprobe stammt, verteilen sich über das gesamte Stadtgebiet von Berlin (West). Es besteht eine Zusammenarbeit mit der Forschungsgruppe Ambu lante Therapie an der Psychiatrischen Klinik und Poliklinik der Freien Universität Berlin (Linden 1987). In diesen Praxen, die in der Regel aus dem Nervenarzt und 2–3 Arzthelferinnen bestehen, werden pro Quartal jeweils ca. 600 Patienten behandelt.

In der Institutsambulanz wurden 108 Patienten von dort Tätigen selbst untersucht.[1] – In den Nervenarztpraxen wurden 265 Patienten untersucht, die während der Anwesenheitszeiten von Forschungspsychiatern der Forschungsgruppe Ambulante Therapie erreichbar waren. Dabei konnte auf Informationen der behandelnden Nervenärzte zurückgegriffen werden.[2]

Für alle Patienten wurde sichergestellt, daß eine Erkrankung aus dem schizophrenen Formenkreis nach den Forschungsdiagnosekriterien (RDC) von Spitzer et al. (1982) vorlag.

Darüber hinaus fanden für beide Gruppen die folgenden Erhebungsinstrumente Verwendung: Brief Psychiatric Rating Scale (BPRS; CIPS 1986) Global Assessment Scale (GAS, 6), Strauss-Carpenter-Outcome- und Prognoseskala (Strauss u. Carpenter 1972, 1974).

Tardive Dyskinesien wurden in der Institutsambulanz mit der Tardive Dyskinesia Rating Scale (TDRS; CIPS 1968) erhoben, in Nervenarztpraxen mit der Abnormal Involuntary Movement Scale (AIMS; Guy 1976). Desweiteren wurden sozio-demographische Variablen, Ersterkrankungsalter, Zahl und Dauer stationärer Aufenthalte und die Medikation mit Neuroleptika erhoben. Deren Dosierung wurde in Chlorpromazin-(CPZ-)mg-Äquivalente transformiert.

Ergebnisse des Vergleichs

Diagnostische Unterformen

Wie Tabelle 1 zeigt, ergibt sich in Anlehnung an ICD-9 eine Verteilung diagnostischer Unterformen, bei der nur der höhere Anteil schizoaffektiver Psychosen bei den Patienten der Institutsambulanz erwähnenswert ist. Dieser hat auch nach Anwendung der RDC-Kriterien mit einem signifikant größeren Anteil schizoaffektiver Störungen (RDC) von 21% in der Ambulanz gegenüber 13% in den Nervenarztpraxen Bestand.

---

[1] Für die Mithilfe bei der Datenerhebung ist zu danken: G. Banse, J. Bornhöft, M. Dahms, H. Koeppe.

[2] Die Erhebung in den Nervenarztpraxen war eine Zusatzuntersuchung im Rahmen der vom BMFT geförderten Studie zur ambulanten Neuroleptikaintervalltherapie (ANI-Studie). Mitglieder der Arbeitsgruppe sind: W. Gaebel (Berlin), W. Köpcke (München), M. Linden (Berlin), P. Müller (Göttingen), F. Müller-Spahn (München), A. Pietzcker (Berlin), J. Tegeler (Düsseldorf). – Die in der Studie kooperierenden niedergelassenen Nervenärzte waren: V. Bikadorov, A. Cassau, S. Johow, C. Krawczynski, C. Kutzler, P. Löwe, A. Makansi, W. Maruschat, R. Meyer-Koenecke, W. Schmitz, F. Schnöning, C. Seyfried, G. Weber, H. Wilke-Burger.

Tabelle 1. Verteilung der Diagnosen

Merkmal	Institutsambulanz (n = 108)	Nervenarztpraxen (n = 265)
ICD/). Revision		
Schizophrene Psychosen		
295,3 paranoide Form:	76%	86%
295,6 Rest- und Defektzustände:		
295,7 schizoaffektive Psychose:	20%	8%
andere Unterformen:	4%	6%
Forschungsdiagnosekriterien (RDC)[a]		
Schizophrenie:	*79%*	*87%*
Schizoaffektive Störung:	*21%*	*13%*

[a] $\chi^2 = 4{,}2$; $p < 0{,}05$.

Tabelle 2. Soziodemographische Daten

Merkmal	Institutsambulanz (n = 108)	Nervenarztpraxen (n = 265)
Alter[a] ($\bar{x}$, sd, range)	$47 \pm 10{,}7 (26-76)$	$44{,}4 \pm 11{,}3 (16-77)$
Frauen	56% (70%)[b]	59%
Soziale Schicht[c, d]		
Unterschichten	66% (43%)[b]	60%
Mittelschichten	32% (52%)[b]	38%
Oberschicht	2% (5%)[b]	2%
Familienstand[e]		
Ledig	50% (17%)[b]	43%
Verheiratet	23% (52%)[b]	31%
Getrennt/geschieden	22% (26%)[b]	23%
Verwitwet	5% (5%)[b]	3%
Lebensunterhalt[f]		
Berufliche Tätigkeit[g]	26% (52%)[b]	36%
Rente	36% (22%)[b]	38%
Sozialhilfe	19% (4%)[b]	10%

[a] $t = 2{,}05$; $p < 0{,}05$.
[b] Patienten mit schizoaffektiven Störungen (n = 23).
[c] nach: Moore u. Kleining (1960).
[d] $\chi^2 = 1{,}1$; $p = $ n.s.
[e] $\chi^2 = 2{,}9$; $p = $ n.s.
[f] $\chi^2 = 7{,}8$; $p = < 0{,}1$.
[g] Inklusive Kranken- und Arbeitslosengeld, -hilfe.

Soziodemographische Daten

Hinsichtlich soziodemographischer Merkmale finden sich mit Ausnahme des Alters keine statistisch signifikanten Unterschiede zwischen den Gruppen. – Sucht man unter der Hypothese einer Ansammlung sozial schwächerer Patienten in der Institutsambulanz nach Hinweisen, so könnte die größere Zahl von Sozialhilfeempfängern und nicht Berufstätigen in diese Richtung deuten. Patienten mit schizoaffektiven Störungen in der Institutsambulanz erreichen in allen Dimensionen günstigere Werte (Tabelle 2).

Erkrankungsverlauf

Wie aus Tabelle 3 ersichtlich, haben Patienten in der Institutsambulanz ein früheres Ersterkrankungsalter, das im Zusammenhang mit dem höheren Lebensalter (Tabelle 1) ihre längere Krankheitsdauer zur Folge hat.

Tabelle 3. Erkrankungsverlauf

Merkmal	Institutsambulanz (n = 108)	Nervenarztpraxen (n = 265)
Ersterkrankungsalter[a] ($\bar{x}$, sd, range)	28,1 ± 8,5 (14–50)	31,0 ± 9,8 (14–62)
Krankheitsdauer[b] ($\bar{x}$, sd, range)	18,2 ± 10,2 (1–59)	13,6 ± 10,0 (0–52)
Stationäre Aufenthalte Anzahl insgesamt[c] ($\bar{x}$, sd, range)	8,2 ± 5,8 (1–27)	3,9 ± 3,3 (0–26)
Anzahl pro Jahr der Erkrankung[d] ($\bar{x}$, sd)	0,45 ± 0,32	0,29 ± 0,24
Verteilung[e] Bis 3	16%	58%
4–10	60%	40%
Über 10	24%	2%
Kumulative Dauer[f] Bis 3 Monate	3%	38%
4 Monate – 3 Jahre	57%	52%
Über 3 Jahre	40%	10%

[a] $t = 2,69$; $p < 0,01$.
[b] $t = 3,92$; $p < 0,001$.
[c] $t = 8,83$; $p < 0,001$.
[d] $t = 5,30$; $p < 0,001$.
[e] $\chi^2 = 82,3$; $p < 0,001$.
[f] $\chi^2 = 71,9$; $p < 0,001$.

Ein deutlicher Unterschied zeigt sich zwischen beiden Populationen hinsichtlich der Zahl und kumulativen Dauer stationärer Aufenthalte. Dieser statistisch hochsignifikante Unterschied bleibt auch unter Berücksichtigung der längeren Krankheitsdauer bei den Ambulanzpatienten bestehen.

Behandlung mit Neuroleptika

Die Rate der mit Neuroleptika behandelten Patienten sowie die durchschnittliche Tagesdosis sind in beiden Gruppen in etwa gleich (Tabelle 4). Der Anteil der Patienten mit einer Niedrigdosierung von unter 100 mg Chlorpromazinäquivalent pro Tag liegt mit einem Viertel der Patienten in der Institutsambulanz dennoch deutlich über der vergleichbaren Rate in den Nervenarztpraxen, in denen auch der Anteil mit höherer Tagesdosis von über 600 mg Chlorpromazinäquivalent größer ist. Auch der Prozentsatz der nur mit oralen Neuroleptika behandelten Patienten unterscheidet sich in beiden Behandlungssettings signifikant — bei einer deutlich häufigeren Verwendung von Depotneuroleptika in den Nervenarztpraxen. Ebenso finden sich Unterschiede hinsichtlich einer häufigeren Verordnung von Anti-Parkinson-Mitteln in den Nervenarztpraxen.

Tabelle 4. Behandlung mit Neuroleptika

Merkmal	Institutsambulanz (n = 108)	Nervenarztpraxen (n = 265)
Neuroleptika	94,4%	96,2%
Anti-Parkinson-Mittel	4,6%	16,6%
Chlorpromazinäquivalente ($\bar{x}$, sd, range)	325 ± 361 (20−3000)	338 ± 253 (40−2066)
Verteilung		
Bis 100 mg	25,5%	12,9%
Über 100−600 mg	65,7%	66,5%
Über 600 mg	8,8%	20,6%
Applikation Nur oral[b]	52,0%	28,3%
Tardive Dyskinesien[c, d]		
Leicht	*21%*	*8%*
Mäßig	*18%*	*6%*
Schwer	*20%*	*0,4%*

[a] $\chi^2 = 14{,}8$; $p < 0{,}01$.
[b] $\chi^2 = 18{,}1$; $p < 0{,}001$.
[c] Für die Patienten der Institutsambulanz erhoben mit: Tardive Dyskinesia Rating Scale (TDRS); für die Patienten in Nervenarztpraxen erhoben mit: Abnormal Involuntary Movement Scale (AIMS).
[d] $\chi^2 = 98{,}1$; $p < 0{,}001$.

Die deutlichsten Differenzen bestehen aber im Hinblick auf die hohe Rate tardiver Dyskinesien bei über der Hälfte der Ambulanzpatienten. – Explorativ durchgeführte Korrelationen zwischen der Existenz mindestens mäßig ausgeprägter tardiver Dyskinesien und anderen Variablen ergaben hochsignifikante (p < 0,001) Zusammenhänge mit dem Alter (r = 0,35), der Krankheitsdauer (r = 0,34) und der kumulativen Dauer stationärer Aufenthalte (r = 0,43) – daneben einen signifikanten (p < 0,05) Zusammenhang zum Summenscore der BPRS (r = 0,18).

Psychopathologischer Status

Hinsichtlich der Ausprägung psychopathologischer Symptome zeigt sich in Tabelle 5 in den Mittelwerten und der Verteilung der Summenscores der BPRS für die Ambulanzpatienten eine deutlich stärkere Gestörtheit.

Die Auswirkungen der Krankheitssymptome auf das psychosoziale Funktionsniveau wird in der beide Dimensionen kombinierenden Einstufung anhand der GAS allerdings für beide Gruppen etwa gleich gesehen.

Prognose und Outcome

Die für den größeren Teil der Patienten in Nervenarztpraxen ausgefüllte Prognoseskala von Strauss u. Carpenter (1974) in der Charakteristika des Verlaufs und das Ausmaß und die Qualität psychosozialer Anpassung bewertet werden, ergibt deutlich ungünstigere Werte für die Patienten der Institutsambulanz (Tabelle 6). Hinsichtlich der Verlaufsmerkmale des letzten Jahres,

Tabelle 5. Psychopathologischer Status

Merkmal	Institutsambulanz (n = 108)	Nervenarztpraxen (n = 265)
Brief Psychiatric Rating Scale (BPRS)		
($\bar{x}$, sd, range)[a]	45,3 ± 12,3 (21–77)	32,7 ± 11,6 (18–72)
Verteilung		
Über 49	35%	9%
Global Assessment Scale (GAS)		
($\bar{x}$, sd, range)[b]	58,9 ± 15,0 (30–90)	57,6 ± 14,7 (20–100)
Verteilung[c]		
Unter 41	19%	12%
41–60	39%	52%
Über 60	42% (70%)[d]	36%

[a] t = 9,31; p < 0,001.
[b] t = 0,797; p = n.s.
[c] χ^2 = 5,04; p < 0,1.
[d] Patienten mit schizoaffektiven Störungen (n = 23).

Tabelle 6. Prognose und Outcome

Merkmal	Institutsambulanz (n = 108)	Nervenarztpraxen (n = 186)
Strauss-Carpenter-Prognoseskala[a]		
Summescore ($\bar{x}$, sd, range)[b]	42,1 ± 9,7 (23−61)	49,9 ± 9,1 (24−67)
Verteilung		
> 52	23% (39%)[c]	48%
Ehe/Partnerbeziehung im letzten Jahr:	33% (74%)[c]	45%

[a] 21 Items, maximaler Summenscore: 84, höhere Werte = positivere Prognose.
[b] t = 6,91; p < 0,001.
[c] Patienten mit schizoaffektiven Störungen (n = 23).

die mit der Strauss-Carpenter-Outcomeskala (Strauss u. Carpenter 1972) abgebildet wurden, zeigt sich − wie für den gesamten Erkrankungsverlauf, daß die Nervenarztpraxispatienten seltener stationär behandelt werden. Die geringere Zahl sozialer Kontakte bei ihnen wird relativiert durch bessere Werte in anderen Dimensionen − wie etwa der in der Prognoseskala erhobenen Existenz einer Ehe oder Partnerbeziehung im letzten Jahr. Dieser Zusammenhang gilt auch für die Patienten mit schizoaffektiven Störungen in der Ambulanzstichprobe.

Überraschenderweise wird für die Patienten der Institutsambulanz das Kriterium „durchgängige nützliche Beschäftigung im letzten Jahr außerhalb stationärer Aufenthalte" häufiger als erfüllt angesehen. Die Existenz von Krankheitssymptomen − unabhängig von ihrem Schweregrad − unterscheidet beide Gruppen hingegen nicht.

Diskussion

Im Vergleich zweier großer Stichproben von in Nervenarztpraxen und in der Institutsambulanz eines psychiatrischen Krankenhauses behandelten schizophrenen Patienten sind die Unterschiede im Hinblick auf soziodemographische Merkmale geringer als zu erwarten war. Dabei ist allerdings der höhere Anteil von Patienten mit schizoaffektiven Störungen in der Ambulanz in Rechnung zu stellen, der in diesem Bereich in Übereinstimmung mit den Ergebnissen anderer Studien (Marneros et al. 1989a, b; Möller et al. 1988) zu einer Nivellierung von Unterschieden führte.

Deutliche Differenzen bestehen zwischen beiden Gruppen hingegen in der Zahl und kumulativen Dauer stationärer Aufenthalte, dem Vorkommen tardiver Dyskinesien, der Ausprägung psychopathologischer Symptome und der Bewertung mit einer Prognoseskala.

Worauf die *insgesamt* gegenüber den Patienten in Nervenarztpraxen fast doppelt so hohe Aufnahmefrequenz und stationäre Behandlungsdauer, die nach dem Behandlungsbeginn in der Ambulanz allerdings hochsignifikant abfallen und *dann* den Werten der Patienten in Nervenarztpraxen in etwa gleich sind, zurückgeführt werden kann, ist angesichts der Vielzahl denkbarer Einflußvariablen und einer retrospektiv gerichteten Analyse nicht zu entscheiden.

Die gleichzeitig ebenfalls deutlich höhere Rate tardiver Dyskinesien und die stärkere Ausprägung psychopathologischer Symptome legt die Annahme eines Vulnerabilitätsfaktors nahe im Sinne einer schlechteren Verträglichkeit der Neuroleptika und einer damit assoziierten geringeren Wirksamkeit (Kaiser 1989). Die hohe Rate tardiver Dyskinesien ist jedenfalls nicht über das aktuelle Medikationsverhalten zu erklären, da die Patienten in der Institutsambulanz nicht mehr Neuroleptika erhalten als jene in Nervenarztpraxen, sondern sogar häufiger Minimaldosen und häufiger nur mit oralen Neuroleptika behandelt werden. Ob andere Risikofaktoren vorgängiger medikamentöser Behandlungsstrategie existieren, die sich in den Praxen der aktuellen Medikation nicht mehr zeigen − etwa eine höhere kumulative Gesamtdosis, bleibt zusätzlichen Untersuchungen zur Klärung vorbehalten.

Für die schlechtere Bewertung hinsichtlich der weiteren Prognose im Sinne der Strauss-Carpenter-Skala bei den Ambulanzpatienten sind insbesondere die auch sonst sichtbar werdenden Merkmale eines ungünstigen Krankheitsverlaufs verantwortlich. Dabei liegen die Mittelwerte für beide Gruppen in dieser Skala in einem Bereich unterhalb eines Wertes (<52), ab dem in einer anderen Untersuchung (Gaebel u. Pietzcker 1987) erst ein positiver Zusammenhang zu Kriterien wie Beschäftigungsdauer, soziale Kontakte und Erkrankungsschwere ermittelt werden konnte. Hinsichtlich der Verteilung besetzt ca. die Hälfte der Nervenarztpatienten gegenüber einem Viertel in der Ambulanz den prognostisch günstigen Wertebereich. Ein generell günstiger Verlaufsausgang kann aber in beiden Gruppen für etwa 40% der Patienten festgestellt werden, wobei auch hier sich ein multimodales Bewertungskonzept gegenüber der (Über)bewertung einzelner Dimensionen als sinnvoll erweist.

Schlußfolgerungen

Hinsichtlich der Frage nach einem optimalen Behandlungs- und Versorgungsangebot für schizophrene Patienten lassen sich aus der vorliegenden Studie folgende Schlußfolgerungen ableiten:

Die zunehmende Zahl niedergelassener Nervenärzte kommt nicht nur ausgewählten „attraktiven" Patientengruppen zugute. Bei einem Anteil von durchschnittlich ca. 10% bei den in den Praxen vertretenen Diagnosegruppen findet durchaus ein breites Spektrum schizophrener Patienten Behandlung, die keineswegs nur vollremittiert oder sozial bestens integriert sind. Die deutlichsten Unterschiede zu den in der Institutsambulanz behandelten schizophrenen Patienten (ca. ⅔ der dort insgesamt behandelten Patienten) liegen bei unserer Untersuchung in Indikatoren eines komplizierteren Krankheitsverlaufes, der die Annahme einer erhöhten Vulnerabilität bei den Ambulanzpatienten nahelegt.

Desweiteren weisen die vorgelegten Daten unabhängig von der Versorgungseinrichtung darauf hin, daß bei einem Teil der schizophrenen Psychosen nur eine Partialremission zu erreichen ist. Alle in die Untersuchung eingeschlossenen Patienten wurden in den Grundzügen ähnlich hoch und lange neuroleptisch behandelt und hatten in den Nervenarztpraxen eine kontinuierliche ärztliche und in der Institutsambulanz zusätzlich personell aufwendigere (Krankenpfleger, Sozialarbeiterin. Psychologe) Betreuung. Dennoch zeigt die GAS in mehr als der Hälfte der Fälle deutliche psychopathologische und soziale Einschränkungen. Die Diskussion um Optimierungs- und Entwicklungsmöglichkeiten in der Behandlung schizophrener Patienten wird aus ethischen und quantitativen Gründen diesem Anteil von Patienten ohne Vollremission stets eine besondere Aufmerksamkeit zukommen lassen müssen.

Literatur

Aktion Psychisch Kranke (1988) (Hrsg) Empfehlungen der Expertenkommission der Bundesregierung zur Reform der Versorgung im psychiatrischen/psychotherapeutischen Bereich. Bonn, Bundesminister für Jugend, Familie, Frauen und Gesundheit

Bochnik HJ (1989) Nervenärztliche Praxen in der Bundesrepublik. Strukturen-Kompetenzen-Patienten: Ergebnisse der sog. Nervenarzt-Studie. Münch Med Wochenschr 131:45−49

Bosch G, Pietzcker A (1975) Nachbehandlung krankenhausentlassener schizophrener Patienten − Ergebnisse einer empirischen Untersuchung. − In: Anhang (Teil B) zum Bericht über die Lage der Psychiatrie in der BRD. Deutscher Bundestag, Drucksache 7/4201:344−360

CIPS (1986) (Hrsg) Internationale Skalen für Psychiatrie. Beltz, Weinheim

Endicott J, Spitzer RL, Fleiss JL, Cohen J (1976) The global assessment scale. A procedure for measuring overall severity of psychiatric disturbance. Arch Gen Psychiatry 33:766−771

Gaebel W, Pietzcker A (1987) Prospective study of course of illness in schizophrenia: Part II. Prediction of outcome. Schizophr Bull 13:299−306

Guy W (1976) (ed) ECDEU Assessment manual for psychopharmacology. Washington DC, Department of health, education and welfare, pp 534−537

Haeberle G, Spengler A, Köhler KH (1988) Ergebnisse einer Umfrage: Stand der Planung und Realisierung institutionalisierter ambulanter Versorgung („Institutsambulanzen") an psychiatrischen Krankenhäusern und Abteilungen − 1988. Spektrum 4:148−150

Kaiser W (1989) Psychopathologie und kognitive Störungen bei chronisch schizophrenen Patienten mit tardiven Dyskinesien. Nervenarzt 60:206−212

Linden M (1987) Phase-IV-Forschung. Springer, Berlin Heidelberg New York Tokyo

Marneros A, Deister A, Rohde A, Steinmeyer EM (1989a) Long-term outcome of schizophrenic and schizoaffective disorders: A comparativ study. Eur Arch Neurol Sci 238:118−125

Marneros A, Rohde A, Deister A, Steinmeyer EM (1989b) Prämorbide und soziale Merkmale von Patienten mit schizoaffektiven Psychosen. Fortschr Neurol Psychiatr 57:205−212

Möller HJ, Schmid-Bode W, Cording-Tömmel C, Wittchen HU, Zaudig M, Zerssen D v (1988) Psychopathological and social outcome in schizophrenia versus affective/schizoaffective psychoses and prediction of poor outcome in schizophrenia. Results from a 5−8 year follow up. Acta Psychiatr Scand 77:379−389

Moore H, Kleining G (1960) Das soziale Selbstbild der Gesellschaftsschichten in Deutschland. Kölner Z Soziol Sozialpsychol 12:86−119

Spitzer RL, Endicott J, Robins E (1982) Forschungsdiagnosekriterien (RDC). Deutsche Bearbeitung HE Klein. Beltz, Weinheim
Strauss JS, Carpenter WT (1972) The prediction of outcome in schizophrenia. I. Characteristics of outcome. Arch Gen Psychiatry 27:739−746
Strauss JS, Carpenter WT (1974) The prediction of outcome in schizophrenia. II. Relationship between predictor and outcome variables: a report from the WHO International Pilot Study of Schizophrenia. Arch Gen Psychiatry 31:37−42

Diskussion zum Vortrag von Priv.-Doz. Dr. Linden

Dr. Osterheider

Warum wurde die Untersuchung in der Praxis niedergelassener Kollegen durchgeführt?

Priv.-Doz. Dr. Linden

Sie war Teil der ANI-Studie. Die niedergelassenen Ärzte haben nicht die Zeit und Möglichkeiten, selbst wissenschaftlich zu arbeiten, aber sie sind sehr kooperativ. Wir gingen in ihre Praxen und untersuchten und behandelten dort die Patienten entsprechend dem Protokoll.

Dr. Osterheider

Wann wurden die Ratings durchgeführt?

Priv.-Doz. Dr. Linden

Das war eine Querschnittsuntersuchung. Man kann es also als Punktprävalenz betrachten.

Univ.-Doz. Dr. Fleischhacker

Ich bin erstaunt über die hohe Varianz in der Dosierung, die zwischen 20 und 3000 mg Chlorpromazinäquivalenten schwankte. Da muß man sich fragen, ob das immer adäquate Dosierungen waren.

Ich glaube, es besteht zumindest ein gewisser Selektionsbias durch die Auswahl der Psychiater, da ja wahrscheinlich nur besonders kooperationsbereite oder wissenschaftlich interessierte Kollegen ihre Zustimmung gegeben haben dürften.

Priv.-Doz. Dr. Linden

Zur Dosierung: Für bundesrepublikanische Verhältnisse waren die Dosen relativ hoch. Bei Kombination mehrerer hochpotenter Neuroleptika kommt man aber rasch auf diese Dosen.

Zur Selektion: Einerseits gibt es eine Selektion, andererseits aber auch nicht. Die Kooperationsbereitschaft der niedergelassenen Kollegen beruht auf einer mehr als 10jährigen Zusammenarbeit. Die Zustimmung hing eher von profanen Dingen ab, wie z.B., ob ein separater Raum für uns zur Verfügung stand.

Nach meiner Erfahrung sind die Kollegen bei vernünftiger und vertrauensvoller Zusammenarbeit erstaunlich kooperativ, weil sie auch das Gefühl haben, dabei etwas für ihre Arbeit zu profitieren. Sicher ist dies keine klassische epidemiologische Studie, aber sie repräsentiert den Prototyp des niedergelassenen Psychiaters und die von ihm behandelten Patienten. Die Daten beanspruchen also keine „epidemiologische Repräsentativität", sondern eine „prototypische Repräsentativität". Möglicherweise wären die Resultate bei einer echten epidemiologischen Studie etwas anders, aber sicher nicht grundsätzlich verschieden.

Prof. Dr. Ereshefsky

Ich glaube, die Dosisvarianz ist mit der zunehmend ausgeklügelten Individualisierung der Dosierung gestiegen. Bei uns am State Hospital von San Antonio ist beispielsweise die durchschnittliche Neuroleptikadosis in den letzten 10 Jahren um 50% zurückgegangen, damit ist aber zugleich die Varianz gestiegen. Einige Patienten liegen bei sehr niedrigen Dosen, andere bekommen nach wie vor sehr hohe Dosen. Das dürfte auch eine Erklärung dafür sein.

Priv.-Doz. Dr. Linden

Das beantwortet aber nicht die Frage, nach welchen Kriterien dosiert werden sollte.

Prof. Dr. Ereshefsky

Sicher nicht, aber bei korrekter klinischer Beurteilung, Überwachung der Plasmaspiegel und entsprechender Dosiseinstellung sollte sich diese Frage nicht ergeben. Was mich am meisten beschäftigt ist die in Europa übliche Kombination mehrerer Neuroleptika. In den Vereinigten Staaten ist das völlig ungebräuchlich, in Texas ist es sogar gesetzlich verboten, 2 Neuroleptika zu kombinieren. Worin soll der Vorteil einer solchen Kombination liegen? Das gleiche gilt für Depotneuroleptika im Vergleich zu oralen Präparaten.

Priv.-Doz. Dr. Linden

Aus wissenschaftlicher Sicht geben Daten aus klinischen Studien der Phasen I–III keine Auskunft darüber, warum eine Kombination von Neuroleptika vorteilhafter sein sollte. Aus der Sicht von Phase-IV-Studien ist das anders. Unter Praxisbedingungen kann es vorteilhaft sein, einem Patienten mit fluktuierendem Verlauf eine Basismedikation in Depotform zu geben und ihm dann ein orales Präparat zu verordnen, dessen Dosierung er seinen Bedürfnissen und dem aktuellen Zustand anpaßt. Durch Kombination verschiedener Neuroleptika kann man beispielsweise versuchen, bestimmte Nebenwirkungen zu minimieren oder zu betonen, wie etwa die Sedation, um beispielsweise Benzodiazepine einzusparen.

Etwas ganz anderes ist es, wenn man einen Patienten mit Depot behandelt und ihm zusätzlich ein orales Präparat verordnet, mit dem er experimentieren kann, dessen Dosierung er selber kontrolliert. Möglicherweise fördert das die Compliance. Diese Überlegungen sind für die Praxis sehr wichtig, es gibt aber keine Daten dazu.

Prof. Dr. Böker

Für die Langzeitbehandlung schizophrener Patienten halte ich es für günstiger, wenn sie von einem niedergelassenen Psychiater durchgeführt wird. Der Patient hat dann immer die gleiche Bezugsperson. Bei einer ambulanten Betreuung durch die Klinik ist das meist nicht der Fall.

Priv.-Doz. Dr. Linden

Zweifellos. Von unserer eigenen Ambulanz wissen wir, daß der Wechsel des Arztes, in der Klinik nach 1 oder 2 Jahren die Regel, immer mit einer hohen Rezidivrate und Noncompliance einhergeht. Darin liegt sicher auch ein Vorteil der Betreuung durch den niedergelassenen Kollegen. Was nicht heißen soll, daß nicht auch Ambulanzen für spezielle Patientengruppen sinnvoll sein können.

Dr. Hornung

Ich bin überrascht von dem hohen Anteil Patienten, die von der Klinikambulanz nur mit oralen Neuroleptika behandelt werden. Liegt das vielleicht an der Verwendung von Clozapin?

Priv.-Doz. Dr. Linden

Ich kann das nicht erklären. Wir haben diesen Aspekt mit den dortigen Kollegen diskutiert, und ich vermute, daß sie die orale Behandlung als eine dem Patienten stärker zugewendete Form der Therapie betrachten. Aber das ist lediglich ein persönlicher Eindruck.

Mentale Kontrollfunktion bei Schizophrenie: PET-Studien und Implikationen für die pharmakologische und psychosoziale Therapie

P. F. Liddle

Einleitung

Beim überwiegenden Teil schizophrener Patienten verhalten sich alltägliche Hirnfunktionen wie Perzeption, Gedächtnis, Urteilsvermögen, Sprache und Motorik zumindest unter bestimmten Umständen normal. Eine Vielzahl klinischer Befunde belegt, daß die für derartige Routinefunktionen notwendigen neuronalen Verknüpfungen intakt sind. Auch wenn Beeinträchtigungen von Routinefunktionen, wie z.B. Gedächtnis, vorzuliegen scheinen, zeigt eine sorgfältige Untersuchung der gestörten Leistung, daß der Defekt auf der Ebene der Initiierung und Organisation des Erinnerungsprozesses liegt.

In seiner detaillierten Darstellung der klinischen Erscheinungsformen der Schizophrenie schrieb Bleuler (1911): „Sogar der dementeste Schizophrene kann unter geeigneten Bedingungen plötzlich relativ hoch integrierte Leistungen erbringen." Kraepelin dagegen betonte eher die geistige Zerrüttung der Schizophrenie, aber auch er berichtete, daß selbst schwer beeinträchtigte Patienten in der Lage sind, unter bestimmten Umständen mentale Routineaktivitäten normal auszuführen. Insbesondere erkannte er, daß schizophrene Patienten in vertrauter Umgebung durchaus gut zurechtkommen können, in neuen Situationen jedoch Schwierigkeiten haben. „Sie bewegen sich oftmals mit ausreichender Sicherheit auf gewohnten Pfaden, aber in der psychischen Bewältigung neuer Erfahrungen, in der Beurteilung zuvor nicht kennengelernter Situationen, ..., unterlaufen ihnen nicht selten die gröbsten Fehler" (Kraepelin 1919).

Wenn wir daher versuchen, die Natur der abnormen mentalen Prozesse der Schizophrenie zu ergründen, sollten wir mit einer Untersuchung der Kontrollfunktionen beginnen, die für die Initiierung, Selektion und Überwachung der mentalen Aktivität verantwortlich sind. Diese Kontrollfunktionen werden während der Ausführung von Routineaktivitäten, wo die adäquate Reaktion weitgehend durch die Umstände bestimmt wird, relativ wenig beansprucht. In unstrukturierten Situationen jedoch, wo der Handlungsablauf von der eigenen Entscheidung des Patienten abhängt, sind diese Kontrollfunktionen von größerer Bedeutung.

Differenzierbare Syndrome bei Schizophrenie

Eine Untersuchung der Korrelationen zwischen den verschiedenen schizophrenen Symptomen zeigt, daß sie sich 3 unterschiedlichen Syndromen zuordnen lassen, die den 3 Aspekten der mentalen Aktivitätskontrolle entsprechen (Liddle 1984, 1987). Das Syndrom der psychomotorischen Retardierung (Verarmung von Sprache, Aktivität und Affekt) reflektiert anscheinend ein Defizit in der Initiierung mentaler Aktivität. Das Desorganisationssyndrom (Denkstörungen, unangemessener Affekt) ist Ausdruck einer Störung in der Auswahl adäquater mentaler Aktivitäten. Das Syndrom der Realitätsverzerrung (Wahnideen und Halluzinationen) scheint eine Störung in der Überwachung der mentalen Aktivitäten des Patienten widerzuspiegeln.

Die klinischen Erscheinungsformen dieser 3 Syndrome ähneln dem Phänomen der 3 chronischen psychotischen Krankheitsbilder der Katatonie, Hebephrenie und Paranoia, die Kraepelin zu einer einzigen Krankheitsentität zusammenfaßte und die Bleuler später „Schizophrenie" nannte. Diese 3 Syndrome sollten nicht als separate Erkrankungen betrachtet werden. Häufig bestehen sie bei ein und demselben Patienten nebeneinander. Sie scheinen jedoch verschiedene pathophysiologische Prozesse innerhalb derselben Krankheit darzustellen. Ähnliche Aufteilungen der schizophrenen Symptome in 3 Syndrome wurden auch von anderen Untersuchern mitgeteilt (Bilder et al. 1985; Arndt et al. 1991; Pantelis et al. 1991; Sauer et al. 1991).

Neuroanatomie mentaler Kontrollprozesse

Die Grundlage für das Verständnis der neuroanatomischen Basis mentaler Kontrollfunktionen bilden Lurias Beobachtungen an Patienten mit Frontallappenläsionen. Er folgerte, daß die Frontallappen verantwortlich sind für die Programmierung, Regelung und Bestätigung von Aktivität (Luria 1966). Luria sprach sich jedoch auch gegen eine enge Nachbarschaft dieser Funktionen innerhalb des Gehirns aus und betonte, daß mentale Aktivitäten eine koordinierte Aktivität weitverzweigter neuronaler Netzwerke voraussetzen. In jüngerer Zeit hat Shallice (1990) Lurias Vorstellungen in der Sprache der heutigen Neurobiologie neu formuliert. Er stellte die Hypothese auf, daß die Frontallappen Sitz eines übergeordneten Überwachungssystems sind, das ein tiefergelegenes Konfliktkoordinationssystem moduliert, welches seinerseits für die routinemäßige Selektion von Handlungen verantwortlich ist. Meine Mitarbeiter vom Hammersmith Hospital in London und ich verwenden seit kurzem die Positronenemissionstomographie (PET), um bei schizophrenen Patienten mit schwerer, persistierender Symptomatik die zerebralen Durchblutungsmuster bei jedem der 3 schizophrenen Syndrome zu untersuchen. Wir stellten fest, daß jedes der Syndrome mit einem spezifischen Durchblutungsmuster in Bereichen des präfrontalen, parietalen und limbischen Assoziationskortex und benachbarter subkortikaler Kerngebiete einhergeht (Liddle et al. 1992a). Bei jedem Syndrom lag innerhalb der

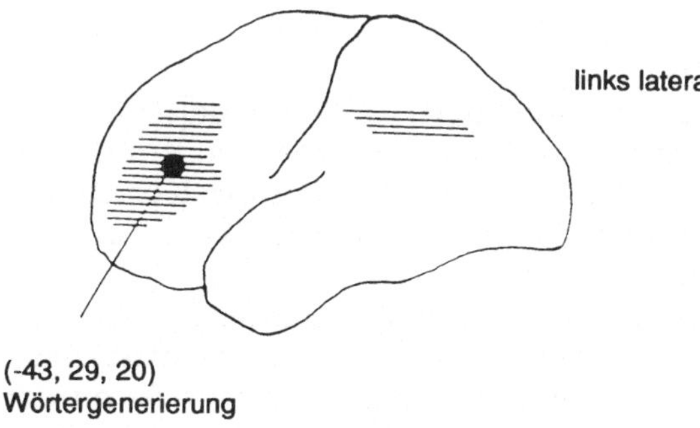

Abb. 1. Ort der maximalen Aktivierung des präfrontalen Kortex während der internen Generierung von Wörtern, projiziert auf die Bereiche verminderter kortikaler Durchblutung *(Schraffur)* bei *psychomotorischer Retardierung*. Die Koordinaten beziehen sich auf den im Atlas von Talairach u. Tournoux (1988) definierten Referenzbereich und entsprechen der Entfernung in Millimetern vom Ursprung im Mittelpunkt der Commissura anterior. (Nach Liddle et al. 1992b, mit Erlaubnis der Royal Society of Medicine)

betroffenen kortikalen Regionen der bei gesunden Probanden ermittelte Bereich maximaler Aktivierung während einer Beanspruchung eben derjenigen mentalen Kontrollaktivität, die bei dem betreffenden Syndrom beeinträchtigt ist.

Syndrom der psychomotorischen Verarmung

Wir stellten fest, daß die Ausprägung des Syndroms der psychomotorischen Retardierung korreliert mit einer verminderten regionalen Hirndurchblutung im linken dorsolateralen präfrontalen Kortex und im multimodalen parietalen Assoziationskortex, welcher wechselseitige Verbindungen mit dem dorsolateralen präfrontalen Kortex aufweist. Es bestand auch eine Korrelation mit einer Durchblutungssteigerung in den Nuclei caudati.

Neuropsychologische Untersuchungen haben gezeigt, daß das Syndrom der psychomotorischen Retardierung (Sprachverarmung, reduzierte Spontanbewegung, Affektverflachung) mit einer verminderten Fähigkeit zur Initiierung mentaler Aktivität verbunden ist. Insbesondere geht es mit einer eingeschränkten Leistungsfähigkeit bei der Generierung von Wörtern einher (Liddle u. Morris 1991).

In Zusammenarbeit mit Frith haben wir mittels PET diejenigen Hirnregionen untersucht, die an der internen Generierung von Wörtern beteiligt sind. Bei gesunden Personen verglichen wir das Verteilungsmuster der regionalen Durchblutung während der Artikulation einer von der Versuchsperson selbst erzeugten Liste von Wörtern einer bestimmten Kategorie mit der Durchblutung während der Artikulation einer vom Untersucher vorgegebenen Wörterliste (Frith et al. 1991). Der mit der internen Generierung von Wörtern verbundene Bereich maximaler Aktivierung lag im linken dorsolateralen Kortex, im Zentrum der Region verminderter Durchblutung, die mit dem persistenten Syndrom der psychomotorischen Retardierung bei Schizophrenie in Zusammenhang stand (Abb. 1).

Desorganisationssyndrom

Wir konnten nachweisen, daß der Schweregrad des Desorganisationssyndroms mit der Durchblutung im rechten ventralen präfrontalen Kortex und dem angrenzenden Inselkortex negativ korreliert. Eine positive Korrelation besteht durch Durchblutung des rechten anterioren Cingulumkortex und des benachbarten medialen präfrontalen Kortex.

Nach einer Übersicht von Fuster (1989) weisen Beobachtungen an Affen darauf hin, daß Läsionen des ventralen präfrontalen Kortex inadäquate Reaktionen hervorrufen. Auch der anteriore Cingulumkortex ist an der Unterdrückung inadäquater Reaktionen beteiligt. Pardo et al. (1990) haben mit Hilfe der PET den Bereich der Hirnaktivierung lokalisiert, der an der Unterdrückung inadäquater Reaktionen beim Stroop-Test involviert ist. In diesem Test wird der Versuchsperson eine Liste von Farbnamen vorgelegt, bei der die Wörter in einer Farbe gedruckt sind, die nicht der Bedeutung der Farbnamen entspricht (beispielsweise ist das Wort „rot" in grüner Farbe gedruckt). Die Versuchsperson wird aufgefordert, bei jedem Wort die Druckfarbe zu nennen. Diese Aufgabe erfordert die Unterdrückung der Tendenz, auf die Bedeutung des Wortes zu reagieren. Pardo und Mitarbeiter verglichen die regionale Kortexdurchblutung während der Durchführung des Stroop-Tests mit der Durchblutung in einer Kontrollsituation, bei der die Versuchsperson Farbnahmen vorlas, deren Bedeutung der jeweils verwendeten Druckfarbe entsprach. Sie stellten fest, daß zwischen diesen beiden Situationen eine Durchblutungsdifferenz im rechten anterioren Cingulumkortex bestand. Die Durchblutung dieser Region war während des Stroop-Tests höher als während der Kontrollsituation.

Die in gesunden Versuchspersonen während des Stroop-Tests aktivierte Region deckt sich mit dem Bereich, für welchen wir eine positive Korrelation zwischen Ruhedurchblutung und Schweregrad des Desorganisationssyndroms gefunden hatten (Abb. 2). Das Durchblutungsmuster beim Desorganisationssyndrom läßt somit vermuten, daß Patienten, die an diesem Syndrom leiden, ständig mit der Unterdrückung inadäquater Reaktionen beschäftigt sind, die aus der gestörten Funktion des ventralen präfrontalen Kortex resultieren.

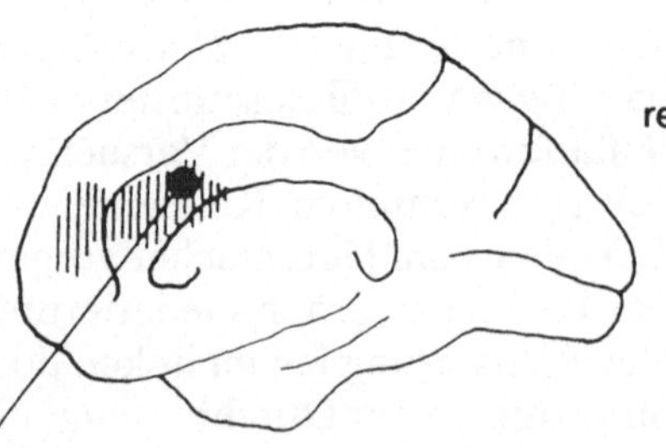

Abb. 2. Ort der maximalen Aktivierung des anterioren Cingulumkortex während des Stroop-Tests, projiziert auf die Bereiche gesteigerter kortikaler Durchblutung (*Schraffur*) bei *Desorganisation*. (Nach Liddle et al. 1992b, mit Erlaubnis der Royal Society of Medicine)

Syndrom der Realitätsverzerrung

Unsere Untersuchungen ergaben, daß der Schweregrad des Syndroms der Realitätsverzerrung (Wahnideen und Halluzinationen) mit einer verstärkten Durchblutung im linken Gyrus parahippocampalis und den angrenzenden Gebieten des linken Temporal- und Frontallappens assoziiert ist.

Das Syndrom der Realitätsverzerrung geht i.allg. nicht mit ausgeprägten neuropsychologischen Störungen einher. Das zugehörige Defizit ist offenbar eng umschrieben. Frith u. Done (1989) stellten zur Diskussion, daß Wahnideen und Halluzinationen Folge eines Versagens der internen Aktionsüberwachung sind. Sie konnten zeigen, daß bei Patienten mit Wahnideen unter Bedingungen, die eine interne Überwachung der beabsichtigten Handlung voraussetzen, die Fähigkeit zur Fehlerkorrektur bei der Bewältigung motorischer Aufgaben gestört ist.

Gemeinsam mit Frith haben wir bei gesunden Probanden mittels PET das zerebrale Durchblutungsmuster bei der internen Überwachung von Augenbewegungen untersucht (Frith et al. 1992). Das Gebiet maximaler zerebraler Aktivierung im Zusammenhang mit dem Erlernen einer Aufgabe, die eine interne Überwachung von Bewegungen voraussetzt, lag im linken Gyrus parahippocampalis, innerhalb der Region, für die eine positive Korrelation zwischen der Durchblutung und dem Schweregrad des Desorganisationssyndroms bei Schizophrenie besteht (Abb. 3). Dies spricht für eine pathologische Steigerung der internen Kontrolle mentaler Aktivität bei schizophrenen Patienten mit Wahnideen und/oder Halluzinationen.

Sicher bleiben viele Fragen zur Pathophysiologie der Schizophrenie unbeantwortet. Eine beträchtliche Zahl von Befunden stützt jedoch die Hypothese, daß die Schizophrenie eine Erkrankung derjenigen Gebiete des frontalen und temporalen Assoziationskortex ist, die mentalen Kontrollprozessen dienen. Welche Implikationen ergeben sich aus dieser Krankheitsbetrachtung für die Therapie der Schizophrenie?

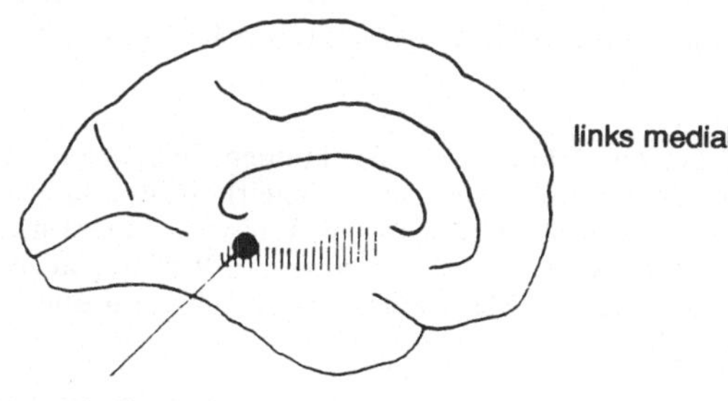

Abb. 3. Ort der Aktivierung des linken parahippocampalen Gyrus während des Erlernens einer Augenbewegungsaufgabe, die eine interne Überwachung der Handlungsabsicht erfordert, projiziert auf die Bereiche gesteigerter kortikaler Durchblutung *(Schraffur)* bei *Realitätsverzerrung.* (Nach Liddle et al. 1992b, mit Erlaubnis der Royal Society of Medicine)

Die modulatorische Rolle der Katecholaminneurotransmitter

Zahlreiche Tier- und Humanbefunde sprechen dafür, daß Katecholaminneurotransmitter, v.a. Dopamin, die mentalen Kontrollfunktionen modulieren. Bei Ratten führen dopaminerge Substanzen zu Effekten auf die lokomotorische Aktivität, die einer U-förmigen Kurve folgen: In niedrigen Dosen steigern dopaminerge Pharmaka die motorische Aktivität, wogegen höhere Dosen sie vermindern (Sahakian u. Koob 1978). Lyon u. Robbins (1975) vermuten, daß die Effekte steigender Dosen von Substanzen mit dopaminerger Aktivitätssteigerung eine vermehrte Initiierung von Handlungen bei gleichzeitig reduziertem Handlungsrepertoire reflektieren.

Bei gestreßten Ratten nimmt die präfrontale Utilisation von Dopamin zu (Thierry et al. 1976), was dafür spricht, daß die modulatorische Rolle von Dopamin dazu beiträgt, das zentrale Nervensystem den Erfordernissen wechselnder Streßniveaus anzupassen. Bei sozial isolierten Ratten sinken die präfrontalen Dopaminkonzentrationen, wonach die Tiere dazu tendieren, auf Streß überschießend zu reagieren (Blanc et al. 1980). Daraus ergibt sich, daß die präfrontalen Dopaminkonzentrationen nicht nur ein Maßstab für das Ausmaß der streßinduzierten Überreaktion sind, sondern eine Reaktion zur Modulation der Streßeffekte darstellen.

Eine eindrucksvolle Schilderung der Wirkung dopaminerger Substanzen beim Menschen findet sich in der von Sack (1973) stammenden Beschreibung der Auswirkung einer L-Dopamingabe bei Patienten mit postenzephalitischem Parkinsonismus:

> Unsere Patienten steigern sich weiter und weiter hinauf in maßlose Höhen; sie werden aktiv, erregt, ungeduldig, zunehmend ruhelos, choreatisch, akathisisch, in wachsendem Maße getrieben von Tics und Drängen und heftigem Wünschen, immer hektischer, leidenschaftlicher, erhitzter ... Wir sehen quasi schlagartige Wechsel von wild-explosiven, „expandierten" Verhaltensbildern in zutiefst zurückgezogene, „implodierte" Zustände.

Sacks unterstreicht überdies die Art und Weise, in der psychosoziale Faktoren diese Reaktion auf L-Dopa beeinflussen. Er betont, es sei allzu vereinfachend zu erwarten, daß sich der gewünschte Grad an mentaler oder motorischer Aktivität lediglich durch entsprechendes Einstellen der L-Dopaspiegel erzielen läßt.

> Die Wirkstoffkonzentration kennt nur eine Dimension: Wir können sie erhöhen oder erniedrigen − sonst nichts (hierzu zählen auch Dosisänderungen); Reaktionen des Gehirns und Verhalten hingegen zeigen vielfältige Dimensionen, die nicht mehr linear beschreibbar oder meßbar sind. Zu unterstellen oder anzunehmen, Wirkungen seien immer über Wirkstoffkonzentrationen „einstellbar", hieße, das Gehirn auf eine Art Barometer zu reduzieren, seine Komplexität zu negieren.

Therapeutische Beeinflussung der dopaminergen Funktion

Es scheint ausreichend gesichert, daß eine Dauertherapie mit Dopaminantagonisten das Rückfallrisiko bei Schizophrenie senkt. Die Unterschiede zwischen den Durchblutungsmustern bei jedem der 3 Syndrome der Schizophrenie lassen jedoch vermuten, daß eine Dopaminblockade möglicherweise unterschiedliche Effekte auf die verschiedenen Symptomgruppen ausübt. Darüber hinaus erscheint es denkbar, daß Pharmaka mit Wirkung auf das dopaminerge System in Abhängigkeit von der Dosierung und möglicherweise auch von der Erkrankungsphase qualitativ unterschiedliche Wirkungen zeigen.

Wie Übersichten von Meltzer (1979) sowie in neuerer Zeit von Berman u. Weinberger (1990) zeigen, weist eine Fülle von Daten darauf hin, daß negative Symptome, wie z.B. Sprachverarmung und Affektverflachung, Ausdruck einer dopaminergen Minderaktivität sind. Dies deckt sich mit der Beobachtung, daß Dopaminagonisten bei chronisch schizophrenen Patienten eine günstige Wirkung zeigen können (Cesarec u. Nyman 1985). Daraus ergibt sich, daß eine Behandlung mit Dopaminantagonisten zumindest in einigen Fällen die Symptome der psychomotorischen Retardierung verstärken könnte. Rifkin et al. (1975) beschrieben einen durch neuroleptische Medikation hervorgerufenen Zustand der Akinesie.

Eine Dopaminblockade könnte unter bestimmten Umständen auch Desorganisationssymptome nachteilig beeinflussen. Zwar liegen Hinweise darauf vor, daß eine Dopaminblockade akute Denk- und Affektstörungen bessern kann (Johnstone et al. 1978), doch ist bei der Interpretation dieses Befundes zu berücksichtigen, daß nach Abklingen der akuten Phase leichtere Denkstörungen die Tendenz zeigen, zu persistieren (Spohn et al. 1986). Darüber hinaus haben Wilson et al. (1983) klinische Hinweise dafür zusammengetragen, daß eine antipsychotische Langzeitbehandlung ein Syndrom der tardiven Dysmentia hervorrufen kann, das durch Geschwätzigkeit und läppisches Verhalten gekennzeichnet ist. Diese Symptome sind auch für das Desorganisationssyndrom charakteristisch.

Tierexperimentelle Befunde deuten gleichermaßen darauf hin, daß eine Unterdrückung dopaminerger Aktivität Störungen auszulösen vermag, die dem Desorganisationssyndrom ähneln. Ratten mit Läsionen im Bereich des ventralen Tegmentums, dem Ursprung der mesokortikalen dopaminergen Fasern, zeigen anhaltende Hyperaktivität, Schwierigkeiten in der Unterdrückung zuvor erlernter Reaktionen und Störungen des organisierten Verhaltens (LeMoal et al. 1969). Läsionen durch 6-OHDA, einer für katecholaminerge Neuronen toxischen Substanz, die eine frontale Dopaminverarmung bewirkt, führen zu sinnlosem Verhalten und Verwirrtheit (Tassin et al. 1978).

Die potentielle Gefahr, durch Dopaminblockade die Initiative zu unterdrücken und/oder eine Desorganisation des Verhaltens auszulösen, geht aus einer von Johnstone und Mitarbeitern in Northwick Park durchgeführten Follow-up-Studie an Patienten mit Erstepisoden hervor. Die in der Erhaltungsphase mit Placebo behandelten Patienten zeigten trotz höherer Rückfallquote im Vergleich zu den neuroleptisch therapierten Patienten höhere berufliche Erfolge (Johnstone et al. 1991).

Nach unserem Verständnis der mentalen Kontrollprozesse dürfte rein pharmakologisch wohl kaum eine ausgewogene Balance zwischen katecholaminerger Unter- und Überaktivität zu erzielen sein. In ähnlicher Weise ist zu erwarten, daß der optimale Grad der bei Schizophrenie erforderlichen Dopaminblockade vom komplexen Zusammenspiel der Begleitumstände abhängt.

Aus neuroanatomischer Sicht lassen die multiplen wechselseitigen Verbindungen zwischen dem frontalen Kortex, dem limbischen Kortex, dem temporoparietalen Assoziationskortex und den zugehörigen subkortikalen Kerngebieten, die an den mentalen Kontrollmechanismen beteiligt sind, darauf schließen, daß diese Prozesse durch das Verschmelzen zahlreicher Informationen aus der externen und internen Umgebung gesteuert werden. Eine erfolgreiche Therapie der Erkrankung darf dieses komplexe Zusammenspiel von Ereignissen der externen und internen Umgebung nicht außer acht lassen.

Schlußfolgerung

Klinische, neurophysiologische und Brain-imaging-Studien stützen die Hypothese, daß die Schizophrenie eine multidimensionale Störung von Funktionen zur Überwachung der Initiierung, Organisation und Auswertung mentaler Aktivität ist. Diese Kontrollfunktionen unterliegen einer Fülle von Einflüssen des internen und externen Milieus. Für die Modulation der Kontrollfunktionen ist insbesondere Dopamin von Bedeutung, offenbar hat eine Dopaminblockade jedoch unterschiedliche Auswirkungen auf die verschiedenen psychopathologischen Parameter der Schizophrenie. Darüber hinaus nehmen vermutlich auch psychologische und soziale Faktoren Einfluß auf diese Effekte. Eine simple eindimensionale Dosistitration von Dopaminantagonisten dürfte somit keine adäquate Therapie der Schizophrenie sein. Die Komplexität der potentiellen Wechselwirkungen mit externen und internen Faktoren deutet darauf hin, daß die medikamentöse Behandlung mit psychosozialen Therapieformen kombiniert werden sollte, um die Selbstregulation der mentalen Aktivität zu fördern.

Literatur

Arndt S, Alliger RJ, Andreasen NC (1991) The distinction of positive and negative symptoms. The failure of a two-dimensional model. Br J Psychiatry 158:317−322
Bilder RM, Mukherjee S, Rieder RO, Pandurangi AK (1985) Symptomatic and neuropsychological components of defect states. Schizophr Bull 11:409−419

Blanc G, Herve D, Simon H, Lisoprawski A, Glowinski J, Tassin JP (1980) Response to stress of mesocortico-frontal dopaminergic neurones in rats after long term isolation. Nature (London) 284:265–267

Bleuler E (1911) Dementia praecox or the group of schizophrenias (trans. 1950 by J. Zinken). International Universities Press, New York, p 72

Berman KF, Weinberger DR (1990) Prefrontal dopamne and defect symptoms in schizophrenia. In: Gredon JF, Tandon R (eds) Negative schizophrenic symptoms: pathophysiology and clinical implications. American Psychiatric Press, Washington, pp 81–95

Cesarec Z, Nyman AK (1990) Differential response to amphetamine in schizophrenia. Acta Psychiatr Scand 71:523–528

Frith CD, Done J (1989) Experiences of alien control in schizophrenia reflect a disorder in the central monitoring of action. Psychol Med 19:359–363

Frith CD, Friston KJ, Liddle PF, Frackowiak RSJ (1991) Willed action and the prefrontal cortex in man: a study with PET. Proc R Soc Lond [Biol] 244:241–246

Frith CD, Friston KJ, Liddle PF, Frackowiak RSJ (1992) PET imaging and cognition in schizophrenia. J R Soc Med

Fuster JM (1989) The prefrontal cortex, 2nd ed. Raven, New York

Johnstone EC, Crow TJ, Frith CD, Carney MWP, Price JS (1978) Mechanism of the antipsychotic effect in the treatment of acute schizophrenia. Lancet 1:848–851

Johnstone EC, MacMillan JF, Frith CD, Benn DK, Crow TJ (1990) Further investigation of the predictors of outcome following first schizophrenic episodes. Br J Psychiatry 157:182–189

Kraepelin E (1919) Dementia praecox and paraphrenia. Facsimile edition, 1971. Kreiger, New York

Kraepelin E (1920) Die Erscheinungsformen des Irresciens. In: Hirsch SR, Shepherd M (eds) (1974) Themes and variations in european psychiatry. Wright, Bristol

Le Moal M, Cardo B, Stinus L (1969) Influence of ventral mesencephalic lesions on various spontaneous and conditioned behaviours in the rat. Physiol Behav 4:567–573

Liddle PF (1984) Schizophrenic symptoms, cognitive performance and neurological dysfunction. Presented at Second Bienniel Winter Workshop on Schizophrenia, Davos, Austria

Liddle PF (1987) The symptoms of chronic schizophrenia: a re-examination of the positive-negative dichotomy. Br J Psychiatry 151:145–151

Liddle PF, Morris DL (1991) Schizophrenic syndromes and frontal lobe performance. Br J Psychiatry 158:340–345

Liddle PF, Friston KJ, Frith CD, Jones T, Hirsch SRH, Frackowiak RSJ (1992a) Patterns of cerebral blood flow in schizophrenia. Br J Psychiatry 160 (in press)

Liddle PF, Friston KJ, Frith CD, Hirsch SR, Frackowiak RSJ (1992b) Cerebral blood flow and mental processes in schizophrenia. J R Soc Medicine (in press)

Luria AR (1980) Higher cortical functions in man. Basic Books, New York

Lyon M, Robbins TW (1975) The action of central nervous sysyem stimulant drugs. A general theory concerning amphetamine effects. In: Essman W, Vaselli L (eds) Current developments in psychopharmacology, vol 2. Spectrum, New York, pp 79–163

Meltzer HY (1979) Biology of schizophrenia sub-types: a review and proposal for method of study. Schizophr Bull 5:460–479

Pantelis C, Harvey C, Taylor J, Campbell PG (1991) The Camden schizophrenia surveys: symptoms and syndromes in schizophrenia. Biol Psychiatry 29 [Suppl]:646S

Pardo JV, Pardo PJ, Janer KW, Raichle ME (1990) The anterior cingulate mediates processing selection in the stroop attentional conflict paradigm. Proc Natl Acad Sci 87:256–259

Rifkin A, Quitkin F, Klein DF (1975) Akinesia. Arch Gen Psychiatry 32:672–674

Sacks O (1973) Awakenings. Duckworth, London

Sahakian BJ, Koob GF (1978) The relationship between pipradol-induced responding for electrical brain stimulaton, stereotyped behaviour, and locomotor activity. Neuropharmacology 17:363–366

Sauer H, Geider FJ, Binkert M, Reitz C, Schroder J (1991) Is chronic schizophrenia hetero-
    geneous? Biol Psychiatry 29 [Suppl]:661S
Shallice T (1990) From neuropsychology to mental structure. Cambridge University Press,
    Cambridge
Spohn HE, Coyne L, Larson J et al. (1986) Episodic and residual thought pathology in chro-
    nic schizophrenics. Schizophr Bull 12:394–407
Talairach J, Tournoux P (1988) Co-planar stereotactic atlas of the human brain. Thieme,
    Stuttgart
Tassin JP, Stinus L, Simon H, Blanc G, LeMoal M, Cardo B, Glowinski J (1978) Relation-
    ship between the locomotor hyperactivity induced by A10 lesions and the destruction of
    the fronto-cortical dopaminergic innervation in the rat. Brain Res 141:267–281
Thierry AM, Tassin JP, Blanc G, Glowinski J (1976) Selective activation of the mesocortical
    DA system by stress. Nature (London) 263:242–244
Wilson JC, Garbutt JC, Lanier CF, Moylan J, Nelso W, Prange AJ (1983) Is there a tardive
    dysmentia? Schizophr Bull 9:187–191

Diskussion zum Vortrag von Dr. P. F. Liddle

Prof. Dr. Gaebel

Sie haben bisher nur eine Querschnittstudie durchgeführt. Welche Resultate würden Sie von einer Längsschnittstudie erwarten? Die von Ihnen untersuchten Patienten zeigten eine stabile Symptomatik. Wenn sie Symptome verschwinden, bleiben dann die zerebralen Funktionsstörungen bestehen oder klingen sie auch ab? Und wenn sie abklingen, was bedeutet das mit Blick auf das Krankheitskonzept der Schizophrenie, die doch bestimmte dauerhafte Charakteristika zeigt? Lassen sich diese mit der von Ihnen vorgestellten Methode nachweisen?

Dr. Liddle

Zweifellos wäre eine Longitudinalstudie über mehrere Jahre ideal, aber leider ist eine solche Untersuchung organisatorisch extrem schwierig. Nichtsdestoweniger müssen wir Wege finden, um Patienten in den verschiedenen Phasen ihrer Erkrankung zu vergleichen.

Ich würde erwarten, daß die meisten der gezeigten Korrelationen nicht mehr nachzuweisen wären. Die Veränderungen würden vermutlich verschwinden, denn es handelt sich nicht um fixierte Strukturanomalien des Gehirns.

PET oder die Technik der Durchblutungsmessung bieten eine Möglichkeit zu beobachten, was während dieser Zeit im Gehirn geschieht. Diese Patienten zeigten zum Zeitpunkt der Untersuchung vielleicht nur Symptome der psychomotorischen Verarmung. Nach den Kriterien des DSM III mußten sie aber in einer früheren Phase ihrer Erkrankung beispielsweise auch Wahnideen und Halluzinationen gehabt haben. Sehr wahrscheinlich reflektiert also die Mehrheit der vorgestellten Befunde lediglich den momentanen Funktionszustand des Gehirns während dieser Zeit und nicht strukturell fixierte Eigenschaften. Es wäre interessant, die Korrelationen zwischen den verschiedenen beteiligten Hirnregionen zu untersuchen, um vielleicht ein verbindendes Muster zwischen ihnen zu erkennen. Solche abnormen Verbindungsmuster zwischen verschiedenen Hirnarealen könnten möglicherweise dauerhafterer Natur sein.

Aber auch für eine sachgerechte Untersuchung solcher Korrelationen sind Longitudinalstudien erforderlich. Transversale Korrelationsanalysen können sehr irreführend sein, weil sich nicht ausschließen läßt, daß eine gefundene Korrelation durch äußere Einflüsse zustande kommt.

Aus diesem Grunde führen wir derzeit eine Longitudinalstudie durch, mit 6 aufeinanderfolgenden Scans für jeden Patienten. Dabei interessiert uns auch das Korrelationsmuster. Wir hoffen dadurch die Frage beantworten zu können, worin die fixierten Anomalitäten bestehen. Wir vermuten, daß sie möglicherweise in den Verbindungen zwischen diesen Regionen zu suchen sind.

Dr. Dr. Miller

Könnten Sie bitte den Einfluß der Medikation noch etwas näher erläutern? Wir haben festgestellt, daß Patienten nach Absetzen der Medikation unter etwas anderen Umständen eine Hypomentalität zeigen. Eine Behandlung korrigiert diesen Zustand, vielleicht nicht bis hin zur Normalität, aber es tritt eine Besserung ein.

Dr. Liddle

Das könnte z.T. die Frage von Dr. Gaebel beantworten, denn es haben sich 2 Dinge verändert: die Symptome sind anders, und der Patient steht unter Medikation. Ich kann lediglich feststellen, daß dies die Korrelate der Symptome von schizophrenen, medikamentös behandelten Patienten sind. Ich vermute, daß die Mehrheit der schizophrenen Patienten, die wir sehen, medikamentös behandelt wird. Diese Patienten sehen wir tagtäglich in unseren Sprechzimmern. Es scheint mir deshalb relevant zu wissen, was sich in den Gehirnen dieser Patienten abspielt.

Ich wäre höchst überrascht, wenn sich zwischen dieser Patientengruppe und unbehandelten Patienten keine unterschiedlichen Muster ergäben. Das Problem bei der Auswahl einer genügend großen Gruppe von Patienten, die nicht unter Medikation stehen und möglichst noch nie darunter gestanden haben, ist, daß diese Patienten noch stärker selektiert und damit vermutlich noch atypischer sind. Das ist aber kein Grund, solche Untersuchungen nicht durchzuführen.

Prof. Dr. Straube

Sie betonten die Dopaminhypothese. Der Frontalkortex und der Gyrus parahippocampalis sind aber beide relativ arm an Dopamin.

Dr. Liddle

Diese Gebiete weisen nur wenige D_2-Rezeptoren auf, und auch die Dichte der D_1-Rezeptoren ist gering. Tierexperimentelle Untersuchungen zeigen klar, daß eine Schädigung des dopaminergen Systems, beispielsweise durch 6-Hydroxydopamin, selektiv den präfrontalen Kortex betreffen, insbesondere bei Vorbehandlung der Tiere mit Imipramin. Selektive dopaminerge

Läsionen beim Tier führen zu Veränderungen, die meiner Vermutung nach wichtig sind für die mentalen Kontrollfunktionen. Zumindest beim Tier scheint es also sehr wahrscheinlich, daß der präfrontale Dopaminhaushalt für diese Funktionen von großer Bedeutung ist. Beim Menschen wissen wir darüber noch nichts.

Univ.-Prof. Katschnig

Tim Crow unterscheidet in seiner Patiententypologie Patienten vom Typ I und Typ II. Sie haben eine Syndromtypologie vorgestellt, bei der sicher eine gewisse Überlappung besteht. Jeder Ihrer 30 Patienten könnte also durchaus 2 oder sogar alle 3 Syndrome aufgewiesen haben. Wie sind die Zahlen dazu?

Dr. Liddle

Wir haben bei diesen 30 Patienten die Korrelation zwischen dem Schweregrad der Syndrome und dem Durchblutungsmuster untersucht. Der Grund für diese Art der Analyse ist, daß schizophrene Patienten von diesen Syndromen in der Tat eines, 2 oder auch alle 3 zeigen können. Wenn man eine willkürliche Grenze festlegt, indem man fordert, daß wenigstens ein Syndrom in den relevanten Kriterien der SANDS oder SAPPS einen Score von mindestens 2 aufweist, dann zeigen etwa 50–65% der schwer chronisch kranken Patienten eine psychomotorische Verarmung. Zwei Drittel oder etwas mehr lassen Symptome einer Realitätsverzerrung erkennen, und das Desorganisationssyndrom tritt bei ungefähr der Hälfte der Patienten auf. Daraus ergibt sich, daß eine erhebliche Überlappung bestehen muß.

30–50% der Patienten weisen 2 Syndrome in stärkerem Grade auf, und nur eine sehr kleine Zahl von Patienten zeigt alle 3 Syndrome in signifikanter Ausprägung. Bei den restlichen Patienten liegt nur 1 Syndrom vor.

Rehabilitationsprogramme
für chronisch schizophrene Patienten

W. Böker

In einer Übersichtsstudie hat Häfner (1988) die *Rehabilitationsbedürfnisse* schizophrener Patienten auf 5 Ebenen definiert: 1. Wohnen, 2. psychiatrische Behandlung und psychologisches Training, 3. Arbeit und Beschäftigung, 4. soziale Integration, 5. Freizeitgestaltung. Ihnen können die heute praktizierten *Rehabilitationsangebote* zugeordnet werden.

Die nachfolgende Darstellung konzentriert sich auf die kognitiven[1] sowie auf die kommunikations- und handlungsorientierten Angebote der Behandlungsebene. Hier sind interessante Rehabilitationsprogramme im engeren Sinn entwickelt worden. Ihre *Zielsetzungen* richten sich auf funktionelle Beeinträchtigungen, einzelne Symptome, soziale Behinderungen und andere Probleme langjährig Schizophrener (Tabelle 1):

1. Basale Störungen der Informationsverarbeitung
(Aufmerksamkeit, Wahrnehmung, Kurzzeitgedächtnis, Konzeptbildung)
Um ihre Kompensation bemühen sich v.a. aus der psychologischen Laborforschung abgeleitete „elementare" kognitive Trainingsprogramme. – Da viele dieser Defizite der psychotischen Ersterkrankung offenbar vorausgehen und bereits die prämorbide Persönlichkeit beeinträchtigen („vulnerability markers") (Nüchterlein 1987; Spring et al. 1990), wären derartige kognitive Interventionen eigentlich nicht als Rehabilitations-, sondern besser als „Habilitations"programme zu bezeichnen, weil sie eine Verbesserung elementarer Fähigkeiten der Grundpersönlichkeit anstreben. Phänomenologisch haben die Auswirkungen einzelner basaler Störungen Ähnlichkeit mit Negativsymptomen; werden sie subjektiv erlebt, kann auch von „Basisstörungen" (Süllwold 1977) gesprochen werden.

2. Positive Symptome
Eigenständige Programme setzen z.B. kognitivverhaltenstherapeutische Strategien gegen Wahn und Halluzinationen ein oder schulen den Umgang mit psychotischen Symptomen insgesamt (Symptommanagement).

---

[1] Der Begriff „kognitive Therapien" bzw. „kognitive Psychotherapie" (Beck, s. Perris et al. 1988) faßt mehrere Verfahren zur Beeinflussung zumeist relativ komplexer Prozesse der Informationsverarbeitung zusammen, wobei es z.B. um kognitive Umstrukturierung, Training von Bewältigungsfähigkeiten, Therapien des Problemlösens, attributionstherapeutische Verfahren u.a. geht (Wittling 1980). Mit Blick auf die bekannten Störungen der Informationsverarbeitung bei schizophrenen Patienten wird der Begriff „kognitive Therapie" hier in einem engeren Sinn verwendet.

3. Soziale Behinderung:
Beeinträchtigung der Fähigkeit zur selbständigen Lebensführung
Mit ihnen befassen sich verschiedene social-skills-Programme, z.T. verbunden mit einem Training kognitiver Leistungen sowie kognitive und Problemlösungsansätze.

4. Schwierigkeiten im Zusammenleben mit Angehörigen
Auf sie zielen psychoedukative Veranstaltungen mit Familien psychotisch Kranker. Sie basieren zunehmend auf kommunikations- oder systemtheoretischer Grundlage, während analytisch orientierte „Familientherapien" bei Schizophrenen im Rückgang zu sein scheinen (Hubschmid 1985).

5. Rückfallgefahr
Gestützt auf bessere Kenntnisse über frühe Warnsymptome heraufziehender Rückfälle wurden Early-signs-monitoring-Programme sowie Anweisungen zum Umgang mit Medikamenten und zur Symptombewältigung entwickelt, gelegentlich als Teil von Social-skills-Programmen.

6. Fehlende/mangelhafte Krankheitseinsicht
Neuere psychoeduktive Programme suchen das Störungsbewußtsein und die subjektive Krankheitsverarbeitung des Patienten zu verbessern, nicht zuletzt um seine Kooperation mit expertengeleiteten Rehabilitationsmaßnahmen zu fördern. Die Vermittlung von Krankheitskonzepten dient diesem Zweck.

7. Geschädigte Selbstachtung; Gefühl, ohnmächtiges Opfer zu sein
Die Anerkennung des Patienten als (partiellen) Experten seiner Krankheit stärkt seine Selbstachtung und führt im optimalen Fall zu partnerschaftlichen Behandlungskonzepten. Aus neueren Studien über Copingmöglichkeiten Schizophrener werden sich wahrscheinlich Anleitungen zu selbstgesteuerten Bewältigungsweisen für bestimmte Formen subjektiv erlebbarer Krankheitssymptome gewinnen lassen. Ansätze dazu sind erkennbar.

Diese aus didaktischen Gründen vorgenommene Unterteilung und Benennung der Zielsetzungen rehabilitativer Programme erscheint nicht unproblematisch, da sie kategoriale Abgrenzungen vorgibt, die in der therapeutischen Praxis so eindeutig nicht vollzogen werden. Für eine Einführung in das noch sehr im Flusse befindliche Gebiet mag sie dennoch von einem gewissen Nutzen sein.
Nachfolgend werden einzelne Programme detaillierter besprochen.

Trainingsprogramme für basale Störungen

Derartige Interventionen wurden direkt von in Laboratorien erarbeiteten Untersuchungsanordnungen für Informationsverarbeitungsstörungen Schizophrener abgeleitet. Verwendet werden experimentelle Methoden wie die

Tabelle 1. Zielsetzungen kognitiver Rehabilitationsprogramme für schizophrene Langzeit-patienten

1. Basale Störungen der Informations-verarbeitung	Elementare Trainingsprogramme (experimentalpsychologisch fundiert)
2. Positive Symptome	Kognitiv-verhaltenstherapeutische Strategien
3. Soziale Behinderungen, Unfähigkeit zu selbständiger Lebensführung	Training sozialer Fähigkeiten und Lebenstechniken, kognitive Programme
4. Schwierigkeiten im Zusammenleben mit Angehörigen	Psychoedukative Angehörigenarbeit
5. Rückfallgefahr	Umgang mit Früh- und Warnsymptomen
6. Fehlende/mangelhafte Krankheitseinsicht	Vermittlung von Störungsbewußtsein und Krankheitskonzepten
7. Geschädigte Selbstachtung, Gefühl, ohnmächtiges Opfer	Nutzung von Copingmöglichkeiten des Patienten, partnerschaftliche Stabilisie-rungsarbeit

Prüfung von Reaktionszeit, dichotisches Hören, Karten sortieren, „Backward Masking", „Span of Apprehension", „Continuous Performance Test". Man folgt der Erwartung, daß durch wiederholtes Durchspielen der Meß-situationen die angesprochenen kognitiven Funktionen verbessert werden: Aus Meßmitteln werden somit Übungsinstrumente, die Motivation wird z.T. durch Belohnung angeregt.

Wie Corrigan u. Storzbach in einer noch unveröffentlichten Literaturaus-wertung resümierten, liefern solche Programme tatsächlich positive Trai-ningseffekte (*Aufmerksamkeitsübungen:* Wagner 1968; Meiselman 1973; Karras 1962, 1968; Rosenbaum et al. 1957; *Gedächtnistraining:* Koh et al. 1981; 1976; Larsen u. Fromholt 1976; *Konzepttraining* mittels des Wisconsin Card Sorting Task: Heaton 1981; Goldberg et al. 1987; Bellack et al. (1990); Green et al. 1990). Weiterentwicklungen solcher Therapieansätze sind EDV-gesteuerte Trainingsprogramme, mit denen elementare, aber auch komplexe kognitive Funktionen geübt werden können. Als Beispiel diene die COGLAB-Testbatterie von Spaulding (1986, 1989), bei der das Auf-rechterhalten und Neufokussieren der Aufmerksamkeit mittels Reaktions-zeittraining wie auch konzeptuelle Verarbeitungsfunktionen, das Erkennen von Zusammenhängen und das Vergleichen von geometrischen Figuren computergestützt geübt werden. Allerdings scheinen solche „In-vitro"-Ansätze nur begrenzte Zeit und v.a. in eng begrenzten Übungsfeldern Bestand zu haben; Transfereffekte und eine erhoffte Auswirkung auf soziale Behinderungen sowie die Besserung positiver Symptome wurden i.allg. ver-mißt.

Kognitiv-verhaltenstherapeutische Strategien bei positiven Symptomen

Trotz überzeugender Erfolge der Neuroleptika in der Behandlung produktiver psychotischer Symptome haben unerwünschte Nebenwirkungen dieser Medikamente sowie die erfolgreiche Anwendung z.B. operanter Strategien bei einzelnen Patienten das Interesse an diesen Verfahren lebendig erhalten.

Mit der Methode der kognitiven Neubewertung („reframing") haben z.B. Lowe u. Chadwick (1990) 2 Schizophrene mit umschriebenen Wahnthemen zu einer radikalen Infragestellung des Wahns angehalten. Später verglichen sie die Wirkung direkter Infragestellung mit der „sanfteren" Methode der Realitätstestung (Chadwick u. Lowe 1990). Milton et al. teilten 16 Wahnkranke nach dem Zufallsprinzip entweder einer „confrontational group" oder einer „belief modification group" zu. Die Intensität der wahnhaften Überzeugung verringerte sich am meisten bei der letzteren Gruppe. Die zusätzliche Anwendung eines Entspannungstrainings während der kognitiven Restrukturierung scheint deren Wirkung zu verbessern (Davison 1966). Allerdings sind die Fallzahlen zu gering, um definitive Aussagen zu erlauben.

Elektromyographische Untersuchungen an Patienten mit akustischen Halluzinationen zeigten konkomittierende subvokale Aktivitäten der Lippen- und Kinnmuskulatur. Die Hypothese, daß eine willentliche Unterbrechung dieses Zusammenhangs durch Muskelanspannungen (z.B. weites Öffnen des Mundes, Hochziehen der Augenbraue) die Halluzinationen beeinflussen könnte, wurde von Bick u. Kinsbourne (1987) sowie von Green u. Kinsbourne (im Druck) getestet. Solche Übungen wie auch das Summen einer Melodie („humming") scheinen akustische Halluzinationen beeinflussen zu können. Auch hier sind die Ergebnisse aber noch uneinheitlich (Corrigan).

Schizophrene Sprachstörungen sowie Störungen attentionaler und konzeptioneller Funktionen wurden von Meichenbaum u. Cameron (1973) mittels kognitiven Instruktionen wie Aufforderung zum Selbstsprechen (z.B. laute Selbstdialoge), zu Gedankenstopp und ähnlichem behandelt. Wie Harrow et al. (1989) darlegten, erfordert diese Methode aber die Fähigkeit der Kranken, ihr desorganisiertes Denken verläßlich zu erkennen, was nicht immer vorausgesetzt werden kann.

Behandlung sozialer Behinderungen durch Social-skills- und Problem-solving-skills-Programme

Die Verknüpfung elementarer und komplexer kognitiver Interventionen mit dem Training sozialer Fähigkeiten scheint erfolgversprechender zu sein als die isolierte Behandlung einzelner Störungen. Ausgehend ebenfalls von den Ergebnissen experimentalpsychologischer Untersuchungen basaler Leistungsdefizite Schizophrener haben Brenner et al. (1980, 1987) zu Anfang der 80er Jahre in Mannheim, weitergeführt in Bern, ein „integriertes psychologisches Therapieprogramm" (IPT) für schizophrene Patienten (Roder et

Typ I

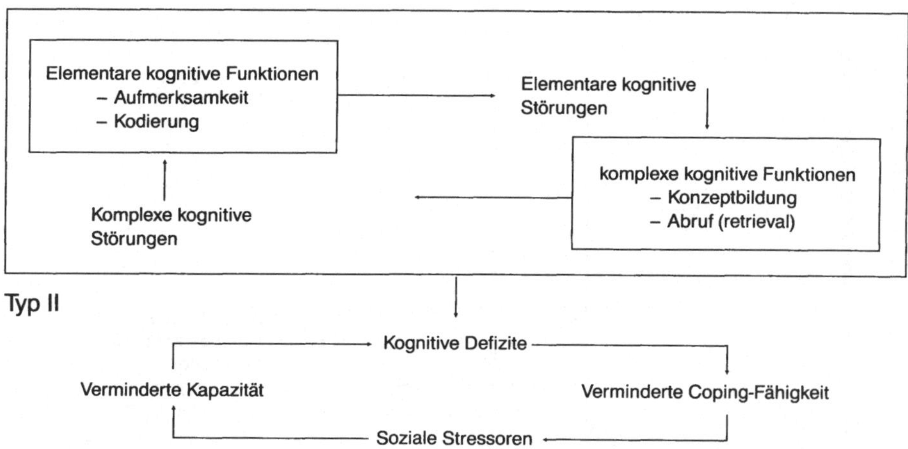

Abb. 1. Schematische Darstellug der vitiösen Zirkularitäten in der Schizophrenie (Hodel et al. 1991)

al. 1988) ausgearbeitet. Es besteht aus hierarchisch gestuften Interventionen zur Reduktion kognitiver Störungen und sozialer Behinderungen und folgt der Erwartung, daß durch solche Interventionsschritte nicht nur die Informationsverarbeitung, sondern auch interpersonelle soziale Fertigkeiten verbessert werden können. Diese Interventionen sollen 2 vitiöse Zirkel durchbrechen: „Einerseits die Verknüpfung zwischen gestörten, attentional-perzeptiven und konzeptuellen Prozessen und deren integrierenden Organisationen, andererseits die positiven Feedbacks zwischen kognitiven Dysfunktionen und psychosozialen Stressoren" (Roder et al. 1988; Abb. 1).

Ein vitiöser Zirkel ist eine positive Feedbackschleife, deren integrative Elemente sich gegenseitig verstärken, so daß die Defizite kontinuierlich anwachsen (Ciompi 1982).

Die Schleife Typ I beschreibt 2 Formen schizophrener Informationsverarbeitungen in ihrer gegenseitigen Beeinflussung. – In der Schleife vom Typ II verhindern kognitive Defizite die ausreichende Akquisition von „coping skills". Ohne diese Fähigkeiten sind die Patienten Streßeinflüssen vermehrt ausgesetzt und ihr ohnehin bereits erhöhtes Arousal steigt noch mehr an. Dadurch reduziert sich die intellektuelle Kapazität der Patienten, und ihre kognitiven Defizite verschlimmern sich weiter (Gjerde 1983). Durch das Interagieren der beiden vitiösen Zirkel läßt sich der Ausbruch von Symptomen und die Verminderung sozialer Fähigkeiten besser verstehen. Behandlungsprogramme mit dem Ziel, diese Feedbackschleifen zu unterbrechen, müssen sich also sowohl auf die kognitiven wie auf die sozialen Dysfunktionen richten.

Das IPT gliedert sich in 5 Unterprogramme: kognitive Differenzierung, soziale Wahrnehmung, verbale Kommunikation, soziale Fertigkeiten, interpersonelles Problemlösen (Abb. 2).

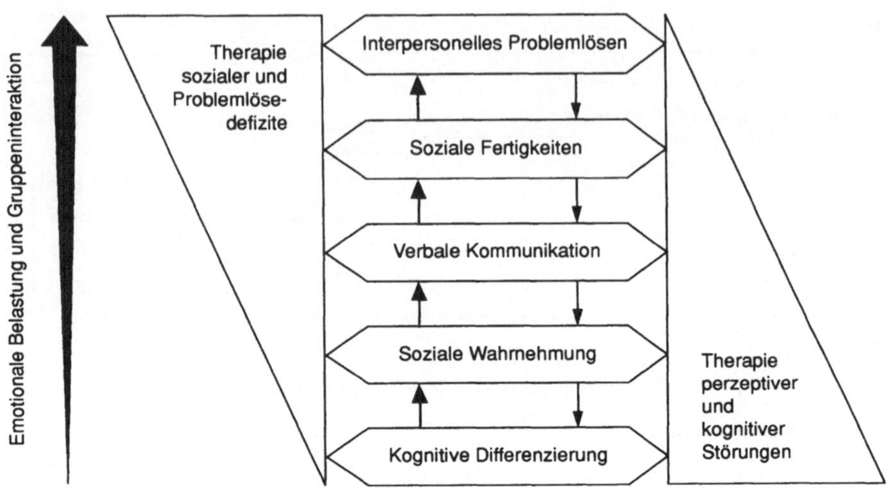

Abb. 2. Schematische Darstellung des 5stufigen Programms zur integrierten Therapie kognitiver, kommunikativer und sozialer Fähigkeiten (Brenner et al. 1987)

Je nach Erkrankungsschwere der Patienten wird das IPT unterschiedlich durchgeführt, üblicherweise jedoch in Gruppen von 5−7 Patienten während 30- bis 60minütigen Sitzungen 3mal wöchentlich über 3 Monate.

Auf welche Weise wird der Einfluß der 5 Unterprogramme auf die beiden vitiösen Zirkel vorgestellt?

Das „kognitive Differenzierungsprogramm" soll die Fähigkeit des Schizophrenen, elementare kognitive Aufgaben zu lösen, verbessern. Das nachgeschaltete Subprogramm „soziale Wahrnehmung" zielt auf die Stärkung komplexer kognitiver Funktionen. Die Verringerung kognitiver Defizite begünstigt den Erwerb sowie die Aufrechterhaltung von sozialen und Copingfähigkeiten. Die Unterprogramme „verbale Kommunikation", „soziale Fähigkeiten" und „interpersonelles Problemlösen" sollen das Verhaltensrepertoire des Patienten erweitern mit dem Ziel, das Individuum für zukünftige soziale Stressoren weniger vulnerabel werden zu lassen. Dadurch soll der zweite vitiöse Zirkel unterbrochen werden.

Das IPT wurde in mehreren Studien evaluiert (Brenner et al. 1987; Brenner et al. 1990b; Kraemer et al. 1987; Hermanutz u. Gestrich 1987; Übersicht bei Mussgay u. Olbrich 1988; Böker et al. 1990b). In einer Hauptstudie (14 Patienten in der Experimentalgruppe, 29 Patienten in Vergleichsgruppen) ließ sich 18 Monate nach Behandlungsabschluß noch eine begrenzte Wirksamkeit des IPT nachweisen. Einzelfallstudien zeigten, daß unter IPT-Intervention die Verbesserung im kognitiven Bereich nur bis zu einem Plateau anstiegen, welches etwas unterhalb der Leistungen der Normalpopulation liegt. In bezug auf die hypostasierte pervasive Wirkung kognitiver Verbesserungen ergaben Sekundäranalysen, daß das IPT stärker auf kognitive als auf soziale Fähigkeiten wirkt und daß psychopathologische und soziale Kontroll-

werte durch das Unterprogramm „kognitive Differenzierung" allein wenig
verändert werden (Hodel et al. 1991; Kraemer et al. 1987; Roder et al. 1988;
Roder 1990).

In den letzten Jahren sind genau strukturierte Programme zur Verbesserung der sozialen Fertigkeiten und der unabhängigen Lebensbewältigung
schizophrener Langzeitpatienten ausgearbeitet worden, die oft als Weiter-
entwicklung der früheren sog. Token-economy-Programme (Ayllon u. Azrin
1968; Kazdin 1977) angesehen werden. Beispiele sind das „Training sozialer
Fertigkeiten" von Bellack und Mitarbeitern (Bellack u. Hersen 1978; Bellack
1986) und namentlich die praxisnahen, stark strukturierten Programme der
Gruppe um Liberman an der UCLA, USA. Im Rahmen umfassender Thera-
pieprogramme zur unabhängigen Lebensführung chronisch psychisch Kranker werden hier detaillierte Lehranweisungen und Rollenspiele in Form einzelner „Module" trainiert[2] (Liberman et al. 1985; Liberman et al. 1986;
Liberman u. Wallace 1990). Die Übungsthemen sind aus der Lebenswirk-
lichkeit des Alltags gegriffen (Abb. 3).

Wirksamkeitsüberprüfungen liefern einige Belege dafür, daß dieses Ver-
haltenstraining zu einer Verbesserung der sozialen Kompetenz führt (Liberman et al. 1986), wenngleich die Frage der Generalisierung und des Transfers
trainierter Einzelfähigkeiten in andere Situationen widersprüchlich beurteilt
wurden (Corrigan). Nach einer an 28 psychiatrischen Institutionen in den
USA durchgeführten Studie hat z.B. die Anwendung des Medikamenten-
moduls zu einer signifikanten Wissenszunahme über Neuroleptika und zu
einer deutlich verbesserten Compliance geführt (Eckman et al. 1990;
Abb. 4).

Psychoedukative Angehörigenarbeit

Die bisher vorgestellten Typen von Rehabilitationsprogrammen haben ihre
Verdienste, befriedigen aber nur teilweise; manche theoretischen Ansätze
stehen unverbunden nebeneinander und lassen die Beziehung zu einer über-
greifenden Theorie vermissen.

„The state of the cognitive rehabilitative art is one of multiple discrete
trials of unrelated interventions; the literature as a whole reflects several
independent movements with little common direction", kommentiert Corrigan.

Von psychodynamischer Seite wird die Vernachlässigung affektiver
Aspekte und die Dominanz der behavioristischen Interventionen, v.a. der
laborgestützten elementaren Trainingsprogramme kritisiert (Mundt, münd-
liche Mitteilung).

---

[2] Die Module „Selbstmanagement der Medikation" und „Symptombewältigung" wurden
in Bern von Brenner und Mitarbeitern ins Deutsche übersetzt und an europäische Verhältnisse angepaßt.

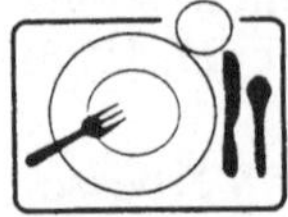

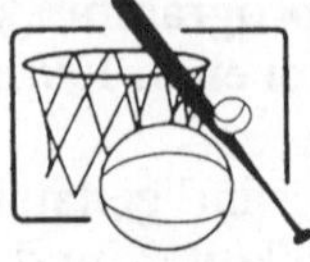

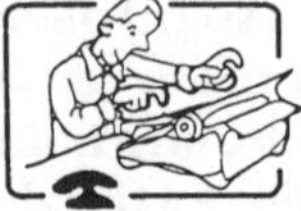

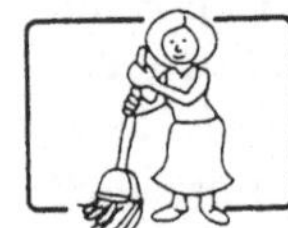

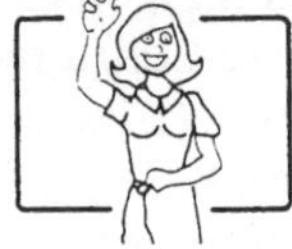

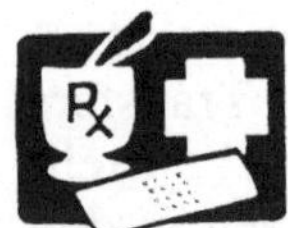

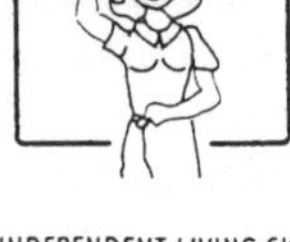

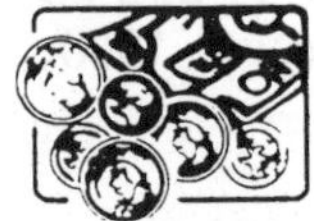

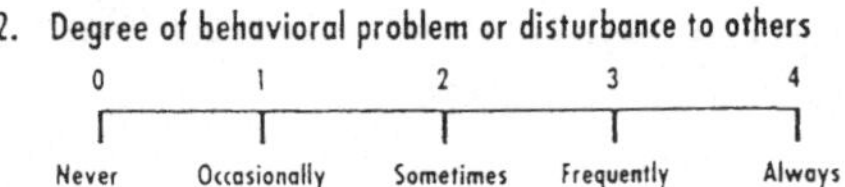

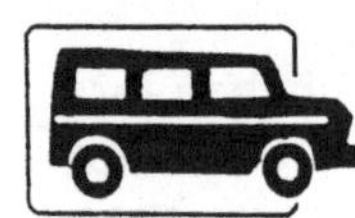

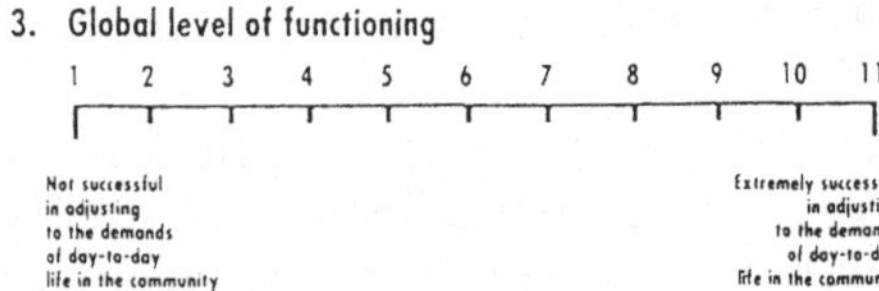

Abb. 3. Independent Living Skills Survey (Brenner et al. 1990a)

Eine theoretisch noch nicht überzeugend gelöste Verknüpfung affektiver
und kognitiver Behandlungsansätze (einen bemerkenswerten Versuch ihrer
theoretischen Begründung hat Ciompi 1982 unternommen) müßte auch auf
Motivation, Antriebslage und biografische Situation des Kranken ausdrücklich Bedacht nehmen. Hier führt nun der Einbezug der Angehörigen in den
Rehabilitationsprozeß weiter.

Wahrscheinlich wird die Wirksamkeit von kognitiven und Social-skills-
Interventionen durch ihre Kombination mit edukativen Familienprogram-
men verbessert. Dabei scheint die Angehörigenarbeit allein für einen größeren Teil der Patienten mehr Vorteile zu bieten als z.B. das isolierte Training
sozialer Fertigkeiten, und zwar, Hogarty (1986) zur Folge, aus 2 Gründen:

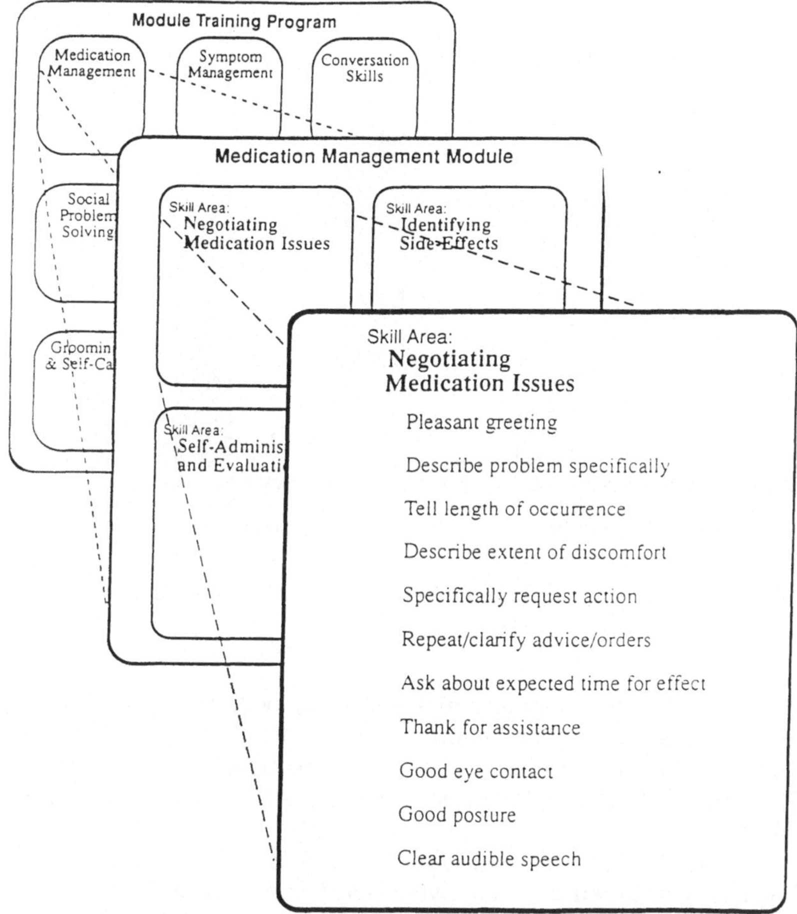

Abb. 4. Modular Training Program Structure (Roder et al. 1990)

1. Sie gewinnt auf dem Weg familiärer Beziehung mehr Patienten für eine Behandlung; 2. Sie vermag die hohe Rate von „expressed emotion" in der Familie deutlich zu reduzieren, was auch zu niedrigeren Rückfallraten der Patienten beiträgt, v.a. bei weitergeführter Neuroleptikabehandlung (Hogarty u. Anderson 1986; Falloon et al. 1982; Falloon et al. 1990).

Nach einer Blüte der psychodynamisch-analytisch orientierten Familientherapie in den 50er und 60er Jahren verlagerte sich das Interesse in den folgenden Jahrzehnten mehr und mehr auf einen psychoedukativen Ansatz („therapeutische Gruppenarbeit" mit Angehörigen schizophrener Patienten. Goldstein 1981; Buchkremer u. Rath 1989). Dabei wird das Schwergewicht auf gemeinsames Problemlösen gelegt, wodurch sich die Rolle der Angehörigen von den hypostasierten „Verursachern" der Psychose mehr zu „Verbündeten" des Arztes und des Patienten verschiebt. Der pädagogische

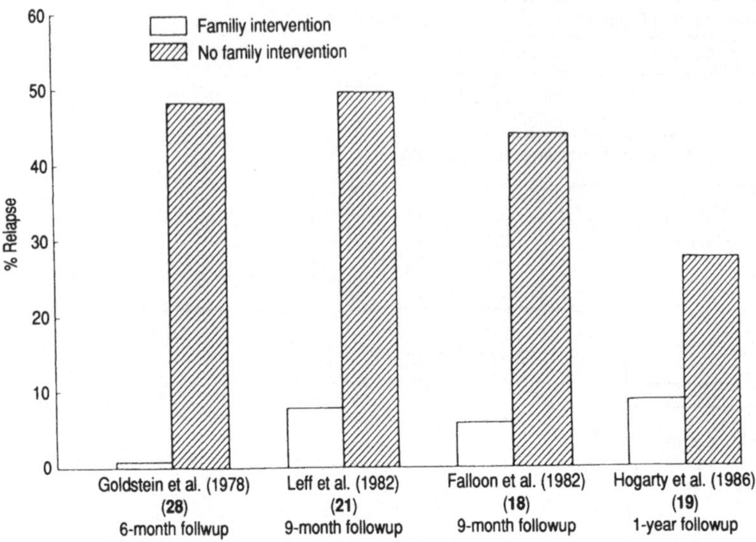

Abb. 5. Rezidivraten schizophrener Patienten in 4 Familientherapiestudien (Goldstein 1989)

Ansatz arbeitet nicht mit analytischen Deutungen oder Interpretationen, sondern mit Informationen über Phänomenologie, Prognose, Modelle von Ätiologie und Verlauf sowie über den Sinn der angebotenen Behandlungsformen (Goldstein 1989). Die Ergebnisse solcher Arbeit sind vielversprechend (Abb. 5).

Die Gründe für die bessere rezidivprophylaktische Wirkung des kombinierten Vorgehens scheinen in einem Synergieeffekt zu liegen: Die über die Krankheit genauer aufgeklärte Familie wendet sich gelassener und vorurteilsfreier dem Patienten zu, unterstützt ihn gezielter in seinen Problemlöseversuchen, reduziert dadurch dessen Neigung zu emotionalen Überreaktionen und kümmert sich nachdrücklicher um die Einhaltung der Medikation.

Umgang mit Früh- und Warnsymptomen

Die letzten Jahre lassen ein gesteigertes Interesse an der systematischen Erarbeitung episodenpräventiver Maßnahmen in der Schizophreniebehandlung erkennen. Dies wird durch verschiedene Erkenntnisse begünstigt: Aus Langzeitkatamnesestudien war bekannt geworden, daß ein erheblicher Teil der Schizophrenen einen wellenförmigen Krankheitsverlauf zeigt. Das Vulnerabilitätsmodell hat die Schizophrenie als eine in Episoden verlaufende Störung, nicht als eine chronische Krankheit zu sehen gelehrt (Zubin 1986). Damit rückt das Phänomen der Exazerbation und der abgrenzbaren Krankheitsphasen in den Blickpunkt. Unter neuroleptischer Dauermedikation stehende Patienten entwickeln in einem beunruhigenden Prozentsatz Spätdyskinesien. Es lag nahe, diese Gefahr durch eine intermittierende Medikation zu reduzieren, d.h. die Neuroleptika nur beim Auftreten psychotischer Symptome zu verabreichen, somit also Frühsymptome gezielt zu behandeln.

Untersuchungen über den psychotischen Dekompensationsprozeß (Conrad 1958; Chapman 1966; Docherty, van Kammen et al. 1978; Herz u. Melville 1980; Marder et al. 1984) ließen auch bei Wiedererkrankungsphasen Frühsymptome erkennen, die von den Patienten selbst und ihren Angehörigen als Warnsignale eines Rückfalls (McCandless-Glimscher et al. 1986; Böker 1986) wahrgenommen werden. Anknüpfend an die Erfahrungen des Patienten mit Beginn und Verlauf seiner Erkrankungsphasen sowie an seine eigenen Hypothesen zur Psychoseauslösung, erweitert durch Informationen über Ätiologie und verlaufsbeeinflussende Faktoren, erarbeiteten Buchkremer u. Fiedler (1987) in einer „kognitiven Therapie" für jeden der beteiligten 21 Patienten einen individuellen „Krisenplan" mit dem Ziel, Symptome eines nahenden Rezidivs frühzeitig zu erkennen und besser damit umzugehen. Ein Jahr nach dieser Therapie zeigten die derart behandelten Patienten geringere Rückfallraten und kürzere Krankenhausverweildauern als Patienten einer handlungsorientierten Therapiegruppe und einer Kontrollgruppe. Zwei Jahre danach fand sich bei ihnen eine signifikant schwächere Ausprägung des AMDP-„Apathie"syndroms.

Die Erfahrung, daß die einem Rückfall vorausgehende Prodromalphase sich gewöhnlich über mehrere Tage hinzieht, in denen die meisten Patienten noch genug Realitätsbezug behalten, um an einer Frühbehandlung mitwirken zu können, veranlaßte die Arbeitsgruppe um Herz, ein frühes Interventionsprogramm aus (intermittierender) neuroleptischer Medikation, Krisenberatung und edukativer Familienarbeit zu entwickeln (Herz et al. 1989a, b). Dieser multimodale Ansatz illustriert die oben ausgeführten Vorteile einer kombinierten Rehabilitationsmethode, die sich aber stärker noch auf die Mitwirkung von Patient und Angehörigen abstützt.

An dieser Stelle ist schließlich auch auf das Liberman-Modul „Umgang mit Symptomen" (Symptommanagement) hinzuweisen.

Vermittlung von Störungsbewußtsein und Krankheitskonzepten

Gerade die Wahrnehmung und Bewältigung von Frühsymptomen mag als Beispiel für eine integrative Rehabilitationsstrategie gelten, welche nicht nur kognitive (instrumentelle), sondern auch emotionale (motivationale) Zugänge zur Langzeitbehandlung verwirklicht, und zwar auf psychosozialem und pharmakologischem Wege. Das „Miteinander und die Wechselwirkung kognitiver und psychodynamischer Faktoren" (Hartwich 1987) wird durch die heute immer ausdrücklicher angestrebte verantwortliche Mitarbeit des Patienten selbst programmatisiert. Eine notwendige Voraussetzung für eine solche anspruchsvolle Zielsetzung ist eine zumindest teilweise Einsicht des Patienten in seine schizotrope Vulnerabilität und Rückfallgefährdung. Sie fehlt bei sehr vielen schizophrenen Kranken (Heinrichs et al. 1985; Amador et al. 1991; Takai et al., in Vorbereitung). Studien zu diesem Thema zeigen, daß Mangel an Krankheitsgefühl, Mangel an Krankheitseinsicht und Ablehnung einer Behandlung in enger Beziehung stehen (Linden 1982).

Wiederum ist hier eine genaue Information von Patient und Angehörigen über die Krankheit Schizophrenie von Nutzen. Nach Falloon (1984) ist z.B. die Medikamentencompliance signifikant verknüpft mit dem Wissensstand des Kranken über die Psychose. Dazu muß ihm die Wirkungsweise und der Sinn einer Langzeitmedikation in bezug auf Rückfallverhütung detailliert erklärt werden (Beck 1988).

Wie schon das Medikamentenmodul des Liberman-Programms zeigte, eignen sich die Umstände der Neuroleptikabehandlung gut als pädagogischen Einstieg in eine konzeptvermittelnde Arbeit mit Schizophrenen. Zu diesem Zweck wurden vielerorts ambulant oder stationär behandelte Patienten zu „Medikamentengruppen" zusammengefaßt (Cohen et al. 1981; Lelord 1987; Larkin 1982; Boczokowski et al. 1985), in denen ein „psychoedukatives Medikamententraining" (Lemke et al. 1990) angeboten bzw. ein „eigenverantwortlicher Umgang mit Medikamenten" (Brenner et al. 1988) gelehrt wird. Ganz im Sinne episodenpräventiver Zielsetzungen wird dadurch wahrscheinlich auch die Sensibilität der Kranken für Frühsymptome psychotischer Rezidive im Sinne eines „Monitorings" von Befindensschwankungen geschärft.

Süllwold u. Herrlich haben 1990 über erste Ergebnisse eines Konzeptvermittlungsprojektes bei 40 schizophrenen Patienten berichtet. Ziel ist der Aufbau eines angstfreien Selbstbildes und eines funktionalen Krankheitsverständnisses. Psychotische Symptome sollen als zeitweilige Dekompensationen einer basalen Vulnerabilität, Denkstörungen z.B. als Überlastungsreaktion bei überstarker Stimulation verständlich gemacht werden. Von 28 nach durchschnittlich zweieinhalb Jahren nachuntersuchten Patienten zeigten 25 „volle Krankheitseinsicht", 3 Patienten „teilweise Einsicht".

Nutzung von Copingmöglichkeiten und partnerschaftliche Stabilisierungsarbeit – ein Ausblick

Nicht zuletzt aufgrund von Erfahrungen bei der Anwendung der oben skizzierten Rehabilitationsprogramme, namentlich aber der wachsenden Erkenntnisse über vielfältige Bewältigungsanstrengungen der Kranken selbst (Übersicht bei Böker u. Brenner 1983; Böker 1986; Wiedl u. Schöttner 1987) hat sich unser Bild von der Person des Schizophrenen gewandelt: Im entscheidenden Gegensatz zu Auffassungen der älteren Psychiatrie gilt es uns heute nicht mehr als der „ohnmächtig Betroffene", als das passive Opfer eines unerbittlich fortschreitenden Krankheitsprozesses.

Das weithin anerkannte Vulnerabilitäts-/Streß-Copingmodell (Zubin u. Spring 1977; Strauss u. Carpenter 1981; Ciompi 1982; Nuechterlein u. Dawson 1984; Brenner 1986) hat mannigfaltige Interventionsansätze theoretisch fundiert, die nicht nur für die professionellen Therapeuten, sondern gerade auch für die Patienten und ihre Angehörigen aktive und fruchtbare Formen der Zusammenarbeit eröffnen.

Die Berner Arbeitsgruppe hat wiederholt herausgestellt, daß Copingstrategien schizophrener Patienten als Ansatzpunkte für therapeutische Interventionen nutzbar gemacht werden sollten. Im selbstbeobachtenden und selbstkontrollierenden Umgang mit subjektiv erlebbaren Basisstörungen sowie wahrgenommenen Frühsymptomen einer präpsychotischen Krise liegt eine noch unausgeschöpfte Quelle rehabilitativer Möglichkeiten. Die „individuumzentrierte kompensatorische Psychotherapie" von Süllwold u. Herrlich (1990) kann als Beispiel für einen notwendigen Brückenschlag zwischen kognitiven, psychagogischen und psychodynamischen Therapieansätzen dienen. Sie eröffnet dem Verständnis des Kranken einen Zugang zu einer Vielzahl ihn bisher beunruhigend unverständlicher Symptome und Behinderungen, erweitert und ermutigt seine Handlungskompetenz und verknüpft ihn auf neue Weise mit den Menschen seiner Umgebung.

Fassen wir zusammen: Von der diversifizierten kognitiven Übungsbehandlung basaler Störungen der Informationsverarbeitung über die Bewältigung produktiver Symptome, dem Training sozialer Fähigkeiten, den Bemühungen einer edukativen Familienarbeit bis zum episodenpräventiven Monitoring von frühen Warnsymptomen präpsychotischer Debalancierungen spannt sich der weite Bogen einer langfristig durchzuhaltenden integrativen Stabilisierungsarbeit.

Gelingt der Aufbau einer vertrauensvollen Beziehung aller Betroffenen, vermag der Kranke seine schizotrope Vulnerabilität anzunehmen und im Geiste eines „collaborative empiricism" (Perris 1989) in immer neuen Bemühungen „das Beste daraus zu machen", dann kann eine „Behandlungspartnerschaft" (Böker 1990a, c; Katschnig u. Konieczna 1989) erwachsen, die von der eher resignativen Therapeutik früherer Generationen in eine optimistischere Zukunft führen mag. Dies wird allerdings nur gelingen, wenn die verschiedenen Behandlungsansätze in ein Netzwerk sozialer Ressourcen eingebunden bleiben, die auch den existentiellen Bedürfnissen des Kranken nach Wohnen, geschützten Arbeitsplätzen und Freizeitangeboten Rechnung tragen.

Literatur

Amador XF, Strauss DH, Yale SA, Gorman JM (1991) Awareness of illness in schizophrenia. Schizophr Bull 17:113−132

Armstrong HE, Tracy JJ, Rock DL, Hays VL (1982) The Life Skills Program: a psychoeducational approach to psychiatric day care. Int J Part Hosp 1:141−149

Ayllon T, Azrin NH (1968) The token economy: a motivational system for therapy and rehabilitation. Appleton Century Crofts, New York

Beck JC (1988) Determining competency to assent to neuroleptic drug treatment. Hosp Community Psychiatry 39:1106−1108

Bellack AS, Hersen M (1978) Chronic psychiatric patients: Social skills training. In: Hersen M, Bellack AS (eds) Behavior therapy in the psychiatric setting. Williams & Wilkins, Baltimore

Bellack AS (1986) Das Training sozialer Fertigkeiten zur Behandlung chronisch Schizophrener. In: Böker W, Brenner HD (Hrsg) Bewältigung der Schizophrenie. Huber, Bern Stuttgart Toronto

Bellack AS, Mueser KT, Morrison RL, Tierney A, Podell K (1990) Remediation of cognitive deficits in schizophrenia. Am J Psychiatry 147:1650—1655

Bick PA, Kinsbourne M (1987) Auditory hallucinations and subvocal speech in schizophrenic patients. Am J Psychiatry 144:222—225

Boczkowski JA, Züchner A, DeSanto N (1985) Neuroleptic compliance among chronic schizophrenic outpatients: an intervention outcome report. J Com Clin Psychol 53:666—671

Böker W, Brenner HD (1983) Selbstheilungsversuche Schizophrener. Psychopathologische Befunde und Folgerungen für Forschung und Therapie. Nervenarzt 54:578—589

Böker W (1986) Zur Selbsthilfe Schizophrener: Problemanalyse und eigene empirische Untersuchungen. In: Böker W, Brenner HD (Hrsg) Bewältigung der Schizophrenie. Huber, Bern Stuttgart Toronto

Böker W, Brenner HD, Würgler S (1989) Vulnerabilitätsverbundene Defizienzen, Psychopathologie und Bewältigungsverhalten bei Schizophrenen und deren Angehörigen. In: Böker W, Brenner HD (Hrsg) Schizophrenie als systemische Störung. Huber, Bern Stuttgart Toronto

Böker W (1990a) Patient, Angehörige und Arzt auf dem Weg zu einer Behandlungspartnerschaft. Nervenarzt 61:565—568

Böker W, Brenner HD, Corrigan P, Hodel B, Roder V (1990b) Integrated psychological therapy in schizophrenia: present results and future directions. Paper, International Conference „Schizophrenia 1990: Poised for Discovery", July 15—18, 1990, Vancouver/ Canada

Böker W (1990c) Möglichkeiten partnerschaftlicher Stabilisierungsarbeit mit Schizophrenen im Lichte der Bewältigungsforschung. Vortrag III. Internationals Schizophrenie-Symposium Bern: „Transaktionale Prozesse in Entstehung und Verlauf schizophrener Störungen", Bern, 4.—6. Oktober 1990

Brenner HD, Stramke WG, Mewes J, Liese F, Seeger G (1980) Erfahrungen mit einem spezifischen Therapieprogramm zum Training kognitiver und kommunikativer Fähigkeiten in der Rehabilitation chronisch schizophrener Patienten. Nervenarzt 51:106—112

Brenner HD (1986) Zur Bedeutung von Basisstörungen für Behandlung und Rehabilitation. In: Böker W, Brenner HD (Hrsg) Bewältigung der Schizophrenie. Huber, Bern Stuttgart Toronto

Brenner HD, Hodel B, Kube G, Roder V (1987) Kognitive Therapie bei Schizophrenen: Problemanalyse und empirische Ergebnisse. Nervenarzt 58:72—83

Brenner HD, Waldvogel D, Wäber M, Ambühl B (1988) Therapieprogramm zum eigenverantwortlichen Umgang mit Medikamenten bei chronisch psychisch Kranken. Swiss Med 10, 11a:15—20

Brenner HD, Dencker SJ, Goldstein MJ, Hubbard JW, Keegan DL, Kruger G, Kulhaneck F, Liberman RP, Malm U, Midha KK (1990a) Defining treatment refractoriness in schizophrenia. Schizophr Bull 16:551—561

Brenner HD, Krämer S, Hermanutz M, Hodel B (1990b) Cognitive treatment in schizophrenia. In: Straube ER, Hahlweg K (eds) Schizophrenia: concepts, vulnerability and intervention. Springer, Berlin Heidelberg New York Tokyo

Brenner HD, Hodel B, Roder V, Corrigan P (1991) Treatment of cognitive dysfunctions and behavioral deficits in schizophrenia. Schizophr Bull

Buchkremer G, Fiedler P (1987) Kognitive versus handlungsorientierte Therapie. Vergleich zweier psychotherapeutischer Methoden zur Rezidivprophylaxe bei schizophrenen Patienten. Nervenarzt 58:481—488

Buchkremer G, Rath N (1989) (Hrsg) Therapeutische Arbeit mit Angehörigen schizophrener Patienten. Huber, Bern Stuttgart Toronto

Chadwick PDJ, Lowe CF (1990) Measurement and modification of delusional beliefs. J Consult Clin Psychol 58:225–232

Chapman J (1966) The early symptoms of schizophrenia. Br J Psychiatry 112:225–251

Ciompi L (1982) Affektlogik. Über die Struktur der Psyche und ihre Entwicklung. Ein Beitrag zur Schizophrenieforschung. Klett, Stuttgart

Cohen M, Amdeer MA (1981) Medication group for psychiatric patients. Am J Nursing 2:343–345

Conrad K (1958) Die beginnende Schizophrenie. Versuch einer Gestaltanalyse des Wahns. Thieme, Stuttgart

Corrigan P, Storzbach D (1992) Cognitive rehabilitation of schizophrenia (in press)

Davison GC (1966) Differential relation and cognitive restructuring in therapy with a „paranoid schizophrenic" or „paranoid state". Proceeding of the 74th Annual Convention of the American Psychological Association 1:177–178

Docherty JP, van Kammen DP, Siris SG, Marder SR (1978) Stages of onset of schizophrenic psychosis. Am J Psychiatry 135:420–426

Eckman TA, Liberman RP, Phipps CC, Blair KE (1990) Teaching medication management skills to schizophrenic patients. J Clin Psychopharmacol 10:33–38

Falloon IRH (1984) Developing and maintaining adherence to long-term drug-taking regimens. Schizophr Bull 10:412–417

Falloon IRH, Boyd JL, McGill CW, Razoni J et al. (1982) Family management in the prevention of exacerbations of schizophrenia. N Engl J Med 306:1437–1444

Falloon IRH, Hahlweg K, Tarsier N (1990) Family interventions in the community management of schizophrenia: methods and results. In: Straube ER, Hahlweg K (eds) Schizophrenia – concepts, vulnerability and intervention. Springer, Berlin Heidelberg New York Tokyo

Gjerde PF (1983) Attentional capacity dysfunction and arousal in schizophrenia. Psychol Bull 93:57–72

Goldberg TE, Weinberger DR, Berman KF, Pliskin NH, Podd M (1987) Further evidence for dementia of the prefrontal type in schizophrenia? A controlled study of teaching the Wisconsin Card Sorting Test. Arch Gen Psychiatry 44:1008–1014

Goldstein MJ (1981) Family therapy during the aftercare treatment of acute schizophrenia. In: Lansky MR (ed) Family therapy and major psychopathology. Grune & Stratton, New York

Goldstein MJ (1989) Psychosocial treatment of schizophrenia. In: Schulz SC, Tamminga CA (eds) Schizophrenia: scientific progress. Oxford University Press, New York Oxford

Green MF, Satz P, Vaclav JF (1990) Teaching the Wisconsin Card Sorting Test to schizophrenic patients. Arch Gen Psychiatry 47:91–92

Green MF, Kinsbourne M (1992) Subvocal activity and auditory hallucinations: clues for behavioral treatments? Schizophr Bull

Häfner H (1988) Rehabilitation Schizophrener. Ergebnisse eigener Studien und selektiver Überblick. Z Klin Psychol 3:187–209

Harrow M, Marsin-Kettering I, Miller JG (1989) Impaired perspectives and thought pathology in schizophrenic and psychotic disorders. Schizophr Bull 15:605–623

Hartwich P (1987) Ätiologie der Schizophrenien, kognitive Gesichtspunkte. In: Kisker KP, Lauter H, Meyer J-E, Müller C, Strömgren E (Hrsg) Psychiatrie der Gegenwart 4, 3. Aufl. Springer, Berlin Heidelberg New York Tokyo

Heaton RK (1981) Wisconsin Card Sorting Test Manual. Psychological Assessment Resources, Odessa

Heinrich DW, Cohen BP, Carpenter WT Jr (1985) Early insight and the management of schizophrenic decompensation. J Nerv Ment Dis 173:133–138

Hell D (1988) Angehörigenarbeit und Schizophrenieverlauf. Nervenarzt 59:66–72

Hermanutz M, Gestrich J (1987) Kognitives Training mit Schizophrenen. Nervenarzt 58:91–96

Herz MI, Melville C (1980) Relapse in schizophrenia. Am J Psychiatry 137:801–805

Herz MI, Glaser W, Mirza M, Mostert M, Hafez H et al. (1989a) Intermittent medication in schizophrenia: a preliminary report. In: Schulz SC, Tamminga CA (eds) Schizophrenia: scientific progress. Oxford University Press, New York Oxford

Herz MI, Glazer W, Mirza M, Mostert M, Hafez H et al. (1989b) Die Behandlung prodromaler Episoden zur Prävention von Rückfällen in der Schizophrenie. In: Böker W, Brenner HD (Hrsg) Schizophrenie als systemische Störung. Huber, Bern Stuttgart Toronto

Hodel B, Roder V, Brenner HD (1991) Das Integrierte Psychologische Therapieprogramm für schizophrene Patienten (IPT). Swiss Med

Hogarty GE, Anderson C (1986) Eine kontrollierte Studie über Familientherapie, Training sozialer Fertigkeiten und unterstützende Chemotherapie in der Nachbehandlung Schizophrener: Vorläufige Effekte auf Rezidive und Expressed Emotion nach einem Jahr. In: Böker W, Brenner HD (Hrsg) Bewältigung der Schizophrenie. Huber, Bern Stuttgart Toronto

Hubschmid T (1985) Von der Familientherapie zur Angehörigenarbeit oder vom therapeutischen zum präventiv-rehabilitativen Paradigma in der Schizophreniebehandlung. Fortschr Neurol Psychiatry 53:117−122

Karras A (1962) The effects of reinforcement and arousal on the psychomotor performance of chronic schizophrenics. J Abnorm Psychol 65:104−111

Karras A (1968) Choice reaction time of chronic and acute psychiatric patients under primary and secondary aversive stimulation. Br J Soc Clin Psychol 7:270−279

Katschnig H, Konieczna T (1989) Was ist in der Angehörigenarbeit wirksam? − Eine Hypothese. In: Böker W, Brenner HD (Hrsg) Schizophrenie als systemische Störung. Huber, Bern Stuttgart Toronto

Kazdin AE (1977) The token economy: a review and evaluation. Plenum Press, New York London

Koh SD, Kayton L, Peterson RA (1976) Affective encoding and consequent remembering in schizophrenic young adults. J Abnorm Psychol 85:156−166

Koh SD, Grinker RR, Marusarz TW, Forman PL (1981) Affective memory and schizophrenic anhedonia. Schizophr Bull 7:292−303

Krämer S, Sulz KHD, Schmid R, Lässle R (1987) Kognitive Therapie bei standardversorgten schizophrenen Patienten. Nervenarzt 58:84−90

Larkin AR (1982) What's a medication group? J Psychosoc Nur Ment Health Serv 20:35−37

Larsen S, Fromholt P (1976) Mnemonic organization and free recall in schizophrenics. J Abnorm Psychol 85:61−65

Lelord F (1987) Une nouvelle approche du patient schizophrène et du traitement neuroleptique: le groupe-médicament (medication management). Ann Psychiatr 2:301−306

Lemke R, Hornung WP, Bruns K, Buchkremer G (1990) Psychoedukatives Medikamententraining für ambulante schizophrene Patienten. Paper, International Conference „Schizophrenia 1990: Poised for Discovery", July 15−18, 1990, Vancouver/Canada

Liberman RP, Massel HK, Mosk MD, Wong SE (1982) Social skills training for chronic mental patients. Hosp Community Psychiatry 36:396−403

Liberman RP, Jacobs HE, Boone SE et al. (1986) Fertigkeitentraining zur Anpassung Schizophrener an die Gemeinschaft. In: Böker W, Brenner HD (Hrsg) Bewältigung der Schizophrenie. Huber, Bern Stuttgart Toronto

Liberman RP, Wallace C (1990) Neuere Entwicklungen des Trainings sozialer Fertigkeiten für chronisch psychisch Kranke. In: Olbrich R (Hrsg) Therapie der Schizophrenie. Kohlhammer, Stuttgart

Linden M (1982) Die Veränderung von Krankheitsmodell und Compliance bei schizophrenen Patienten. In: Helmchen H, Linden M, Rüger K (Hrsg) Psychotherapie in der Psychiatrie. Springer, Berlin Heidelberg New York

Lowe CF, Chadwick PDJ (1990) Verbal control of delusions. Behav Ther 21:461−480

Marder S, Mintz J, Van Putten T (1984) Prodromal signs of relapse in schizophrenia. Paper, Annual Meeting of the American Psychiatric Association, May 5−11, Los Angeles

McCandless-Glimcher L, McKnight S, Hamera E et al. (1986) Use of symptoms by schizophrenics to monitor and regulate their illness. Hosp Community Psychiatry 37:929−933

Meichenbaum DH, Cameron R (1973) Training schizophrenics to talk to themselves: a means of developing attentional controls. Behav Ther 4:515−534

Meiselman KC (1973) Broadening dual modality cue utilization in chronic nonparanoid schizophrenia. J Consult Clin Psychol 41:447−453

Milton F, Patwa VK, Hafner RS (1978) Confrontation vs. belief modifications in persistently deluded patients. Br J Med Psychol 51:127−130

Mussgay L, Olbrich R (1988) Trainingsprogramme in der Behandlung kognitiver Defizite Schizophrener. Eine kritische Würdigung. Z Klin Psychol 4:341−353

Nuechterlein KH, Dawson ME (1984) A heuristic vulnerability/stress model of schizophrenic episodes. Schizophr Bull 10:300−312

Nuechterlein KH (1987) Vulnerability models for schizophrenia: State of the art. In: Häfner H, Gattaz WF, Janzarik W (eds) Search for the causes of schizophrenia. Springer, Berlin Heidelberg New York Tokyo

Perris C, Blackburn IM, Perris H (1988) (eds) Cognitive psychotherapy. Springer, Berlin Heidelberg New York Tokyo

Perris C (1989) Cognitive therapy with schizophrenic patients. Guilford, London

Roder V, Eckman TA, Brenner HD, Kienzle N, Liberman RP (1990) Behavior therapy. In: Herz MI, Keith SJ, Docherty JP (eds) Handbook of schizophrenia, vol 4. Elsevier, Amsterdam New York Oxford

Roder V (1990) Evaluation einer kognitiven Schizophrenietherapie. In: Kühne GE, Brenner HD, Huber G (Hrsg) Kognitive Therapie bei Schizophrenen. Fischer, Jena

Roder V, Brenner HD, Kienzle N, Hodel B (1988) Integriertes Psychologisches Therapieprogramm für schizophrene Patienten (IPT). Psychologie Verlags Union, München Weinheim

Rosenbaum G, Mackavey WR, Grisell JL (1957) Effects of biological and social motivation on schizophrenic reaction times. J Abnorm Soc Psychol 54:364−368

Spaulding W, Storms L, Goodrich V, Sullivan M (1986) Application of experimental psychopathology in psychiatric rehabilitation. Schizophr Bull 12:560−577

Spaulding W, Garbin CP, Crinean W (1989) Die logischen und psychometrischen Voraussetzungen für eine kognitive Therapie der Schizophrenie. In: Böker W, Brenner HD (Hrsg) Schizophrenie als systemische Störung. Huber, Bern Stuttgart Toronto

Spring B, Lemon M, Fergeson R (1990) Vulnerabilities to schizophrenia: Information-processing markers. In: Straube ER, Hahlweg K (eds) Schizophrenia − concepts, vulnerability, and intervention. Springer, Berlin Heidelberg New York Tokyo

Strauss JS, Carpenter WT (1981) Schizophrenia. Plenum Press, New York

Süllwold L (1977) Symptome schizophrener Erkrankungen. Uncharakteristische Basisstörungen. Springer, Berlin Heidelberg New York

Süllwold L, Herrlich J (1990) Psychologische Behandlung schizophren Erkrankter. Kohlhammer, Stuttgart Berlin Köln

Süllwold L, Herrlich J (1990) Vermittlung eines Krankheitskonzeptes als Therapieziel bei schizophren Erkrankten. Vortrag III. Internationales Schizophrenie-Symposium Bern „Transaktionale Prozesse in Entstehung und Verlauf schizophrener Störungen". Bern, 4.−6. Oktober 1990

Takai A, Uematsu M, Ueki H, Sone K, Kaiya H (1991) Insight and its related factors in chronic schizophrenic patients: a preliminary study

Wagner BR (1968) The training of attending and abstracting responses in chronic schizophrenia. J Exp Res Pers 3:77−88

Wiedl KH, Schöttner B (1987) Die Bewältigung einer schizophrenen Erkrankung. Theoretische Perspektiven, empirische Befunde und weiterführende Forschungsansätze. Forschungsbericht aus dem Forschungsbereich Psychologie der Universität Osnabrück 61, Osnabrück

Wittling W (1980) (Hrsg) Handbuch der Klinischen Psychologie, Bd 5. Therapiegestörten Verhaltens. Hoffmann & Campe, Hamburg

Zubin J, Spring B (1977) Vulnerability − a new view of schizophrenia. J Abnorm Psychol 86:103−126

Zubin J (1986) Mögliche Implikationen der Vulnerabilitätshypothese für das psychosoziale Management der Schizophrenie. In: Böker W, Brenner HD (Hrsg) Bewältigung der Schizophrenie. Huber, Bern Stuttgart Toronto

Diskussion zum Vortrag von Prof. Dr. Böker

Priv.-Doz. Dr. Linden

Wie wird die Wirksamkeit der IPT derzeit beurteilt? Die publizierten Ergebnisse sind ja nicht einheitlich.

Prof. Dr. Böker

Die wesentlichen Studien zur IPT stammen von Brenner et al. (1987, 1990), Kremer et al. (1987) sowie Hermanntz et al. (1987). Diese Studien sind sich darüber einig, daß die IPT weniger erfolgreich ist als erwartet. Die Hoffnung der Initiatoren dieser Therapieform hat sich nur in Teilbereichen erfüllt.

Psychoedukative Interventionen zur Rezidivprophylaxe schizophrener Psychosen

W. P. Hornung und G. Buchkremer

Einleitung

Den Stellenwert psychoedukativer Verfahren in der Rückfallprophylaxe schizophrener Psychosen bemessen zu wollen, verlangt zunächst Klarheit über den Begriff Psychoedukation.

Gerade in jüngster Zeit wurde verschiedentlich versucht, diesen Begriff einzugrenzen und zu definieren. So versucht Barter (1984) eine Begriffsbestimmung, wenn er schreibt, Psychoedukation bedeute „the use of educational techniques, methods, and approaches to aid the recovery from the disabling effects of mental illness …". Goldman (1988) sieht in der Psychoedukation eine Form von „education or training of a person with a psychiatric disorder in subject areas that serve the goals of treatment and rehabilitation …". Er unterscheidet dabei streng zwischen edukativem Ansatz und eigentlicher Behandlung („treatment"), löst diese Trennung aber durch die Kreation des Kunstwortes „Tre-Ed-Re-tation" wieder auf, in welchem sich Treatment, Edukation und Rehabilitation zur Psychoedukation wiederfinden sollen. Hatfield (1988) kritisiert, daß jeder unter diesem Begriff etwas anderes verstehe, und meint, daß Psychoedukation lediglich auf den Nenner „education plus treatment" zu bringen sei, was begrifflich einerseits vage bleibe, andererseits aber alle hierunter verstandenen Vorgehensweisen zusammenfasse.

So hilfreich diese Definitionsversuche einerseits sind, so wenig sagen sie andererseits über die Inhalte psychoedukativer Interventionen aus. Daher scheint es sinnvoll, mehr von einem pragmatischen Standpunkt aus an diesen Komplex heranzugehen.

Psychoedukatives Vorgehen stellt keine eng begrenzte psychotherapeutische Methode dar, es meint auch nicht, daß nur bestimmte Techniken angewandt werden dürfen, schließt implizit jedoch gewisse (z.B. analytische) Psychotherapiemethoden aus. Dies ist einerseits historisch zu sehen, wurden die psychoedukativen Verfahren doch in Abgrenzung zu den psychodynamisch ausgerichteten Familientherapien entwickelt. Andererseits wird dabei dem Umstand Rechnung getragen, daß zur Rezidivprophylaxe bei schizophrenen Patienten gewisse Ziele vorgegeben werden müssen, die wiederum (bei einem vertretbaren Aufwand) am besten mit bestimmten Techniken erreicht werden können.

Empirischer Ausgangspunkt für psychoedukatives Handeln ist die Tatsache, daß durch die Einführung der Neuroleptika die Rückfallhäufigkeit bei schizophrenen Psychosen deutlich vermindert werden kann (vgl. Davis et al. 1980), ein 100%iger Schutz vor Rezidiven dadurch aber nicht erreicht wird (vgl. Hogarty 1984). Die Ergebnisse aus der Familien-, insbesondere der Expressed-emotion-Forschung (Brown u. Wing 1972; Vaughn u. Leff 1976), die Beachtung der für die Medikamentencompliance relevanten Faktoren (Hansell u. Willis 1977) und der das Copingverhalten beeinflussenden Variablen bestimmen maßgeblich die Ziele und Handlungsschritte der Psychoedukation. Theoretischer Hintergrund ist dabei das Vulnerabilitätsmodell von Zubin u. Spring (1977).

Im Grunde ist das, was psychoedukative Verfahren inhaltlich vermitteln, nicht völlig neu. Schon in der vorneuroleptischen Ära spielen bei der Psychotherapie Schizophrener Aufklärung und Information über Symptome und der Umgang damit eine gewisse Rolle. So führt Wyrsch (1945) aus, daß das therapeutische Prinzip in der Entlastung durch Ansprechen der Störungen und der Benennung der Symptome, unter denen der Patient leide, liege. Den Aspekt von Verhaltensaufbau und trainingsmäßigem Behandlungsangebot beschreiben auch bereits Bleuler (1923) und Mauz (1930). Während aber deren Empfehlungen empirischem Wissen entspringen und mehr allgemeine Richtlinien für den psychotherapeutischen Umgang mit dem Patienten sind, gibt es heute ausgearbeitete Therapiemethoden, deren Effizienz wissenschaftlich abgesichert ist.

Ziel der vorliegenden Arbeit ist es,
- einen vergleichenden Überblick über die verschiedenen psychoedukativen Verfahren und deren breite Anwendungsmöglichkeiten zu geben,
- die Effizienz von *patientenzentrierten* psychoedukativen Methoden aufzuzeigen und
- über erste Erfahrungen mit einem eigenen patientenzentrierten psychoedukativen Therapieansatz zu berichten.

Formen der Psychoedukation

Die Gemeinsamkeiten

Diese bestehen hinsichtlich gewisser Zielsetzungen und bestimmter inhaltlicher Schwerpunkte.

Therapieziele

Oberstes *Ziel* aller Verfahren ist die Verbesserung der Rückfallprophylaxe schizophrener Psychosen. Die Anzahl bzw. die Schwere psychotischer Manifestationen soll vermindert werden, in der Regel wird auch eine Reduktion der Rehospitalisierungsrate angestrebt. Ein weiteres gemeinsames Ziel ist die Verbesserung des Umgangs mit Krisensituationen. Hierunter fallen auch der Umgang mit psychotischen Frühsymptomen oder residualer Symptomatik sowie die Antizipation und Vermeidung von Über- bzw. Unterforderung.

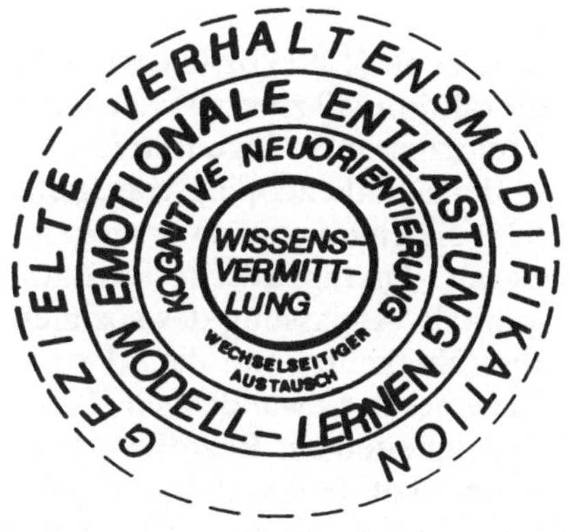

Abb. 1. Kernbestandteile psychoedukativer Interventionen

Therapieinhalte

Inhaltlich ist allen psychoedukativen Vorgehensweisen die *Information* („teaching") als zentraler Bestandteil gemeinsam (s. Abb. 1). Von Expertenseite werden Wissensinhalte über alle Aspekte der schizophrenen Erkrankung und deren Behandlung vermittelt. Dadurch, daß Wissenslücken bei den Betroffenen geschlossen werden, sollen Ängste abgebaut, Vorbehalte vermindert und damit neue Verhaltensweisen ermöglicht werden (Berkowitz et al. 1981).

Besonders im Rahmen von *Gruppenangeboten* gewinnen interaktionale Prozesse eine größere Bedeutung. Es kommt zu einer Rückmeldung zwischen gruppenleitenden Experten und Betroffenen, Austausch und Diskussion werden ermöglicht, worauf Creer u. Wing (1975) hinweisen. Die Beachtung der je individuellen Vorerfahrungen und Vorkenntnisse und das Eingehen auf die verschiedenen Ausgangspositionen sollen dazu führen, daß evtl. vorhandene unterschiedliche Krankheitsvorstellungen einander angepaßt werden (Cozolino u. Nuechterlein 1986). Damit wird nicht nur eine gemeinsame Arbeitsbasis geschaffen, sondern nach Tarrier u. Barrowclough (1986) darüber hinaus auch Einfluß auf das Verhalten der Betroffenen ausgeübt.

Durch den Austausch zwischen den Gruppenmitgliedern kann Isolierung überwunden werden, der einzelne bzw. der Familienverband emotional entlastet sowie modellhaftes Lernen initiiert werden.

Die Besonderheiten

Diesen quasi basalen Gemeinsamkeiten, die man als „edukativen Kern" bezeichnen kann, stehen aber auch *Unterscheidungsmerkmale* gegenüber. Während alle Verfahren auf die Rückfallprophylaxe abzielen, sind Unterschiede bezüglich weiterer nachgeordneter Ziele festzustellen.

Nachgeordnete Therapieziele
Geht es bei Falloon et al. (1982) und Berkowitz et al. (1981) bzw. Leff et al. (1986) vorwiegend darum, den familiären Interaktionsstil zu verbessern und die Emotionalität innerhalb der Familie zu reduzieren, so legen Snyder u. Liberman (1981) Wert auf die Verbesserung der Familiencopingstrategien. Goldstein et al. (1978) sowie Glick et al. (1985) zielen hingegen vorwiegend auf die Verbesserung der Streßverarbeitung ab. Therapeutischer Ansatzpunkt von Anderson et al. (1980) ist die optimale Anpassung des sozialen Netzwerks, die Optimierung von Problemlösefähigkeiten und die Klärung der emotionalen Familienatmosphäre. Buchkremer u. Lewandowski (1984) betonen darüber hinaus, daß es wichtig ist, Fähigkeiten zur Rezidivvorbeugung aufzuzeigen und zu entwickeln. Bei Tarrier et al. (1988), Stark (1988), Eckman et al. (1990), Bäuml et al. (1991) sowie in dem unten vorgestellten Programm (Hornung et al. 1989) geht es zusätzlich um die Verbesserung der Medikamenten*compliance* bei den Patienten. Training von sozialen Fertigkeiten oder Problemlösefähigkeiten durch die Patienten stellen in anderen Therapieprogrammen, z.B. bei Liberman et al. (1986), Buchkremer u. Lewandowski (1988) oder Buchkremer et al. (1989), weitere wichtige Teilziele dar.

Additive psychotherapeutische Methoden
Jenseits der Edukation, also der auf Informationsvermittlung begründeten helfenden Erziehung, beginnen spezielle psychotherapeutische Verfahren. Diese sind individuen-, angehörigen- bzw. familienzentriert. Durch ihre Anwendung soll der Umgang mit spezifischen Behinderungen, krankheitsbedingten Einschränkungen, schizophrenen Symptomen, drohenden Rezidiven, Medikamenten oder psychosozialen Hilfseinrichtungen geübt bzw. verbessert werden. Sie bedienen sich in unterschiedlicher Kombination vorwiegend verhaltenstherapeutischer Techniken. Dabei umfassen sie – mit unterschiedlicher Gewichtung – die gesamte Bandbreite von übenden handlungsorientierten bzw. verhaltensaufbauenden Verfahren (z.B. Liberman et al. 1986; Anderson et al. 1980; Falloon et al. 1981) bis zu kognitiv ausgerichteten, problem- respektive krisenorientierten Ansätzen (Goldstein et al. 1978; Buchkremer u. Lewandowski 1984).

Unterschiede betreffen darüber hinaus das Setting der Therapieangebote.

Rahmenbedingungen
Psychoedukative Maßnahmen können beginnen, während die Patienten noch stationär behandelt werden, um dann in der ambulanten Behandlungszeit weiterzulaufen (Falloon et al. 1982; Bäuml et al. 1991). Teilweise werden sie auch ausschließlich für stationär behandelte Schizophrene oder deren Angehörige angeboten, wie Pilsecker (1981) oder Glick et al. (1985) zeigen. Gleichermaßen kann sich eine psychoedukative Intervention an ausschließlich ambulante Patienten richten, was Hogarty et al. (1986) und Buchkremer u. Fiedler (1987) beispielsweise darstellen, oder an eine diesbezügliche gemischte Gruppe wie bei Eckman et al. (1990).

Manche Arbeitsgruppen beschränken sich auf chronisch Kranke, wie z.B. Eckman et al. (1990), andere (Goldstein et al. 1978; Cozolino u. Nuechterlein 1986) nehmen auch oder sogar überwiegend ersterkrankte schizophrene Patienten mit auf.

Psychoedukative Sitzungen können zu Hause (Falloon et al. 1982) oder in der Klinik durchgeführt werden.

Die Programme umfassen eine oder nur wenige Stunden (Bozckowski et al. 1985) oder gar 40–50 Treffen (Falloon et al. 1982) und können sich über die Dauer eines Tages (Seltzer et al. 1980), einiger Wochen (Goldstein et al. 1987), mehrerer Monate (Buchkremer et al. 1989) oder von 1–2 Jahren (Falloon et al. 1982; Hogarty et al. 1986) erstrecken.

Als Gruppenleiter eignen sich Psychologen, Sozialarbeiter, Fachpflegepersonal, Ärzte.

Das vielleicht wichtigste Unterscheidungsmerkmal bezieht sich auf die jeweilige Zielgruppe der Verfahren.

Zielgruppen

Manche Therapieangebote beziehen sich ausschließlich auf Angehörige oder Patienten. Die meisten richten sich bifokal an beide Zielgruppen oder an ganze Familien. Die Effizienz der Verfahren, die die Familienmitglieder einbeziehen, wird an anderer Stelle (z.B. Hogarty et al. 1991) ausführlich beschrieben und soll hier nicht weiter berücksichtigt werden.

Im folgenden soll vielmehr auf die Erfahrungen mit *patientenzentrierten* Methoden eingegangen werden.

Die patientenzentrierten Verfahren

Vorwiegend edukative Ansätze

Die Programme, die ausschließlich mit Patienten und rein edukativ arbeiten, zeigen, daß Medikamentencompliance und der Umgang mit Nebenwirkungen verbessert und das Wissen um Krankheit und (medikamentöse) Behandlung vergrößert werden. Die Ergebnisse der einzelnen Studien sind allerdings uneinheitlich. Nach den Ergebnissen von Seltzer et al. (1980) wird durch stationäre Informationssitzungen erreicht, daß 5 Monate nach der Entlassung die Patienten der Behandlungsgruppe eine signifikant höhere Compliance aufweisen und weniger ängstlich mit Nebenwirkungen umgehen als die Patienten der Kontrollgruppe, allerdings ohne einen nachweisbaren Wissenszuwachs zu zeigen. Goldmans edukatives Training (1988) verbessert nach seinen Daten den Wissensstand und die Negativsymptomatik bei den Patienten. Einen Informationsgewinn bei allen Patienten mit edukativer Behandlung stellen auch Brown et al. (1987) und Buchkremer et al. (1988) fest. Letztere konstatieren jedoch nach 4 Monaten keine Complianceänderung. Bozckowski et al. (1985) finden nach einer einmaligen Informationssitzung sogar eine Abnahme der Compliance.

Psychoedukativ erweiterte Ansätze

Wird psychoedukativ vorgegangen und den Patienten mehr als nur Information angeboten, kann nicht nur, wie im psychoedukativen Therapieprogramm von Ascher-Svanun (1989) oder dem von Eckman et al. (1990) Compliance verbessert und ein Wissenszuwachs bei den Patienten verzeichnet werden. Allerdings liegen bislang noch wenig Daten darüber vor, ob patientenfokussierte Psychoedukation auch Effekte auf die Rezidivraten hat. Betrachtet man das Social-skills-Training von Hogarty et al. (1986, 1991) als ein im weiteren Sinne „psychoedukatives Vorgehen", so scheint eine rückfallprophylaktische Wirkung vorhanden. Ihre Patienten aus High-EE-Familien rezidivieren im 1. Jahr des Trainings zu 20% und in 2 Jahren zu 50%. Die Vergleichszahlen der Kontrollgruppe lauten 38% bzw. 62%.

Psychoedukative Arbeit ausschließlich mit Patienten ist also auf verschiedenen Ebenen erfolgreich. Sie hilft den Patienten, besser mit ihrer Krankheit, deren Folgen und der notwendigen Behandlung umgehen zu lernen. Ob die Patienten dann auch weniger Rückfälle erleiden, muß allerdings noch überprüft werden.

Im folgenden soll deshalb unser eigener psychoedukativer Ansatz vorgestellt werden. Er unterscheidet sich von den bisher genannten Verfahren v.a. dadurch, daß er sich — über einen kürzeren Zeitraum — patientenzentriert an chronisch kranke, ambulant behandelte Schizophrene wendet. Er zielt insbesondere auf eine verbesserte Rückfallprophylaxe ab.

Psychoedukatives Medikamententraining

Ziele

Mit dem Therapieprogramm soll erreicht werden, daß schizophrene Patienten die Neuroleptikaeinnahme akzeptieren und mit ihren Medikamenten in bestimmten Grenzen selbständiger umgehen lernen, was auch mit einer gewissen Dosisreduktion einhergehen soll. Dadurch wiederum soll sich die Medikamentencompliance der Patienten verbessern und die Rezidivrate vermindern. Da Medikamentenmitbestimmung von seiten der Patienten zusammen mit der gleichzeitig angestrebten Dosisreduktion evtl. die Gefahr von Krankheitsrezidiven erhöhen kann, müssen die Patienten lernen, ein drohendes Rezidiv rechtzeitig zu erkennen. Und sie müssen, evtl. unter Mithilfe ihrer Angehörigen bzw. Bezugspersonen, wissen, wie sie eine schizophrene Krise bewältigen können (s. Abb. 2).

Für das psychoedukative Medikamententraining werden deshalb folgende Teilziele formuliert, die in Tabelle 1 zusammengefaßt sind.

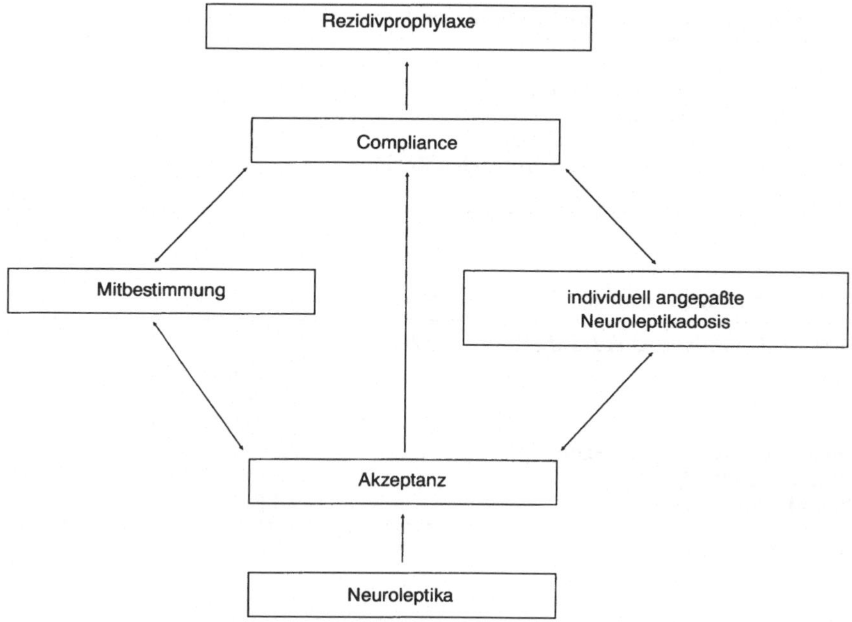

Abb. 2. Therapieziele des psychoedukativen Medikamententrainings

Tabelle 1. Teilziele des psychoedukativen Medikamententrainings

1. Ausreichendes Wissen über die schizophrene Erkrankung vermitteln
2. Den Kenntnisstand über die Neuroleptika allgemein und im speziellen erweitern
3. Individuelle Früherkennungszeichen neuer Krankheitsmanifestationen erkennen helfen
4. Krisenbewältigung und adäquaten Umgang mit speziellen
   (z.B. medikamentös bedingten) Problemen verbessern
5. Die Angehörigen bzw. Bezugspersonen in das Krisenmanagement einbeziehen
6. Den Austausch zwischen Patient und jeweils behandelnder Instanz optimieren
7. Die Neuroleptikadosis in bestimmten Grenzen individuell anpassen

Therapiephasen

Vom Ablauf her unterscheiden wir 4 Therapiephasen, die sich jedoch innerhalb des praktischen Vorgehens nicht so deutlich, wie hier beschrieben, voneinander abgrenzen lassen (s. Tabelle 2).

In einer vom Bundesministerium für Forschung und Technologie unterstützten kontrollierten evaluativen Interventionsstudie wurden 34 Patienten ausschließlich mit diesem psychoedukativen Programm bzw. 99 Patienten mit einer kombinierten Therapie behandelt. Für je 4–6 Patienten wurden 10 Sitzungen in 1- bis 2wöchentlichen Abständen durchgeführt. 58 Patienten erhielten in der Kontrollgruppe ein gleichlanges strukturiertes Freizeitangebot.

Tabelle 2. Therapiephasen des psychoedukativen Medikamententrainings

1. Informationsphase
   a) Kontakt- und Austauschphase
   b) spezielle Informationen
2. Erfassung des Medikationsverhaltens
3. Training zur Früherkennung von drohenden Rezidiven
4. Übungs- und Umsetzungsphase

Tabelle 3. Patientenmerkmale zu Therapiebeginn

Diagnose: Schizophrenie nach DSM III-R (n = 191)

Geschlecht	männlich	58,1%
	weiblich	41,9%
Alter[a]	31,3 (± 7,0) Jahre	
Krankheitsdauer vor Studienbeginn[a]	8,3 (± 5,7) Jahre	
Ersterkrankungsalter[a]	22,9 (± 5,8) Jahre	
Anzahl stationärer Episoden[a]	4,7 (± 3,6)	

[a] Mittelwerte (± SD)

Aus den klinischen Merkmalen der Patienten ergibt sich, daß es sich um eine chronisch kranke und rezidivgefährdete Patientengruppe handelt (Tabelle 3).

Ergebnisse

Das Echo der Gruppenteilnehmer auf das Therapieangebot ist durchweg positiv, wobei die Patienten vorwiegend den ausführlichen Informationsteil begrüßen. Zum jetzigen Zeitpunkt können schon Aussagen zur Akzeptanz des Behandlungsprogramms gemacht werden (Abb. 3). Weitere Ergebnisse werden nach Abschluß des gesamten Projektzeitraumes vorgelegt.

Die Zahlen zeigen, daß rund zwei Drittel der Teilnehmer recht regelmäßig am psychoedukativen Training teilnehmen und dieses mehr als die Freizeitgruppe genutzt wird. Teilnahmeabbrecher sind dabei solche Patienten, die an weniger als 30% der Sitzungen oder an weniger als 40% und gleichzeitig nicht in der 2. Hälfte teilnehmen. Dabei stellt sich die Frage, welche Patientenmerkmale zwischen den sog. Abbrechern und den unregelmäßigen und regelmäßigen Teilnehmern unterscheiden.

Es wurden u.a. die Variablen Symptomatik (als AMDP-Totalscore), das Prognosemaß (nach Strauss u. Carpenter 1974) und die psychosoziale Anpassung (mittels GAS-Score) untersucht. Es wurden Rangplätze und der Kruskal-Wallis-Test berechnet (Schmitz-Niehues et al. 1991).

Es zeigt sich, daß am psychoedukativen Training regelmäßig teilnehmende Patienten ein geringer ausgeprägtes psychopathologisches Globalsyndrom, eine günstigere Prognose und tendenziell eine bessere psychoso-

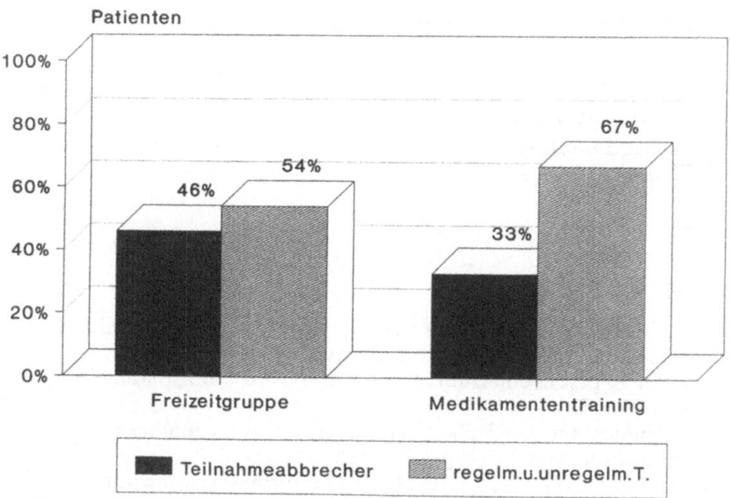

Abb. 3. Prozentualer Anteil von Teilnahmeabbrechern und (mindestens) unregelmäßigen Teilnehmern bei psychoedukativem Medikamententraining und der Kontrollbedingung „Freizeitgruppe"

ziale Anpassung haben als unregelmäßige Teilnehmer oder Therapieabbrecher. In der Freizeitgruppe finden sich diese Unterschiede nicht.

Die ebenfalls vor und nach der Behandlung erfaßte Medikamentencompliance zeigt unter den Gruppenteilnehmern am Ende der Therapie nach den ersten Auswertungen eine tendenzielle Verbesserung. Allerdings sind hierzu wegen der zu kleinen Patientenzahl noch keine abschließenden Aussagen möglich.

Zusammenfassung

Psychoedukative Interventionen haben zusammen mit der Psychopharmakotherapie einen festen Bestandteil in der Rückfallprophylaxe schizophrener Psychosen. Sie werden eingesetzt sowohl im Rahmen von Familientherapie bzw. therapeutischen Angehörigengruppen als auch uni- oder bifokal (d.h. als Angebot ausschließlich für Patienten oder zusätzlich auch für deren Angehörige). Die einzelnen psychoedukativen Therapieansätze unterscheiden sich hinsichtlich ihrer Anwendung im Detail beträchtlich, haben als gemeinsames Ziel jedoch die Verbesserung der Rückfallprophylaxe schizophrener Psychosen und als gemeinsamen Kernbestandteil die Vermittlung von Informationen über Erkrankung und Behandlungsmöglichkeiten.

Patientenzentrierte Verfahren führen zu verbesserter Compliance und einem signifikanten Wissenszuwachs. Bislang existieren allerdings nur wenig gesicherte Daten über deren tatsächliche rezidivprophylaktische Wirkung.

Erste Ergebnisse einer laufenden Studie zeigen, daß ein psychoedukatives Medikamententraining in Gruppen von ambulanten schizophrenen

Patienten gut angenommen wird, schwerer Gestörte durch solch eine Therapie aber, verglichen mit einem Freizeitangebot, eher nicht angesprochen werden können. Es scheint sich auch ein therapeutischer Effekt auf die Verbesserung der Medikamentencompliance nachweisen zu lassen. In weiteren Analysen wird der Frage nach rezidivprophylaktischen Effekten des Therapieangebotes nachgegangen werden.

Literatur

Anderson CM, Hogarty GE, Reiss DJ (1980) Family treatment of adult schizophrenic patients. A psycho-educational approach. Schizophr Bull 6:490–505

Ascher-Svanum M (1989) A psychoeducational intervention for schizophrenic patients. Patient Educ Couns 14:81–87

Barter JT (1984) Psychoeducation. In: Talbott JA (ed) The chronic mental patient: five years later. Grune & Stratton, New York, pp 183–192

Bäuml J, Kissling W, Meurer C, Wars A, Lauter H (1991) Informationszentrierte Angehörigengruppen zur Complianceverbesserung bei schizophrenen Patienten. Psychiatr Prax 19:48–54

Berkowitz R, Eberlein-Fries R, Kuipers L, Leff J (1984) Educating relatives about schizophrenia. Schizophr Bull 10:418–429

Bleuler E (1923) Lehrbuch der Psychiatrie, 4. Auflage. Springer, Berlin

Bozckowski JA, Zeichner A, DeSanto N (1985) Neuroleptic compliance among schizophrenic outpatients: an intervention outcome report. J Consult Clin Psychol 53:666–671

Brown GW, Wing J (1972) Influence of family life on the course of schizophrenic disorders: a replication. Br J Psychiatry 121:241–258

Brown CS, Wright RG, Christensen DB (1987) Association between type of medication, instruction and patients' knowledge, side effects, and compliance. Hosp Community Psychiatry 38:55–60

Buchkremer G, Lewandowski L (1984) Therapeutische Gruppenarbeit mit Angehörigen schizophrener Patienten. In: Angermeyer MC, Finzen A (Hrsg) Die Angehörigengruppe. Enke, Stuttgart, S 125–133

Buchkremer G, Fiedler P (1987) Kognitive versus handlungsorientierte Therapie. Vergleich zweier psychotherapeutischer Methoden zur Rezidivprophylaxe bei schizophrenen Patienten. Nervenarzt 58:481–488

Buchkremer G, van der Ven M, Schulze Mönking H (1988) Medikamentenbestimmung – ein psychotherapeutisches Ziel bei schizophrenen Patienten. In: Helmchen H, Hippius H, Tölle R (Hrsg) Therapie mit Neuroleptika – Perazin. Thieme, Stuttgart New York, S 125–128

Buchkremer G, Bruns U, Schmitz-Niehues B (1989) Cognitive and psychoeducational therapeutic approach in schizophrenic patients. In: Stefanis CN, Soldatos CR, Rabavilas AD (eds) Psychiatry today, accomplishments and promises. 8th World Congress of Psychiatry, Oct. 12–19, 1989. Elsevier, Amsterdam

Cozolino LJ, Nuechterlein K (1986) Pilot study of the impact of a family education program on relatives of recent-onset schizophrenic patients. In: Goldstein MJ, Hand J, Hahlweg K (eds) Treatment of schizophrenia: family-assessment and intervention. Springer, Berlin Heidelberg New York Tokyo, pp 129–144

Creer C, Wing JK (1975) Schizophrenia at home. National Schizophrenia Fellowship, London

Davis M, Schaffer CB, Killian GA, Kinard C, Chan C (1980) Important issues in the drug treatment of schizophrenia. Schizophr Bull 6:70–87

Eckman TA, Liberman RP, Phipps CC, Blair KE (1990) Teaching medication management skills to schizophrenic patients. J Clin Psychopharmacol 10:33–38

Falloon IRM, Boyd JL, McGill CW, Razani J, Moss HB, Gilderman AM (1982) Family management in the prevention of exacerbations of schizophrenia. A controlled study. N Engl J Med 306:1437–1440

Falloon IRM, Boyd JL, McGill CW, Williamson M, Razani J, Moss HB, Gilderman AM, Simpson GM (1985) Family management in the prevention of morbidity of schizophrenia. Clinical outcome of a two-year longitudinal study. Arch Gen Psychiatry 42:887–896

Glick ID, Clarkin JF, Spencer JM, Maas GL, Lewis AB, Peyser J, DeMane N, Good-Ellis M, Harris E, Lestelle V (1985) A controlled evaluation of inpatient family intervention, I. Preliminary results of the six-month follow-up. Arch Gen Psychiatry 42:882–886

Goldman CHR (1988) Toward a definition of psychoeducation. Hosp Community Psychiatry 39:666–668

Goldstein MJ, Rodnick EM, Evans JR, May PR, Steinberg M (1978) Drug and family therapy in the aftercare treatment of acute schizophrenia. Arch Gen Psychiatry 35:1169–1177

Hansell N, Willis GI (1977) Outpatients treatment of schizophrenia. Am J Psychiatry 134:1082–1086

Hatfield AB (1988) Issues in psychoeducation for families of the mentally ill. Intern J Ment Health 17:48–64

Hogarty GE (1984) Depot neuroleptics: the relevance of psychosocial factors. A United States perspective. J Clin Psychiatry 45:36–42

Hogarty GE, Anderson CM, Reiss DJ, Kornblith SJ, Greenwald DP, Jarna CD, Madonia MJ (1986) Family psychoeducation, social skills training, and maintenance chemotherapy in the aftercare of schizophrenia I. One-year effects. Arch Gen Psychiatry 43:633–642

Hogarty GE, Anderson CE, Reiss DJ, Kornblith SJ, Greenwald DP, Ulrich RF, Carter M (1991) Family psychoeducation, social skills training, and maintenance chemotherapy in the aftercare treatment of schizophrenia II. Two-year effects of a controlled study on relapse and adjustment. Arch Gen Psychiatry 48:340–347

Hornung WP, Buchkremer G (1989) Psychoeducational training for medication management: a method to prevent schizophrenic patients from relapse. Paper for the 19th Congress of the European Association of Behaviour Therapy, Sept. 20–24, 1989, Vienna/Austria

Leff J, Kuipers L, Berkowitz R, Eberlein-Fries R, Sturgeon D (1986) A controlled trial of social intervention in the families of schizophrenic patients. Br J Psychiatry 141:121–134

Liberman RP, Mueser KT, Wallace CJ (1986a) Social skills training for schizophrenic individuals at risk for relapse. Am J Psychiatry 143:523–526

Liberman RP, Mueser KT, Wallace CJ, Jacobs HE, Eckman T, Massel HK (1986b) Training skills in the psychiatrically disabled: learning coping and competence. Schizophr Bull 12:631–647

Mauz F (1930) Die Prognostik der endogenen Psychosen. Thieme, Leipzig

Pilsecker C (1981) On educating schizophrenics about schizophrenia. Schizophr Bull 7:379–382

Schmitz-Niehues B, Minneker E, Buchkremer G (1991) Welche schizophrenen Patienten lassen sich durch eine ambulante Gruppenpsychotherapie erreichen? Erste Ergebnisse des Münsteraner Therapieprojektes. Vortrag auf dem 3. Kongress der Deutschen Gesellschaft für Verhaltenstherapie und Verhaltensmodifikation, 21. bis 23. März 1991, Trier

Seltzer A, Roncary J, Garfunkel P (1980) Effect of patient education on medication compliance. Can J Psychiatry 25:638–645

Snyder K, Liberman R (1981) Family assessment and intervention with schizophrenics at risk for relapse. In: Goldstein MJ (ed) New development in interventions with families of schizophrenics. Jossey-Bass, San Francisco, pp 49–60

Stark FM (1988) Verhaltenstherapie bei schizophrenen Patienten. Ein Training zum adäquaten Umgang mit Medikation in der Langzeitbehandlung. In: Burckhard JM (Hrsg) Therapiefähigkeit durch psychopharmakologische Behandlung. Wissenschaftliche Publikationen, München, S 132–146

Strauss JS, Carpenter WT (1974) The prediction of outcome in schizophrenia II. Relationship between predictor and outcome variables. Arch Gen Psychiatry 31:37–42

Tarrier N, Barrowclough C (1986) Providing information to relatives about schizophrenia: some comments. Br J Psychiatry 149:458−463
Tarrier N, Barrowclough C, Vaughn C, Bamrah JS, Porceddu K, Watts S, Freeman H (1988) The community management of schizophrenia: a controlled trial of a behavioral intervention with families to reduce relapse. Br J Psychiatry 153:532−542
Vaughn CE, Leff JP (1976a) The measurement of expressed emotion in the families of psychiatric patients. Br J Soc Clin Psychol 15:157−165
Vaughn CE, Leff JP (1976b) The influence of family and social factors on the course of psychiatric illness: A comparison of schizophrenic and depressed neurotic patients. Br J Psychiatry 129:125−137
Wyrsch J (1945) Zur Psychotherapie symptomarmer Schizophrenien. Monatsschr Psychiatr Neurol 100:237−244
Zubin J, Spring B (1977) Vulnerability − a new view of schizophrenia. J Abnorm Psychol 86:103−126

Diskussion zum Vortrag von Dr. Hornung

Prof. Dr. Straube

Haben Sie eine Idee, wie Sie bei den schwerkranken Patienten vorgehen könnten?

Dr. Hornung

Noch nicht. Wir sehen nur, daß die schwerer kranken Patienten nicht kommen. Vielleicht brauchen wir ein anderes Programm. Die schwerer beeinträchtigten Patienten kommen aber durchaus zu den Freizeitgruppen. Vielleicht sollten wir vorher diejenigen Patienten herausnehmen, die zu krank sind, um an den anderthalbstündigen Sitzungen teilnehmen zu können.

Dr. Osterheider

Oder beide Gruppen kombinieren.

Dr. Hornung

Das haben wir getan. Das Studiendesign sieht vor, daß jeder Patient 25 Sitzungen mitmacht. Das Psychoedukationsprogramm umfaßt 10 Sitzungen, und die restlichen 15 sind eine Kombination. Es ist aber eine randomisierte Studie, und wir können nicht nach klinischen Gesichtspunkten selektieren.

Dr. Osterheider

Waren die Einschlußkriterien in beiden Gruppen gleich?

Dr. Hornung

Ja. Die Medikamentencompliance und der Strauss-Carpenter-Score waren Kriterien für die Randomisierung.

Schlußwort

A. Rifkin

Ich danke Ihnen allen, daß Sie zum Gelingen dieses Meetings beigetragen haben. Was mir auf Gesprächsrunden wie dieser, wo man eine breite Palette von Therapieformen auszuloten versucht, immer wieder auffällt, sind die krassen methodologischen Unterschiede bei der wissenschaftlichen Untersuchung der verschiedenen Therapieansätze.

In die Prüfung von Psychopharmaka investiert man i.allg. wesentlich höhere Anstrengungen und ausgeklügeltere Methoden als in die Untersuchung psychosozialer Therapieformen. Ich frage mich, warum das so ist. Vielleicht liegt es z.T. auch daran, daß diejenigen Kollegen, die eher an den psychosozialen Aspekten der Therapie interessiert sind, weniger häufig dem Typ des betont faktenorientierten, rationalen Naturwissenschaftlers entsprechen. Mit ist natürlich bewußt, daß auch diese Formulierung eine ziemlich starke Verallgemeinerung ist.

Eine weitere Ursache ist die Methodologie. Ein Placebo für ein Medikament ist konzeptionell viel einfacher zu verwirklichen als ein Placebo für eine psychosoziale Behandlung. Hier liegen enorme methodologische Probleme. Darüber hinaus wird kaum ein pharmazeutisches Unternehmen daran interessiert sein, in diese Art der Therapie Forschungsmittel zu investieren.

Schließlich glaube ich auch, daß viele psychosoziale Aspekte gar keiner wissenschaftlichen Ergründung bedürfen. Nehmen wir als Beispiel den letzten Beitrag: Daß warmherzige Zuwendung und menschliche Umgebung für unsere Patienten vorteilhafter sind, ist selbstverständlich und braucht nicht erst wissenschaftlich bewiesen zu werden. Und wenn nicht alle Patienten diese Zuwendung in dem Maße bekommen, so ist das unsere Schuld.

Geht es aber um psychologisch orientierte Therapieverfahren, wie etwa die Frage, ob kognitives Training das Sozialverhalten zu bessern vermag, dann sollten wir die gleichen strengen wissenschaftlichen Maßstäbe anlegen und mit gleicher Akribie und Energie nach der richtigen Antwort suchen, bevor wir diese Therapieformen als wirksam akzeptieren oder als unwirksam verwerfen.

Ich bin erstaunt und auch enttäuscht, daß diese Probleme nun schon seit so vielen Jahren auf dem Tisch liegen und immer noch ungeklärt sind. Ich glaube, hier liegt für die Wissenschaft noch ein weites und fruchtbares Feld, daß auf eine sicher nicht einfache, aber möglicherweise sehr lohnende Bearbeitung zum Wohle unserer Patienten wartet.

Ich danke Ihnen.

Priv.-Doz. Dr. Heininger

Im Namen der Troponwerke möchte ich Ihnen allen für Ihre exzellenten Beiträge und die lebhaften Diskussionen meinen Dank aussprechen.

Ich danke Herrn Prof. Rifkin und Herrn Dr. Osterheider für die souveräne Leitung dieses Gesprächs. Danken möchte ich nicht zuletzt auch den Organisatoren, Frau Dr. Budde und Frau Heise, für die umsichtige und sorgfältige Vorbereitung des Workshops und für ihre glückliche Hand bei der Wahl dieses wunderschönen äußeren Rahmens.

Denjenigen unter uns, die schon heute wieder die Pflicht nach Hause ruft, wünsche ich eine gute Heimreise.

Ich danke Ihnen allen, daß Sie unsere Gäste waren.

Sachverzeichnis

Sachverzeichnis